KB262815

한방에 묻고 한방으로 답한다

한방에 묻고 한방으로 답한다

초판 1쇄 인쇄 2011년 6월 20일
초판 1쇄 발행 2011년 6월 25일

지은이 황만기 **| 펴낸이** 이방원

편집 김명희 · 안효희 · 김민수 **| 디자인** 황은경 **| 마케팅** 최성수

펴낸곳 세창미디어 **| 출판신고** 1998년 1월 12일 제300-1998-3호

주소 120-050 서울시 서대문구 냉천동 182 냉천빌딩 4층

전화 723-8660 **| 팩스** 720-4579

이메일 sc1992@empal.com

홈페이지 http://www.scpc.co.kr

ISBN 978-89-5586-131-0 13510

ⓒ황만기, 2011
값 14,000원

잘못 만들어진 책은 바꾸어 드립니다.

한방에 묻고 한방으로 답한다 / 황만기 지음.
— 서울 : 세창미디어, 2011
   p. ; cm

ISBN 978-89-5586-131-0 13510 : ₩ 14,000

한방(한국)[韓方]
건강[健康]

519-KDC5
610.951-DDC21   CIP2011002534

한방에 묻고 한방으로 답한다

황만기 지음

세창미디어

이 책은 필자가 2010년 한 해 동안 KBS 라디오 한민족방송(AM 972 KHz) 〈출발동서남북〉 프로그램의 〈생활한방이야기〉 코너에 출연하여 매주 방송했던 대본과 자료를 토대로 독자들의 편의성을 고려하여 새롭게 편집한 결과물입니다.

필자가 참여했던 이 방송은 북한, 일본, 러시아, 중국에 거주하고 계신 동포 분들과 교민 분들을 주요 청취 대상으로 한 프로그램이었습니다. 방송의 시의성과 실효성을 감안하여, 해당되는 계절과 지역별로 가장 크게 문제가 될 수 있는 병증들을 엄선하여 매월 또는 매주 단위로 주제를 편성했었습니다. 가령 6월에는 말라리아, 식중독, 유행성 결막염, 장염을, 7월에는 땀띠, 불면증, 일광화상, 일사병과 열사병을 주제로 삼았었지요.

대한민국의 21세기를 살아가고 있는 우리는, 현대 의학기술의 빠르고 획기적인 발전으로 말미암아, 마치 못 고치는 병이 거의 없는 첨단의학 시대를 살고 있다고 생각하는 경우가 많습니다.

하지만 정작 국민들 대다수는, 이러한 최고 수준의 의학기술 시대에 걸맞은 최신의 정확한 의학상식으로 스스로의 건강 상태를 제대로 파악하고 있는지, 또한 바쁜 일상의 환경 속에서 보다 더 건강해질 수 있는 예방법과 섭생법들을 잘 실천하고 있는지, 참으로 의심스러울 때가 많습니다. 오히려 IT 기술의 발달로 인해 인터넷상을 떠도는, 검증

되지 않고 근거 없는 떠돌이 지식들에 현혹되어 스스로의 건강을 해치고 있는 것은 아닌지 곰곰이 생각해 볼 필요가 있습니다.

　더군다나 특정한 지역이나 환경에 따라서는 병원의 설비시설 수준이 열악하고 숙련된 의료진이 충분하게 확보되어 있지 않기 때문에 발달된 의료 문명이나 의학 지식의 혜택을 받지 못하고 다양한 위험 요소에 무방비로 노출되어 있는 분들이 아직도 꽤 많다는 것도 부정할 수 없는 사실입니다.

　우리는 누구나 최소한의 노력을 통해서 최대한의 성과를 이루기를 원합니다. 이와 같은 경제적 관점이 의학적 견지에서도 늘 통용되는 것은 아니겠지만, 그래도 가정에서부터 올바른 의학 상식을 잘 갖추는 인지적 노력을 기본으로 하면서, 손쉽게 질병을 극복할 수 있는 시기적 절한 예방법과 섭생법을 잘 시행할 수 있다면, 특히 전통적인 식생활 환경 측면에 있어서 보다 국민적인 친화성과 접근성이 높은 한의학적인 대처법들에 대한 지식까지 아울러 갖출 수 있다면, 많은 분들이 더욱 확실하게 건강에 대한 자신감을 가지고, 높은 건강 수준을 잘 유지할 수 있다는 확신을 가져봅니다.

　이 책은 이러한 관점에서 '생활 속에서의 건강 증진'에 대한 관심을 가진 독자 분들을 위해 기획되고 서술되었습니다.

　모쪼록 이 책이 여러 병증에 대한 국민적 이해도를 높이고, 보다 많은 분들이 건강하고 행복한 생활을 유지해 나가는 데 있어 조금이라도 기여할 수 있기를 희망합니다.

2011년 5월 어느 화창한 날
서초 아이누리 한의원 원장 황만기 드림

CONTENTS

Part 1 머리

Part 2 눈

Part 3 귀, 코, 목

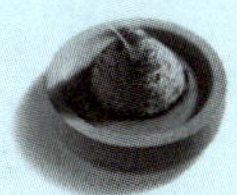

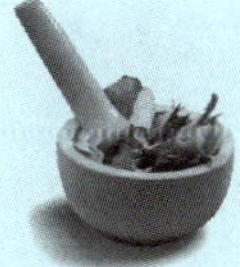

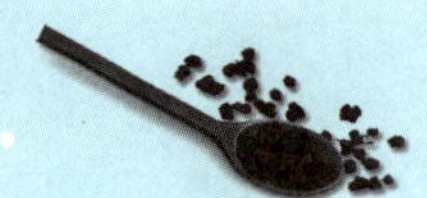

Part 6 호흡기관

CONTENTS

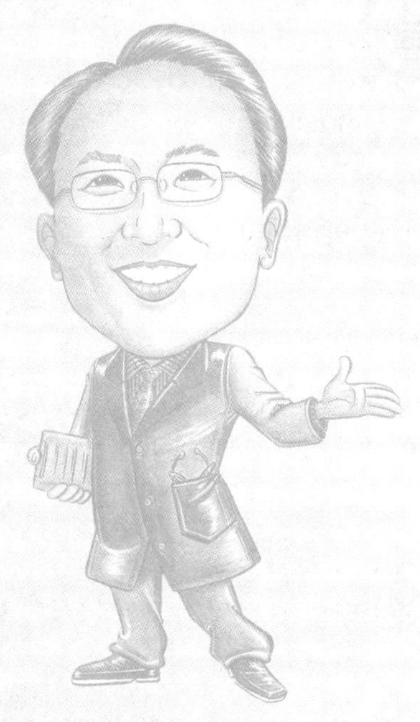

頭爲天谷以藏神

머리는 '천곡'으로서, 정신을 관장하고 있다 _ 허준

Part **1 머리**

빈혈

Q1 북한의 식량난, 매우 심각한 상황인데요. 식량난이 계속되면서 철분부족으로 인해 빈혈증상에 시달리는 이들이 적지 않다죠?

'세계식량계획'은 2009년도 보고에서, 식량난으로 인한 북한 주민들의 영양실조가 매우 심각한 수준인 만큼 올해 말까지 식량 원조가 확대되지 않으면 수백만 명이 생명의 위험에 처할 수도 있다고 경고한 바 있습니다. '유엔'이 북한 주민의 영양 상태를 설문 조사한 결과, 5세 이하 어린이들의 37%가 심각한 '영양실조'에 해당되는 상황이며, 여성의 3분의 1이 '빈혈'에 시달리고 있다고 발표하면서, 북한 여성들은 표준 체중 이하의 아기를 낳는 경우가 너무나 흔하고, 북한의 많은 여성들은 영양 결핍으로 인해 모유 수유를 할 수 없다고 느끼고 있다고 발표했습니다.

Q2 빈혈이란 무엇인가요?

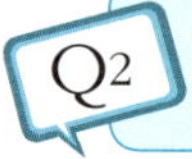
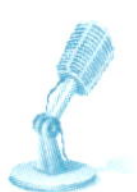

빈혈은 혈액이 인체 조직의 대사 활동에 필요한 산소를 충분히 공급하지 못해서 조직의 저산소증을 초래하는 경우를 말하는 것입니다. 조직에 산소를 공급하는 일은 혈액 내의 적혈구가 담당하고 있기 때문에, 적혈구 내의 혈색소(헤모글로빈)를 기준으로 해서 빈혈을 진단하지요. '세계보건기구'에서는 남자 성인의 경우에는 헤모

글로빈 농도가 13g/dl, 여자 성인의 경우에는 12g/dl, 6~16세 사이의 청소년들의 경우에는 12g/dl, 6개월에서 6세 미만의 소아의 경우에는 11g/dl, 임산부는 11g/dl 미만인 경우를 빈혈로 정의하고 있습니다.

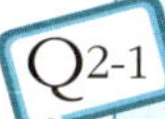

Q2-1 빈혈에 왜 걸리는 것인지 설명 좀 해주시죠.

한마디로 빈혈을 유발하는 질병이 있거나 또는 신체의 대사 활동에 필요한 에너지 요구량에 비해서 영양 공급이 불충분하기 때문입니다. 대부분의 경우 여성이 남성보다 더 빈혈이 잘생길 수 있는데, 그것은 대부분 생리와 임신 때문입니다. 여성은 한 달에 한 번씩 약 5일간 생리를 하면서 몸속의 철분이 계속 빠져나갑니다. 게다가 몸속에 태아가 생기게 되면 철분을 나눠서 사용해야 하기 때문에 빈혈이 일어나기 더 쉽습니다. 무엇보다 임신부의 철분 부족이나 빈혈은 조산의 위험성을 크게 증가시키고 저체중아 출산 확률을 높일 수 있기 때문에 매우 위험하다고 할 수 있습니다. 또한 빈혈이 있는 여성은 정상 여성보다 감염과 같은 출산 합병증 발생이 더 높기 때문에, 위에서 말씀드린 북한 여성 분들의 빈혈 문제는 국민 보건 차원에서 심각하게 다루어져야 할 필요가 있다고 생각합니다.

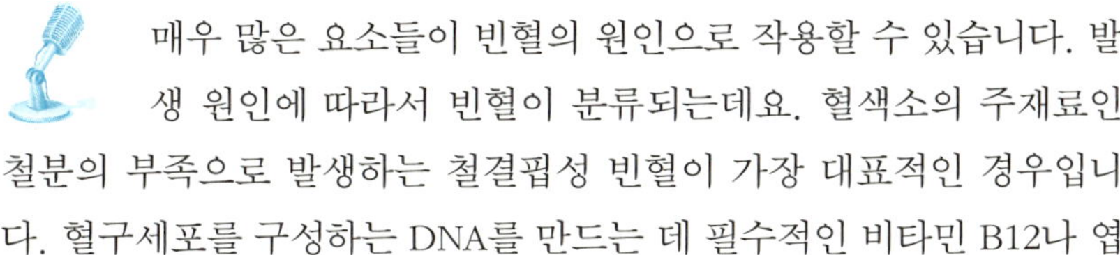

Q3 빈혈의 원인이 매우 다양하다고 하죠?

매우 많은 요소들이 빈혈의 원인으로 작용할 수 있습니다. 발생 원인에 따라서 빈혈이 분류되는데요. 혈색소의 주재료인 철분의 부족으로 발생하는 철결핍성 빈혈이 가장 대표적인 경우입니다. 혈구세포를 구성하는 DNA를 만드는 데 필수적인 비타민 B12나 엽산의 결핍으로 발생하는 거대적아구성 빈혈도 있고, 골수의 조혈모 세포가 없거나 백혈병처럼 조혈 시스템에 이상이 발생하는 경우의 빈혈도 있고, 골수의 보상 능력을 넘어서는 용혈이나 실혈(위장관 출혈 등)에 의해서도 발생할 수 있고, 만성 질환에 의한 염증물질 과다로 철분이 충분한데도 조혈이 안 되는 급만성 염증에 의한 빈혈도 있고, 신장 질환이나 종양 때문에 적혈구 조혈을 촉진하는 적혈구 생성 인자가 부족한 경우에도 빈혈이 발생할 수 있습니다. 한의학에서는 주로 심장의 기운이 약하고 비위의 기능이 떨어진 경우이거나 신체 일부에 어혈이 발생되어서 빈혈 증세가 나타날 수 있다고 해석합니다.

Q4 성인의 경우, 빈혈에 걸리면 일상생활에 적지 않은 지장을 받게 되는데요. 그런데 영유아의 경우에도 빈혈에 걸린다고 하죠. 그건 왜 그런 건가요?

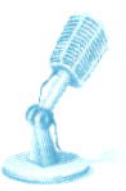

아이들은 원래 철 결핍성 빈혈에 잘 걸리게 되는데, 만 1~3세, 특히 만 2세 전후의 아이들이 철 결핍성 빈혈에 걸릴 위험이 가장 높은 것으로 알려져 있습니다. 아이들이 철 결핍성 빈혈에 흔히 걸리는 이유는 바로 '성장 속도' 때문인데, 성장 속도가 빠르면 빠를수록 혈액량이 증가하기 때문에 철 요구량도 더 급격하게 증가하기 때문입니다. 만일 이런 시기에 식량 공급이 원활하지 못해서 영양결핍 문제가 더해진다면 더더욱 빈혈이 잘 생길 수 있습니다. 다시 말해서, 건강하게 태어난 아이는 태내에서 엄마로부터 받은 철분을 간에 저장하고 있기 때문에 생후 6개월 동안은 철분이 별로 부족하지 않습니다. 그 후 급속하게 성장하면서 철분이 많이 필요하게 되고, 간에 저장해두었던 철분이 없어지기 시작하므로 음식으로 적절하게 공급되지 않으면 철분이 부족하여 빈혈이 오게 되는 것입니다.

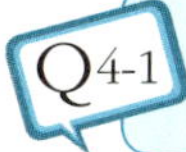

Q4-1 빈혈을 방치하게 되면 어떤 후유증이 있나요?

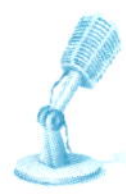

철결핍성 빈혈이 장기간 지속되면 정신 발달이 지체되거나 운동 발달이 지연될 수 있습니다. 빈혈의 정도가 심해지면 이같이 심각한 문제를 낳게 되는데, 일단 한번 발달 지연이나 발달 지체가 되면 그와 관련된 부정적인 영향이 오랫동안 지속되고, 나중에 철분을 보충해 주어도 회복되지 않습니다. 따라서 일찍 철결핍성 빈혈을 발견하여 치료할 수 있도록 관심을 가지고 노력하는 게 중요하겠습니다.

Q5 성인과 영유아의 경우, 섭취해야 할 하루 권장량은 어떻게 되나요?

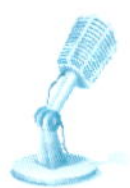

0~4개월 영아의 하루 철분 섭취권장량은 2㎎, 5개월~3세 영유아는 8㎎, 4~6세 유아는 9㎎, 7~9세는 10㎎입니다. 성인의 하루 철분 섭취 권장량은 남자 12㎎, 여자 16㎎이며 이를 충족시키기 위해서는 철분이 많은 음식과 함께 비타민 C가 풍부한 식품을 섭취하도록 하는 것이 좋습니다.

Q6 철을 섭취할 수 있는 식품은 어떤 것들이 있나요?

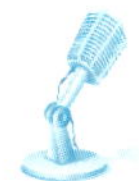

철분은 간, 달걀노른자, 쇠고기, 녹색채소, 잣, 굴, 대합, 바지락, 김, 미역, 다시마, 파래, 쑥, 콩, 강낭콩, 깨, 팥, 호박, 버섯 등에 많이 함유되어 있습니다. 특히 동물성 단백질에 있는 철분이 흡수율이 높습니다. 한약 중에서는 '당귀차'가 제일 추천할 만합니다.

 **Q6-1** 철분만 먹는 데 그치지 말고. 엽산과 비타민도 같이 먹어야 한다고 하죠?

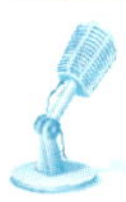 빈혈이라고 하면 보통 철분을 많이 먹어야 한다고만 생각하는데, 건강한 적혈구 생산을 위해서는 철분과 함께 엽산과 비타민이 함께 필요합니다. 엽산과 비타민은 철분의 흡수를 도와서 철분의 대사 효율성을 높여주기 때문에 중요합니다.

 **Q7** 철분이 부족할 경우, 간 요리를 먹으면 도움이 된다고 알려져 있는데요. 실제로도 효과가 있나요?

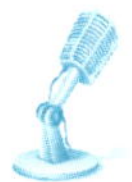 간에는 철분이 많이 들어 있어 빈혈 예방 및 철분 보충에 도움이 됩니다. 효과가 있는 것이 맞습니다. 다만 간 요리를 먹을 때 나는 역한 냄새 때문에 먹는 것을 꺼리는 경우가 있는데요. 간 요리를 먹을 때 나는 냄새의 원인은 혈액과 담즙 때문입니다. 만일 냄새로 인해서 먹기 어려운 경우에는, 간을 깨끗이 씻은 후에 우유에 담가 두었다가 파, 마늘, 생강 등과 함께 삶고 통후추와 함께 조리하면 냄새가 훨씬 덜 나게 되어 먹기가 한결 좋아지게 됩니다.

 **Q8** 먹지 말아야 할 식품이 있나요?

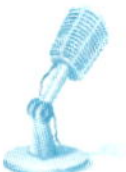 커피, 녹차, 홍차 등에 함유된 타닌은 철과 결합하여 철의 위장관내 흡수를 방해하기 때문에, 빈혈이 있는 분들은 식사 중이나 식사 전후로는 이와 같은 음료를 마시지 않도록 하는 것이 좋겠습니다. 담배도 식사 후 1시간 내에는 피우지 않도록 하는 것이 좋습니다.

Q1 주위에 보면 두통에 시달리는 사람과 함께, 어지럼증을 호소하는 이들이 적지 않던데요. 오늘은 어지럼증에 이야기 나눠 보죠. 먼저 어지럼증이란 무엇인지 간단하게 설명 좀 해주시죠.

어지럼은 한마디로 머리가 핑 도는 듯한 느낌을 말합니다. 본인 스스로 또는 자기 주위가 빙빙 도는 느낌을 받을 수 있고, 주변이 상/하/좌/우로 이동하는 느낌도 받을 수 있고, 곧 넘어질 것만 같은 느낌이나, 눈앞이 캄캄해지는 느낌, 그리고 똑바로 설 수 없을 것 같은 느낌이 있으면서 전신 무력감이나 배를 타고 있는 듯한 동요감 등도 나타날 수 있습니다. 어지럼증이 생기면 자율신경 증상도 동반되어서 토할 것 같은 오심, 구토 및 식은땀 등이 나타나며 평형감각 불균형이 발생하게 됩니다.

Q2 어지럼증이 심할 경우엔 주변사람들은 이해하기 어려울 정도로 고통을 호소하기도 하던데요. 어느 정도로 고통이 심각한가요?

많은 어지럼증 양상 중에서 현훈(Vertigo)은 주위가 빙글빙글 돌고 자기 몸이 붕 뜬 것 같은 느낌을 받고 옆이나 뒤로 자기 몸이 잡아당겨지는 듯한 환각과 유사한 느낌이 들기 때문에 주변 사람들은 짐작하지 못하는 매우 큰 고통이 나타날 수 있습니다.

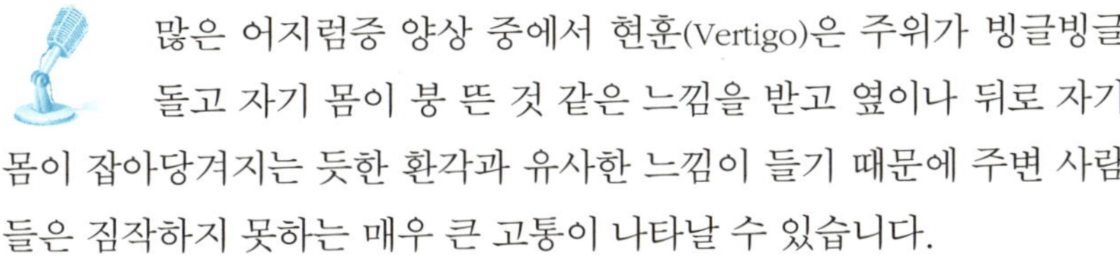

 어지럼증을 정확히 진단할 수 있어야 할 텐데요. 어떤 증상이 있으면 적신호가 표시됐다고 볼 수 있을까요?

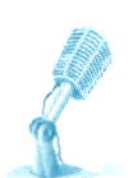

가만히 있어도 눈을 뜨면 주위가 빙글빙글 돈다거나, 고개를 움직이면 어지러운 경우, 어지러우면 속이 메슥거리고 토할 것 같은 경우, 몸의 중심이 잘 안 잡히고 비틀거리게 되는 경우, 움직이면 어지럼증이 더 심해지는 경우, 어지럼증이 있으면서 귀가 잘 들리지 않는 경우, 어지럼증과 함께 귀에서 윙윙 소리가 나거나 귀가 꽉 막힌 느낌이 나는 경우 그리고 증상은 그리 심하지 않아도 지속적으로 나타나는 경우에는 일단 전문가의 진찰이 필요합니다.

 보통의 경우, 높은 곳에 올라갔을 때나. 멀미를 할 때도 어지럼증을 느끼게 되는데요. 그런데 일상생활 속에서도 어지럼증을 호소하는 경우가 있는데요. 어지럼증에도 종류가 있나요?

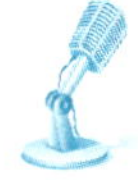

어지럼증은 크게 말초성 어지럼증과 중추성 어지럼증으로 나눌 수 있으며 말초성 어지럼증은 말초전정계, 즉 내이 질환에 의해 유발되는 어지럼증을 말하고, 중추성 어지럼증은 뇌간에 있는 전정신경핵에 이상이 있어서 오는 경우를 말합니다.

■ 말초성 어지럼증

❶ 양성돌발성체위성 어지럼증: 가장 흔한 내이장애질환으로 갑자기 머리나 몸의 위치를 바꿀 때 나타나고 보통은 30초 이내에 끝나지만 몇 시간 혹은 하루 종일 어지럼을 느낄 수도 있으며 주로 아침에 심하고 오후에는 증상이 완화되는 것이 보통이며 50대 후반

에 호발합니다.

❷ 전정신경염: 과로를 하거나 감기를 앓고 난 다음 갑자기 심한 어지럼과 함께 주위가 빙빙 돌고 구토를 심하게 하며 어지럼증은 여러 날 지속되지만 이명이나 청력 장애는 없습니다.

❸ 메니에르 질환: 어지럼증과 구토가 있으면서 특징적으로 이명과 청력감소, 귀 안이 꽉 찬 느낌 등을 동반하며 양측성으로도 나타나는 내이질환입니다. 특징으로는 주변이나 본인 자신이 회전하는 것처럼 느끼는 회전성 어지럼증이나 물체가 기울어져 보이는 어지럼증을 호소하며 지속시간은 20분 이상이고 24시간 이내에 사라지나 대개 반복적으로 나타납니다.

■ 중추성 어지럼증

❶ 뇌간허혈 및 뇌경색: 뇌간허혈은 뇌간으로 가는 혈관이 좁아지거나 막힐 경우 뇌간에 있는 전정신경핵의 허혈로 인해 발생되는 전정계의 기능이상으로 어지럼증과 더불어 신경증상을 동반하는 질환입니다.

❷ 뇌종양: 전정신경계에 영향을 미치는 뇌간, 소뇌 부위의 뇌종양에 의해서도 어지럼증이 나타나는데 비교적 증상이 서서히 나타나며 초기에는 증상이 심하지 않고 청각 장애나 이명을 동반하는 경우가 많습니다.

❸ 편두통: 편두통은 보통 맥박성 두통을 특징으로 하지만 어지럼으로 나타나는 경우도 있습니다.

흔히 어지럽다고 하면 빈혈을 먼저 생각하게 마련인데요. 빈혈이랑 어지럼증을 어떻게 구분할 수 있나요?

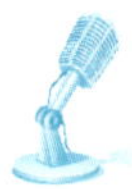 어지럼증이 나타나면 흔히 빈혈 때문이라고 말하는 분들이 계신데요, 이는 매우 잘못된 생각입니다. 과거에 우리나라가 경제적으로 많이 어렵던 시기에는 잘 먹지 못해서 위궤양을 비롯한 소화기 장애나 만성빈혈, 영양 부족 등이 많이 있었습니다. 그런데 빈혈처럼 몸속에 산소를 운반하는 적혈구가 모자라는 경우에는 어지럼증보다는 주로 '무기력증'과 '식욕부진' 증상을 느끼게 됩니다. 빈혈로 인해서 천장이 빙글빙글 돈다거나, 구토가 동반되는 등의 어지럼증이 나타나는 사례는 매우 드물기 때문에 구분을 잘할 필요가 있습니다.

Q4 흔한 질환이다 보니까 대부분 대수롭지 않게 여기기 쉬운데요. 만약 어지럼증을 그냥 넘길 경우, 숨어 있는 복병을 만날 수도 있다고 하죠?

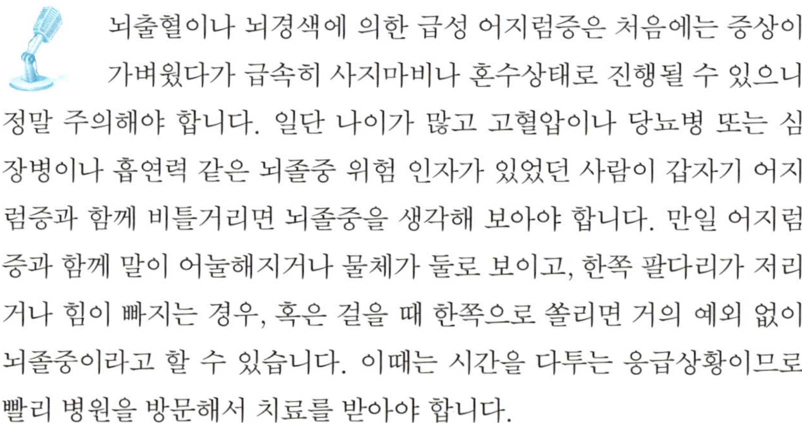 뇌출혈이나 뇌경색에 의한 급성 어지럼증은 처음에는 증상이 가벼웠다가 급속히 사지마비나 혼수상태로 진행될 수 있으니 정말 주의해야 합니다. 일단 나이가 많고 고혈압이나 당뇨병 또는 심장병이나 흡연력 같은 뇌졸중 위험 인자가 있었던 사람이 갑자기 어지럼증과 함께 비틀거리면 뇌졸중을 생각해 보아야 합니다. 만일 어지럼증과 함께 말이 어눌해지거나 물체가 둘로 보이고, 한쪽 팔다리가 저리거나 힘이 빠지는 경우, 혹은 걸을 때 한쪽으로 쏠리면 거의 예외 없이 뇌졸중이라고 할 수 있습니다. 이때는 시간을 다투는 응급상황이므로 빨리 병원을 방문해서 치료를 받아야 합니다.

 **Q5** 어지럼증이 생기는 원인은 무엇인가요?

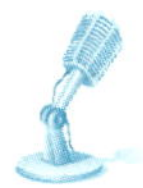 어지럼증의 원인은 50% 이상이 달팽이관이나 전정기관 이상과 같은 이비인후과적 질환입니다. 그 외에 고혈압, 당뇨, 갑상선 질환을 포함한 다양한 내과적 질환이나 청신경종양, 뇌줄중(중풍) 같은 중추신경계의 이상도 원인이 될 수 있습니다. 또 나쁜 자세나 신경과민, 정신적 긴장도 원인으로 작용할 수 있습니다.

Q6 한방에서는 어지럼증을 어떻게 치료하나요?

 한의학에서는 어지럼의 원인을 주로 비생리적인 체액 정체 상태인 '담음(痰飮)'으로 해석하는데, 이에 따라서 '백출'이나 '반하' '천마'와 같은 약재를 조합하여 체질에 맞게 처방을 하여 치료하고 있습니다. 족양명위경이나 족태음비경과 같은 경락의 특정 혈자리를 침이나 뜸으로 자극해 주기도 합니다.

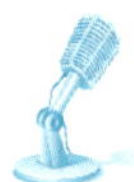

Q7 어지럼증에 시달릴 경우, 우선 피해야 할 행동은 무엇인가요? 생활에 있어서 유의해야 할 점은 무엇인가요?

 일단 어지럼증이 나타나면 이를 유발시킬 수 있는 조건이라고 할 수 있는 과로, 담배, 술이나 수면 부족 등을 가능한 한 피해야 하겠습니다. 또한 고혈압 환자는 혈압 조절에 더욱 신경을 써야 하고, 당뇨병이 있는 경우에는 혈당 조절도 잘해 주어야 합니다. 휴대폰을 너무 장시간 사용하는 것도 어지럼증의 원인이 될 수 있으니 주의해야 하며, 특히 여성들의 경우에는 무리한 다이어트 후유증으로 어지럼증이 생길 수도 있으니 유의할 필요가 있을 것 같습니다.

Q1 요즘 주변에 보면 잠을 제때 자지 못하는 불면증에 시달리는 분들이 적지 않던데요. 불면증에 시달리는 이들이 늘어나는 현상, 어떻게 볼 수 있을까요?

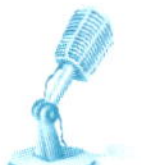

우선 지속적인 정신적 스트레스가 불면증이 점점 확산되는 데 있어 가장 중요한 이유가 될 수 있을 것 같습니다. 특히 그 중에서도 학업 스트레스가 많은 청소년들의 불면증이 최근 들어 급증하고 있는데요, 밤늦게까지 인터넷과 핸드폰을 사용하는 것도 고려할 만한 요인이 될 수 있을 것 같습니다. 또한 요즘 낮에는 너무 더우니까 능률이 안 오른다고 하여 일을 잠시 멈추고 낮잠을 자거나, 머리를 책상에 대고 잠시 눈을 감는 휴식을 취하는 것도 불면증을 유발하는 원인으로 작용할 수 있습니다. 커피나 콜라, 홍차 등과 같은 카페인 음료를 손쉽게 많이 마실 수 있는 환경도 불면증 확산의 사회적 요인이 될 수 있을 것 같습니다.

Q1-1 날이 더울수록 요즘처럼 열대야 현상이 나타나면서 특히 불면증에 시달리는 경우가 많은데요. 왜 그런 건가요?

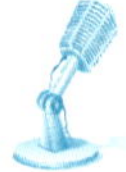

우선 '열대야(熱帶夜)'라고 하는 것은, 야간(당일 오후 6시~다음 날 오전 9시) 최저 기온이 25도 이상인 날을 의미하는데요, 서

울의 경우에는 1990년 이후부터는 '도시 열섬(Urban Heat Island: UHI)' 현상으로 인해서 연간 10일 정도 열대야가 나타나는 것으로 보고되고 있습니다. 열대야에서는 사람의 체온 조절 중추가 흥분하여서 교감 신경계가 각성 상태에 놓이게 되므로 숙면을 취하지 못하게 됩니다. 그러므로 전신이 피곤하여 낮 시간에 끊임없이 졸리고 무기력해지게 되는데, 위에서 잠시 언급한 것처럼 부족한 밤중의 수면을 낮잠으로 보충하게 되면 밤에는 다시 잠이 오지 않는 악순환이 계속되면서 신체 리듬이 점점 깨지게 되고 소화불량과 두통 및 집중력 장애 등의 불편한 증상들이 연이어 나타나게 됩니다.

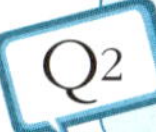

Q2 불면증이란 구체적으로 어떻게 이해할 수 있나요?

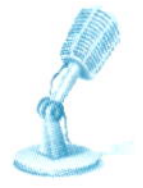

불면증이란 일반적으로 잠들기가 어렵거나, 잠이 든 다음에도 자주 깨거나, 새벽에 일찍 깨서 다시 못 자는 것과 같은 증상을 의미하고 있는데요, 많은 수면장애질환 중에서 가장 대표적이고 흔한 병증입니다.

좀 더 정확하게 말씀드리자면, 적어도 1개월 이상 잠들기가 어렵거나, 잠이 들더라도 자주 깨는 불편함이 일주일에 3회 이상 나타나고 있으며 이러한 이유로 해서 낮 동안에는 매우 피곤함을 호소하는 등 수면 부족으로 인한 장애들이 나타나는 경우를 불면증이라고 일컫고 있습니다.

각각의 사람마다 저마다 필요로 하는 수면의 양은 6~10시간으로 많은 편차가 있기 때문에 사실 불면증은 몇 시간을 잤느냐 못 잤느냐라고 하는 양적인 문제가 아니라, 얼마나 편안한 수면을 취했는가라고 하는 질적인 측면에 초점을 맞출 필요가 있겠습니다.

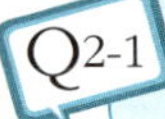 불면증에도 종류가 있죠?

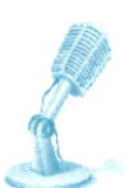 불면증은 수면의 양태에 따라서 입면 장애, 숙면 장애, 조기 각성으로 분류됩니다. 또한 며칠 동안만 일시적인 스트레스나 흥분, 긴장으로 인해 나타나는 일시적인 불면증이 있는가 하면, 2~3주 정도 지속되는 단기 불면증도 있고, 3주 이상 지속되는 장기 불면증도 있습니다.

 불면증이 있을 경우 나타날 수 있는 증상은 무엇이 있나요?

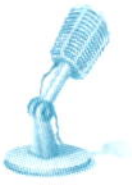 가장 대표적인 증상으로는 주간 졸림증과 전신 피로감을 들 수 있겠구요, 집중력과 기억력이 떨어지는 일도 매우 많습니다. 또한 성격이나 행동이 굉장히 예민해지고, 일을 하려는 의욕과 성과가 떨어지게 되며, 실수가 자연스럽게 많아지게 됩니다. 또한 소화불량이나 두통 그리고 전신의 뻐근함과 같은 증세가 나타날 수도 있습니다. 불면증의 증상 중에서 가장 심각한 것 중 하나는 졸음운전이 대형 사고로 언제든지 이어질 수 있다는 점입니다.

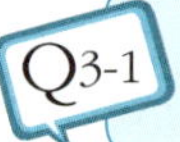 종류별로 증상도 다르다고 하던데요?

 잠자리에 누웠는데도 잠이 오지 않아서 힘들어하는 경우를 '입면 장애'라고 하는데요, 보통 잠들기까지 30분 이상의 시간이 소요되는 것을 말합니다. 입면 장애의 양상이 임상에서는 가장 흔한 불면증의 양상입니다. 또한 잠이 들 때는 별로 힘들지 않지만 자주 깨

게 되는 경우를 '수면유지 장애' 또는 '숙면 장애'라고 하는데, 수면유지 장애는 잠을 깨는 횟수가 하룻밤에 5회 이상이거나 깨어 있는 상태가 30분 이상 지속되는 경우를 말합니다.
'조기 각성'은 하루 총 수면 시간이 6시간 이하이면서 잠을 깨면 다시 잠자기 어려운 상태를 말합니다.

Q4 원인은 무엇인가요?

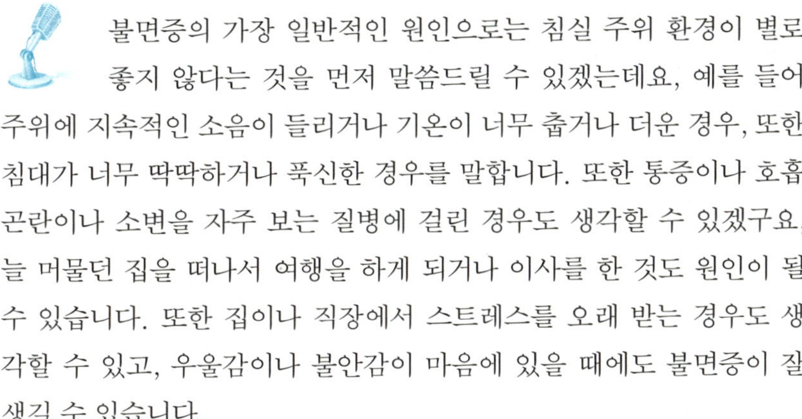

불면증의 가장 일반적인 원인으로는 침실 주위 환경이 별로 좋지 않다는 것을 먼저 말씀드릴 수 있겠는데요, 예를 들어 주위에 지속적인 소음이 들리거나 기온이 너무 춥거나 더운 경우, 또한 침대가 너무 딱딱하거나 푹신한 경우를 말합니다. 또한 통증이나 호흡곤란이나 소변을 자주 보는 질병에 걸린 경우도 생각할 수 있겠구요, 늘 머물던 집을 떠나서 여행을 하게 되거나 이사를 한 것도 원인이 될 수 있습니다. 또한 집이나 직장에서 스트레스를 오래 받는 경우도 생각할 수 있고, 우울감이나 불안감이 마음에 있을 때에도 불면증이 잘 생길 수 있습니다.

Q5 치료법은 어떤 것이 있나요? 잠자리를 바꾸는 것도 대안이 될 수 있을까요?

한의학에서는 불면증을 유발 원인에 따라 분류하여 처방을 하게 되는데, 예를 들어 불면증이 심화(心火)로 온 경우에는 가미안신환(加味安神丸)을 쓰고, 비생리적 체액인 담(痰)이 정체되어서 문제가 되는 경우라면 가미온담탕(加味溫膽湯)을 사용하고 심비(心脾)가

허약해서 꿈이 많고 자주 깨며 가슴이 두근거리면서 잠이 오지 않을 때에는 가미귀비탕(加味歸脾湯)을 처방하게 됩니다.

또 말씀하신 것처럼 침대나 침실을 바꾸는 것도 좋은 방법이 될 수 있는데요, 이런 치료법을 흔히 '탈조건화(deconditioning technique)'라고 부르고 있습니다. 여기에는 잠잘 때 외에는 침대에 눕지 않도록 하는 것과 5분 이내에 잠이 들지 않을 때에는 바로 일어나서 뭔가 다른 일을 하는 것도 포함되어 있습니다.

Q5-1 잠자기 전 따뜻한 물로 샤워하는 것도 좋다고 하던데요. 왜 그런 건가요?

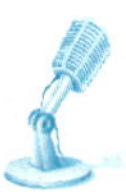

따뜻한 물로 샤워를 하거나 반신욕을 하거나 족욕을 하면 혈행 순환이 개선되고 근육 긴장이 풀어지고 이에 따라 교감 신경의 흥분성이 완화되기 때문에 불면증 치료에 도움이 됩니다.

Q5-2 생활습관에서 고쳐야 할 점들을 예로 들어 주시죠.

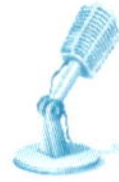

중추신경계를 자극할 수 있는 약물(ex. 카페인, 니코틴, 알코올, 자극제들)을 완전히 끊는 것이 제일 중요하다고 말씀드릴 수 있겠습니다. 또한 낮잠은 되도록 피해야 하며, 저녁에는 과격하고 자극적인 행동은 피하는 것이 좋겠습니다. 또한 낮에 시간을 내어서 신체를 부드럽게 해주는 가벼운 운동을 하는 것도 추천할 수 있겠습니다. 또한 잠자기 전에 많이 먹는 것은 당연히 피하는 것이 좋겠습니다.

 **Q6** 술을 마신 날이나 커피를 많이 먹은 날에는 잠을 이루지 못하는데요. 과음이나 카페인 함유 음료 등이 수면에 안 좋은 영향을 끼친다고 볼 수 있나요?

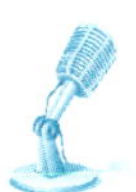 잠들기 직전에 낮은 도수의 술을 가볍게 한잔 정도 마시면 쉽게 잠이 올 수 있지만 높은 도수의 술 또는 과음을 하게 되면 수면의 질을 떨어뜨려서 도중에 자주 깨게 하기 때문에 불면증에 당연히 좋지 않습니다. 또한 카페인은 중추 신경을 자극해서 숙면을 방해하기 때문에 잠들기 적어도 4시간 전부터는 절대 커피나 녹차를 마시지 않는 것이 좋겠습니다. 니코틴 역시 각성 작용이 있기 때문에 잠들기 직전의 흡연은 삼가는 것이 좋습니다.

 **Q6-1** 수면장애에 있어 몸에 좋은 음식이 있나요?

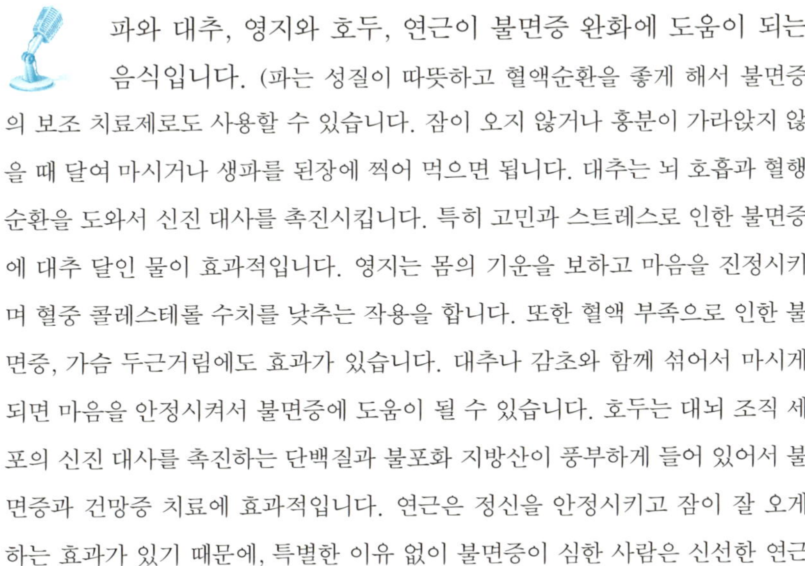 파와 대추, 영지와 호두, 연근이 불면증 완화에 도움이 되는 음식입니다. (파는 성질이 따뜻하고 혈액순환을 좋게 해서 불면증의 보조 치료제로도 사용할 수 있습니다. 잠이 오지 않거나 흥분이 가라앉지 않을 때 달여 마시거나 생파를 된장에 찍어 먹으면 됩니다. 대추는 뇌 호흡과 혈행 순환을 도와서 신진 대사를 촉진시킵니다. 특히 고민과 스트레스로 인한 불면증에 대추 달인 물이 효과적입니다. 영지는 몸의 기운을 보하고 마음을 진정시키며 혈중 콜레스테롤 수치를 낮추는 작용을 합니다. 또한 혈액 부족으로 인한 불면증, 가슴 두근거림에도 효과가 있습니다. 대추나 감초와 함께 섞어서 마시게 되면 마음을 안정시켜서 불면증에 도움이 될 수 있습니다. 호두는 대뇌 조직 세포의 신진 대사를 촉진하는 단백질과 불포화 지방산이 풍부하게 들어 있어서 불면증과 건망증 치료에 효과적입니다. 연근은 정신을 안정시키고 잠이 잘 오게 하는 효과가 있기 때문에, 특별한 이유 없이 불면증이 심한 사람은 신선한 연근

을 약한 불에서 푹 삶은 뒤 얇게 썰어서 꿀과 함께 자주 먹으면 좋습니다.)

몸에 좋은 음식도 있지만, 음식을 먹을 때에도 유의해야겠죠?
어떻게 음식을 먹어야 하나요?

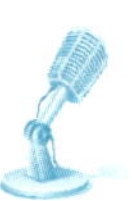

우선 배가 너무 고파도 편안하게 잘 수 없지만 과식도 깊은 잠을 방해하기 때문에, 잠자리에 들기 전에 위장에 부담이 가지 않을 정도로만 가볍게 먹어야 하겠습니다. 특히 자극이 강한 마늘과 고추, 생강은 먹지 않는 것이 좋겠습니다. 또한 잠들기 전에 물이나 음료수를 많이 마시면 소변 때문에 잠자다가 자꾸 깨게 되므로 주의할 필요가 있습니다. 상추와 우유에는 잠을 유도하는 트립토판이 들어 있어서 불면증을 다스리는 데 좋습니다. 또한 칼슘은 신경을 안정시키는 효과가 크기 때문에 칼슘이 많이 들어 있는 멸치와 달걀을 평소에 많이 먹으면 도움이 되겠습니다. 당근, 샐러리, 시금치, 김도 잠을 잘 자는 데 도움이 되는 음식입니다.

04 노인 우울증

chapter

2010. 5. 24. 방송분

Q1 인구 10명 중 1명이 노인이라고 하죠. 세계에서 유례를 찾기 힘들 정도로 고령화가 빠르게 진행되고 있는데요. 은퇴시기가 빨라지고 핵가족화가 보편화되면서 노인 우울증이 사회적 문제로 떠오르고 있죠. 노인 우울증 문제, 어느 정도로 심각한 상황인가요?

우리나라의 평균 자살률은 OECD 국가 중에서 최고 수준인 10만 명당 25명에 이르고 있는데요, 더욱 주목할 부분은 방금 말씀하신 노인 우울증과 관련된 노인들의 자살입니다. 거의 매일 10명의 노인들이 우울증과 연관된 자살을 하고 있는데요, 이는 전 세계적으로도 유례가 없는 높은 수치에 해당됩니다. 너무도 급격하게 변화하는 전반적인 사회 시스템이나 핵가족화 문제로 인해서 노인들의 우울증이 정말 빠르게 증가하고 있는 실정입니다. 특히 이들 노인 우울증 환자들은 거의 아무도 관심을 기울이지 않는 사이에 자살로 쓸쓸하게 생을 마감하는 '고독사(孤獨死)' 위험에 노출되어 있어서 심각한 사회적 문제가 되고 있는 실정입니다.

Q2 마음의 감기라고 하는 '우울증' 노인 우울증이라고 하면, 일반적인 우울증과는 어떤 차이점이 있다고 볼 수 있을까요?

 노년기 우울증은 흔히 다른 질환의 동반과 연관되기 때문에, 젊은 성인들의 우울증과는 병인론적으로 차이가 있다고 생각되어 왔습니다. 노년기 우울증의 위험 요인들로는 혼자 사는 것, 만성 통증, 심혈관 질환과 같은 동반 질환들이 포함됩니다. 노년기 우울증에 대해서는 지난 20년간 많은 연구들이 진행되었고 생물학적으로 관련성이 있는 요인들과 인지 기능과 관련성이 있는 요인들이 많이 밝혀졌는데요, 뇌의 구조적 이상과 기억력, 실행 기능과 같은 신경인지기능의 이상 소견들이 대표적인 것이라 하겠습니다. 특히 뇌혈관 질환의 위험 요인들과 노년기 우울증이 매우 강하게 연관되어 있다는 것이 뚜렷하게 밝혀졌습니다.

 우울증이란 어떤 상태를 말하는 건가요?

우울감과 삶에 대한 흥미 또는 관심의 상실이 우울증의 가장 핵심적인 증상입니다. 우울증의 가장 심각한 증상은 자살 사고로서, 우울증 환자의 약 2/3는 자살을 염두에 두고 있으며 약 10~15%의 환자들은 실제로 자살을 감행합니다.

거의 대부분의 우울증 환자는 삶에 대한 에너지 상실을 호소하는데 과업을 끝까지 마치는 데에 어려움을 호소하고 학업 및 직장에서 정상적인 업무에 장애를 느끼고 새로운 과업을 실행할 동기를 갖지 못하고 있습니다.

또한 우울증 환자의 80% 정도가 수면 장애를 호소하는데 특히 아침까지 충분히 잠을 못 이루고 일찍 깨거나 밤사이 자주 깨는 증상을 보입니다. 우울증 환자들은 식욕감소와 체중저하를 보이는 경우도 아주 많은데, 일부 환자는 오히려 식욕이 증가하고 수면이 길어지는 비전형적인 양상을 보이기도 합니다. 불안 증상도 90% 정도에서 보이는 흔한 증상입니다. 성욕 저하와 같은 성적인 문제를 보이기도 합니다. 절반 정도의 환자가 하루 동안 증상의 정도 변화를 보이는데, 일반적으로 아침에 증상이 심했다가 오후에는 점점 좋아지는 경향을 보이게 됩니다. 집중력 저하와 같은 인지기능 저하 증상도 나타날 수 있습니다.

일부 우울증 환자는 신체 증상을 주로 호소하는 경우가 있는데 이런 경우 내과적 검사를 반복적으로 시행하지만 명확한 원인은 나오지 않은 경우가 많고 우울증 진단과 치료가 늦어져 고생하는 경우가 많습니다. 따라서 원인이 명확하지 않은 신체 증상이 지속될 때에는 반드시 우울증을 의심해 보아야 합니다.

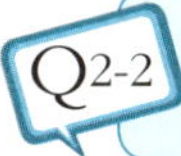

Q2-2 한방에서는 우울증을 어떻게 표현하고 있나요?

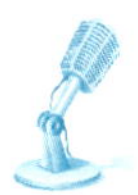

한의학에서는 '간기울결'이라는 말로써 우울증을 표현하고 있는데요, '홧병'이라는 용어도 많이 사용합니다. 한의학에서는 '울증'을 크게 두 가지로 나누어 볼 수 있습니다. 첫째는 광의의 '울증'으로서 우리 몸의 기운이 막혀서 잘 퍼지지 못하여 생리적 계통 장애를 초래하는 경우를 의미합니다. 협의의 '울증'은 감성, 감정 등의 문제로 야기되는 정신적, 신체적 기능 장애를 의미하는데, 현대적 의미의 스트레스로 인한 각종 심신증, 우울증, 갱년기 증후군 등에서 볼 수 있습니다.

Q3 노인이 되면 우울증에 걸릴 위험이 더 높다고 하던데요. 왜 그런 건가요?

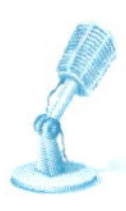

노인이 되면 자연스럽게 신체적인 질병과 신체적인 기능상

실, 독거, 사별 경험과 같은 사회적 지지 체계가 하나씩 붕괴되어 나가는 상황이 반복되면서 우울증에 걸릴 위험이 점점 높아집니다.

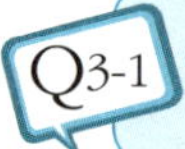

Q3-1 노인 자살도 우울증과 관련이 있나요?

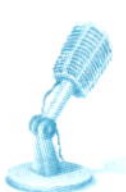

매우 관련이 높습니다. 노인 자살 환자의 2/3는 우울증 환자이고, 자살의 성공률 또한 젊은 사람들보다 높은 편입니다. 혼자 살고 있고 사회적 지지체계가 없다고 인식되는 노인일수록 사랑과 관심을 받고 있다고 느끼는 노인들보다 자살 기도율이 높아집니다.

Q4 우울증이 발생하기 쉬운 경우는 어떤 경우인가요? 내과나 신경과 질환이 있는 경우에 더 쉽게 걸린다고 알려지고 있는데요?

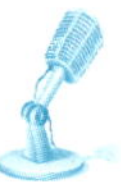

그렇습니다. 내과나 신경과적인 질환이 있는 상황에서 우울증이 흔히 발생하는데요, 갑상선 기능 저하증이나 심근경색증 이후에 우울증이 많이 발생합니다. 또한 뇌혈관 질환(중풍) 환자의 25% 정도에서 우울 장애가 발생하며, 알츠하이머병이나 파킨슨병도 우울 장애 발생이 흔한 질환입니다.

Q4-1 우울증에 걸리는 가장 큰 이유는 생활상이나 가족관계 때문인가요?

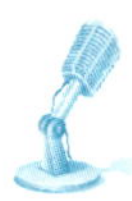

우울증의 주요 원인으로는 질병이 37.1%, 경제적인 어려움이

33.9%, 외로움과 고독감이 13.2%, 가정불화가 10.6% 등으로 조사되고 있습니다.

여성 노인과 남성 노인의 경우, 발생빈도에도 차이가 있을 것 같은데요?

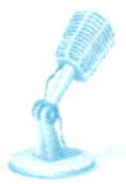

여성 노인의 경우에는 가족 속에서의 역할 부재와 결혼에 대한 불만 문제 그리고 신체 질환 등과 관련된 우울증 발생 빈도가 높은 데 반해서, 남성 노인들은 신체 질환과 관련된 우울증 발생 빈도가 높다는 차이점을 보이고 있습니다.

노인들의 경우엔 증상을 보일 경우에도, 우울증에 걸렸다고 보기보다는 나이 탓으로 돌리기가 쉽지 않나요?

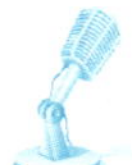

그렇습니다. 노인 우울증은 우울증을 앓는 본인조차도 우울증에 걸렸다는 사실을 자각하기 어렵고 잘 인정하지도 않으며, 가족이나 친구와 같은 주위 사람들도 전혀 의심하지도 못하는 경우가 아주 흔합니다. 기운이 없는 것은 나이 탓이고, 집중력이 떨어지고 식욕이 떨어지는 것도 단지 노화가 진행되고 많이 늙어서 그런 것이라 잘못 생각하고 방치되는 일이 많기 때문에 많은 주의가 필요합니다.

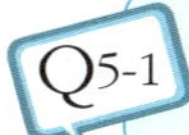

어떤 증상이 나타나면 우울증에 걸렸다고 볼 수 있을까요?

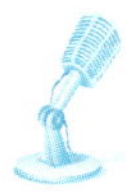

일반적인 우울증이라면 기분이 우울하거나 흥미나 즐거움이

상실되는데 노인들의 경우에는 이런 심리적 증상으로서 병이 나타나기보다는 어디가 돌아가면서 계속 아프다든가 잠들기가 너무 어렵다거나 입맛이 떨어졌다는 것과 같은 양상으로 증세를 호소하는 경우가 많습니다. 즉, 노인들은 우울한 정서나 기분보다는 신체 증상들을 주로 호소하기 때문에 가면양 우울증이라고 표현하기도 합니다. 이런 특성으로 다른 과에서 여러 가지 검진을 하고 이상이 없는데도 노인들이 불편한 증상을 계속 호소하다가 정신과로 찾아가는 경우가 많이 있습니다. 노인들이 평소와는 달리 왠지 기운이 없어 보이거나 여기저기 아픈 곳이 많다고 반복적으로 호소할 경우에는 꼭 우울증을 의심해 보아야 하겠습니다.

Q6 무엇보다 조기 치료가 중요할 텐데요. 어떤 방법이 있나요?

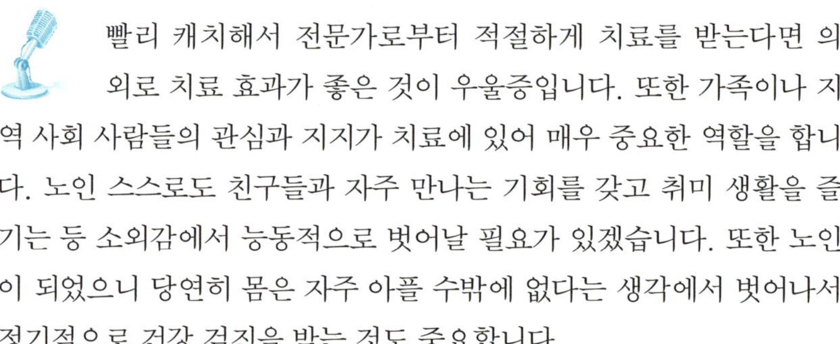

빨리 캐치해서 전문가로부터 적절하게 치료를 받는다면 의외로 치료 효과가 좋은 것이 우울증입니다. 또한 가족이나 지역 사회 사람들의 관심과 지지가 치료에 있어 매우 중요한 역할을 합니다. 노인 스스로도 친구들과 자주 만나는 기회를 갖고 취미 생활을 즐기는 등 소외감에서 능동적으로 벗어날 필요가 있겠습니다. 또한 노인이 되었으니 당연히 몸은 자주 아플 수밖에 없다는 생각에서 벗어나서 정기적으로 건강 검진을 받는 것도 중요합니다.

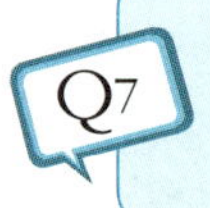

Q7 약물치료도 중요하겠지만, 예방법이 가장 중요할 텐데요. 어떻게 예방할 수 있을까요?

우울증 치료는 약물요법과 심리치료 이외에도 운동요법이나

영요법과 같은 종합적인 치료가 필요하다고 알려져 있습니다. 최근 연구에 따르면 우울증 환자 3명 중 2명은 항(抗)우울증약 복용으로 회복되지만 3명 중 1명에게는 약이 별로 소용이 없는 것으로 조사되었습니다. 이럴 경우에는 특히 영양요법이 도움이 될 수 있는데, 우울증에 유익한 4대 영양소는 오메가-3(omega-3) 지방, 트립토판(tryptophane), 비타민 B군, 아연입니다. 오메가-3 지방은 정어리, 고등어, 꽁치, 연어, 참치 등 등푸른 생선에 많이 들어 있으니 우울증 예방을 위해서 이런 음식들을 많이 먹으면 좋을 것 같습니다. 또한 우울증 환자의 31-33% 정도가 엽산(folic acid) 결핍 상태로 밝혀졌기 때문에, 완두콩이나 시금치, 땅콩이나 브로콜리 같은 엽산이 많이 들어 있는 식품도 노인 우울증 등에 예방에 추천할 만하겠습니다.

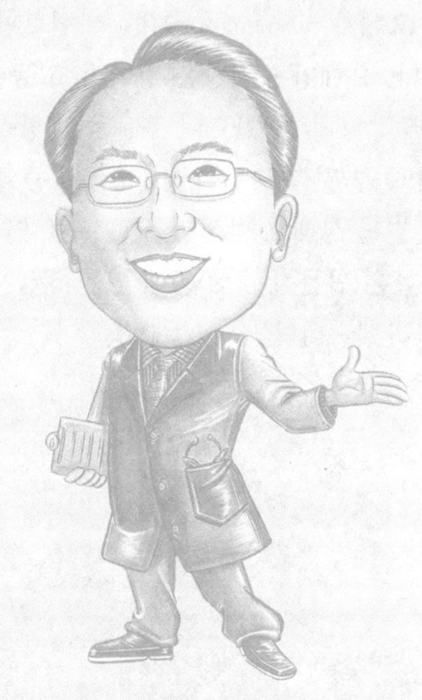

眼爲臟腑之精
눈은 장부의 정기가 드러나는 곳이다 _ 허준

Part 2 눈

01 비문증

chapter

> **Q1** 간혹 눈에 먼지나 날파리가 떠다니는 느낌이 있다는 이들이 있던데요. 주로 나이가 많은 분들이 그런 증상을 호소하던데요. 어떤 병인가요?

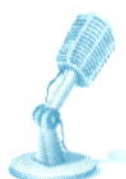

주위에 보면 말씀하신 것처럼 눈에 먼지나 날파리가 떠다닌다고 불편을 호소하시는 경우가 의외로 드물지 않게 종종 계십니다. 이 외에도 "눈에 거미가 들어 있다"거나 "까만 점이 둥둥 떠다닌다"와 같이 임상 현장에서는 좀 더 다양하고 재미있는 표현으로 증상을 나타내는 경우가 많이 있는데요, 이런 증상을 모두 일컬어서 '비문증(vitreous floaters, 飛蚊症)' 또는 우리말로 '날파리증'이라고 합니다. 비문증은 특별한 이유 없이 어느 날 갑자기 느닷없이 발생하기 시작하는 특징을 보이는 경우가 많이 있는데, 주로 아침에 자고 일어났더니 뭔가 보이기 시작했다고 호소하는 경우가 많은 것입니다.

일반적으로는 노화로 인해서 나타나는 경우가 제일 많은데요, 근래에는 20~30대 젊은 환자들이 점차 늘어나고 있는 추세입니다.

비문증은 하나 또는 여러 개의 점이 손으로 잡으려 해도 잡히지 않고, 위를 보면 위에 있고, 우측을 보면 우측에 있는 등 시선의 방향을 바꾸면 이물질의 위치도 시선을 따라서 함께 변하는 특징을 보입니다.

비문증은 대부분 연령의 증가에 따른 유리체(초자체)의 변화에 의해서 생깁니다. 유리체(초자체)는 눈 속을 채우는 투명한 젤 같은 물질인데요, 나이가 들수록 액체로 변하게 되며 시신경과 단단히 붙어 있는 부분이 떨어지기도 하는데, 이를 '후유리체 박리(posterior vitreous detachment)'라고 합니다. 이렇게 떨어진 부분은 투명하지 않고 혼탁해지므로 눈으로 들어가는 빛의 일부분을 가리게 되어 환자 스스로 본인의 시야에 검은 점이 있다고 느끼게 되는 것입니다.

사실 비문증의 증상 표현은 (위에서 말씀드린 것처럼) 너무나도 다양해서, 사람에 따라 파리, 모기, 거미, 구름 등 갖가지 형태로 불편을 호소하며, 어떤 경우에는 한 개로 또 어떤 경우에는 매우 여러 개가 보인다고 합니다. 또 모양이 계속 변하기도 하고, 크기가 더 커진다고도 합니다. 때로는 눈을 감아도 보인다고도 하는데, 여러 방향으로 사물을 볼 때 따라다니면서 보이기 때문에 몹시 신경이 쓰이게 됩니다. 또한 비문증과 함께 눈물이 마르고 눈이 피로한 '안구건조증' 또는 '눈의 작열감'이 같이 나타나는 경우도 많은데요, 몸 전체의 건강 수준에 따라서 비문증이 악화되고 호전되는 현상을 반복하게 됩니다.

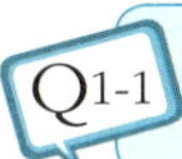

Q1-1 요즘엔 연령층이 점점 낮아진다고 하는데요. 왜 그런 건가요?

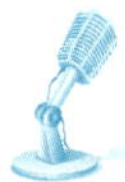

비문증이 나타나는 젊은 층의 경우에는, 근시가 심했을 때 이런 증상이 잘 나타날 수 있는데요, 대부분 만성적인 스트레스나 잘못된 생활 섭생 문제로 인한 간기능계와 신기능계의 활력 저하가 원인이 됩니다.

또한 일을 하느라고 눈 혹은 전신을 혹사해서 극도로 피곤한 상태가 지속되거나 게임 중독에 빠져서 밤낮을 바꾸어서 피곤하게 생활하는 경우에도 잘 드러납니다. 특히 늦게 자고 늦게 일어나는 생활 습관을 가진 젊은 분들에게서 눈의 피로감과 함께 비문증이 잘 나타납니다.

요즘에는 라식 수술 부작용으로 인해서 비문증이 생기는 경우도 상당히 많기 때문에 주의가 필요합니다.

외부 충격에 의해서 비문증이 나타나는 경우도 있는데요, 교통사고나 격투 또는 권투와 같은 운동으로 인해서 눈 주위에 물리적 충격을 당한 이후에 비문증이 젊은 분들에게 나타난 경우입니다. 이런 경우에는 한 쪽에만 비문증이 나타나기도 합니다.

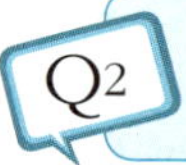

Q2 비문증에 걸리는 원인은 무엇인가요?

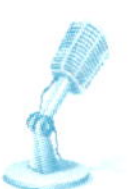

위에서도 말씀드린 것처럼, 비문증이 나타나는 일반적인 원인은 한마디로 '유리체(초자체) 혼탁'이라고 할 수 있겠습니다. 유리체(초자체)는 안구의 모양을 유지시켜 주는 젤 형태의 물질로서, 수정체와 망막 사이 안구 용적의 대부분을 차지하고 있는데, 이 유리체(초자체)가 맑은 상태에서는 사물을 맑게 볼 수 있지만, 유리체(초자체)가 혼탁해지면 (위에서 말씀드린 것과 같이) 날파리, 거미, 검은 점 등이 보이기도 하고, 빛이 산란되어서 어지럽게 보이게도 되는 것입니다. 이렇게 유리체(초자체)가 혼탁해지는 이유는, 노화나 과도한 눈의 사용으로 말미암아 젤 성분이 수분과 섬유질로 엉겨 붙는 경우가 가장 많고, 외부의 충격으로 혹은 미세한 출혈로 인하여 유리체(초자체)의 혼탁이 나타나고 결과적으로 비문증이 나타나게 되는 것입니다. 보통 나이가 들수록 눈 속의 유리체(초자체)는 두꺼워지고 오그라들면서 덩어리지거나 주름이 생기게 되어 부유물을 형성합니다. 비문증은 노화 현상 이외에도 당뇨병으로 인한 혈관성 망막 질환, 염증, 유리체 액화 및 변성으로 인한 망막 열공, 망막 박리 등과 같은 원인으로도 발생할 수 있습니다.

 한의학에서는 비문증을 어떻게 보나요?

　　한의학적으로 비문증은 '안혼(眼昏)' '안화(眼花)'의 범주에 속하는데요, '동의보감'에 보면 '눈에 검은 꽃무늬 같은 것이 나타나는 것은 간(肝)과 신(腎)이 다 허한 것이다' '신(腎)이 허한 경우에는 반드시 눈앞에 꽃무늬 같은 것이 나타나고 눈알이 아프며 귀에서 소리가 난다'라고 설명되어 있습니다. 즉 비문증의 한의학적인 원인으로는 '간(肝)과 신(腎)의 기혈 쇠약(氣血衰弱)'이라고 할 수 있으며, 병리학적으로는 상초(上焦)의 화기(火氣)가 원인이라는 별도의 설명도 하고 있습니다.

실제로 진료실을 찾는 비문증 환자는 중년 이상의 노인이거나, 젊은 환자라 하더라도 극심한 과로로 인하여 장부의 균형이 이미 깨져서 실제의 건강 나이는 젊은이가 아닌 경우가 대부분입니다. 1년 이상 PC방에서 아르바이트를 하느라고 밤샘 근무를 한 나머지 비문증이 나타난 경우도 있었고, 30대 중반이라는 늦은 나이에 고시 공부를 하느라고 체력이 바닥난 경우도 있었는데, 잦은 음주 습관과 불면증을 동반한 비문증 환자가 많았습니다.

 시력 저하에도 영향을 주나요?

　　비문증은 시력에 직접적인 영향을 주지는 않지만, 눈앞에 뭔가 보인다는 것이 심각한 정신적인 스트레스가 될 수 있기 때문에 이에 대한 심리적 지지가 많이 필요합니다.

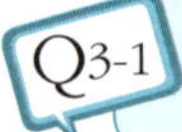

Q3-1 생활하는 데 있어 불편함을 줄 것 같은데요?

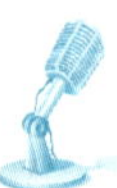

그렇습니다. 대부분의 비문증은 생명 자체에 대한 위협보다는 일상생활에서의 불편함이 더 문제가 됩니다. 일상생활을 수행하는 데 있어 지속적인 불편감을 느끼기 시작한다면 전문적인 치료를 받을 필요가 있습니다. 비문증 환자는 보통 비문증만이 아니라 안구 건조증이나 눈의 피로감 등과 같은 여러 가지 증상을 동시에 호소하는 경우가 많기 때문에, 종합적인 치료 계획을 세워야 하겠습니다.

Q4 한방에서는 비문증 치료를 어떻게 하나요?

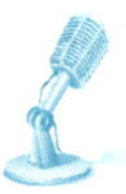

동의보감에서는 간(肝)과 신(腎)의 기혈 쇠약(氣血衰弱)을 보충해주고 화기(火氣)를 내려주기 위해서 결명자[초결명(草決明), 석결명(石決明)]와 박하(薄荷), 국화(菊花), 당귀(當歸) 등과 같은 한약재가 조합된 처방들을 제시했고, 침구 치료는 백회(百會), 상성(上星), 인당(印堂), 사죽공(絲竹空) 등과 같은 경혈에 침을 놓아서 눈 주위의 미소 혈행 순환을 개선하는 방법을 사용했습니다.

Q5 치료를 하지 않고 방치해도 저절로 낫기도 하나요?

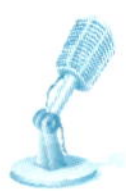

비문증의 원인이 되는 안과적 질병을 가진 경우라면 질병 자체를 치료함으로써 자연스럽게 호전되지만, 노인 분들에게 잘 나타나는 일반적인 비문증은 일종의 노화 현상인 경우가 대부분이기 때문에 잠시 증세가 좋아지더라도 완전하게 좋아지지는 않는 경과

를 보이게 됩니다. 하지만 그렇다고 하여 방치하거나 생활 섭생을 소
홀히 하게 되면 증상은 더욱 나빠지게 되기 때문에 주의가 필요하겠습
니다. 특히 밤에 충분한 숙면을 취하는 것이 비문증 치료와 관리에 있
어서 가장 중요한 생활 섭생 방법입니다. 즉 비문증이 있는 사람이 밤
늦게까지 술을 마시거나, 컴퓨터 모니터를 바라보고 있다면 그것부터
삼가는 것이 조금이라도 좋아질 수 있는 지름길인 것입니다. 또한 낮
시간에도 장시간의 컴퓨터 작업이나 독서는 삼가는 것이 좋고, 일을 하
면서 중간중간 눈감기와 같은 적당한 휴식을 취하는 것이 좋습니다.
또한 커피나 탄산음료, 햄버거, 피자, 튀김과 같은 음식 섭취는 되도록
줄이는 것이 바람직하겠습니다.

> **Q1** 찬바람이 부는 가을이 되면 눈물도 말라가는데요. 아침저녁으로 눈이 시리거나, 수시로 눈이 따갑다고 불편을 호소하는 이들을 주변에서 종종 찾아볼 수 있습니다. 바로 안구건조증의 다양한 증상인데요. 안구건조증이란 무엇인가요?

안구건조증(dry eye syndrome)은 한마디로, 눈물이 부족하거나 또는 눈물이 지나치게 많이 증발하거나 눈물 구성 성분의 균형이 잘 맞지 않아서, 안구 표면이 손상되고 자극감이나 이물감, 건조감, 쓰리거나 시리거나 가렵거나 뻑뻑한 느낌 같은 자각 증상을 느끼게 되는 눈의 질환을 의미합니다.

> **Q1-1** 한 해 동안 약 153만 명이 안구건조증 치료를 받을 만큼, 안구건조증이 국민 안구 질환으로 뿌리 깊게 자리잡고 있죠?

그렇습니다. 2009년도 건강보험 심사평가원 발표 자료에 따르면 2004년도에는 연인원 98만 명 정도였던 안구건조증 환자들이 2008년에는 153만 명 수준으로 55%나 증가했습니다. 남자 환자들은 이 중에서 48만 명 정도에 그친 반면에 40~50대를 중심으로 한 여성 환자들은 105만 명으로 남성에 비해 2.2배가 되는 것으로 조사되었습니다. 컴퓨터를 사용하는 분들이 점점 늘어나고 눈물 생성 능력이 감소되는 노인 인구가 증가하는 것이 중요한 사회역학적 요인으로 추정되는데요, 요즘에는 특히 젊은 층을 중심으로 안과에서 라식, 라섹과 같은 굴절 교정술을 많이 시행받는 경향이 있고, 또한 스마트폰이 나와서 널리 보급되고 있기 때문에 안구건조증은 사회적으로 더욱 확산될 것으로 생각됩니다.

Q2 구체적으로 어떤 증상이 있으면 안구건조증이라고 진단할 수 있나요?

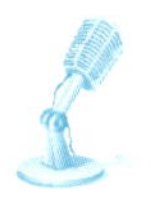

위에서도 잠시 말씀드린 것처럼, 눈이 시리고 모래알이 눈 속에 들어간 듯한 이물감이 지속적으로 있으며 콕콕 쑤시는 불편감을 호소하게 됩니다. 또한 쉽게 눈이 피로해져서 눈을 제대로 잘 뜰 수가 없고, 눈을 감고 있으면 편하다는 느낌을 받습니다. 특히 가을 겨울철 외출할 때 찬바람을 맞으면 눈물이 줄줄 흐르게 되고, 심한 경우에는 두통을 함께 호소하기도 합니다. 외견상 눈이 벌겋게 충혈되어 있기도 합니다. 이런 여러 가지 증상들이 한 사람에게서 모두 다 나타나야 안구건조증으로 진단되는 것은 아니구요. 이 중에서 한두 개 또는 몇 가지 특징적인 증상들이 나타나서 일상생활을 방해하게 되면 안구건조증으로 진단 내리게 됩니다.

Q2-1 안구건조증이라고 하면 눈물이 나지 않는 병이라고 알고 있는데요. 오히려 눈물이 더 많이 흐르는 경우도 있다고 하죠?

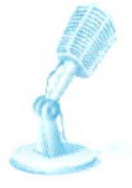

그렇습니다. 많은 분들이 안구건조증은 말 그대로 안구가 건조해지는 병이니까 당연히 눈물이 잘 나오지 않는 병이라고

오해하고 계신데요. 눈물이 마르는 경우가 물론 많이 있기는 하지만 어떤 안구건조증에서는 오히려 눈물이 평소에 비해서 너무 많이 흐르게 된다고 불편감을 호소하기도 합니다. 슬프거나 아플 때 또는 찬바람을 맞을 때 눈물을 더 많이 흘리게 되는 경우가 이런 경우에 속하는데요. 이것은 눈물의 빠른 증발로 인해서 눈알이 건조하게 되어서 각막 신경이 자극을 받아서 반사적으로 눈물을 방출하기 때문입니다.

Q3 안구건조증에 잘 걸리는 이들은 어떤 이들인가요?

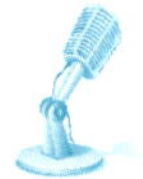

안구건조증은 위에서도 잠시 말씀드린 것처럼 특히 40~50대 이상의 폐경기 전후의 중년 여성 분들에게서 흔히 볼 수 있구요. 작은 물체나 글씨를 많이 보는 직업을 가졌거나, 장시간의 독서 활동을 해야 하거나 컴퓨터 모니터를 계속 오랫동안 보는 경우, 그리고 환기가 잘 되지 않는 밀폐된 공간에 있거나 에어콘을 많이 틀거나 주위 분들이 담배를 피우는 경우, 연기에 자주 노출되는 경우, 콘택트렌즈를 많이 착용한 경우에 안구건조증이 더욱 잘 생기게 됩니다.

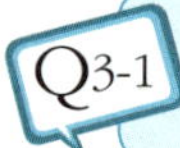

Q3-1 안구건조증에 걸리는 원인은 무엇인가요?

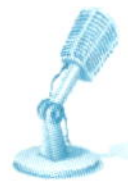

눈물 생성 기관의 염증성 질환이나 호르몬 변화, 그리고 쇼그렌 증후군이나 스티븐존슨 증후군 같은 전신 질환이 안구건조증의 구조적 원인이 된다고 알려져 있습니다.

한의학에서는 과도한 음주(飮酒)나 신열(辛熱)한 음식을 자주 먹을 경우, 지나친 성생활, 산후에 젖 말리는 약을 과도하게 사용한 후, 하혈(下血)이 심할 경우와 같이 신수(腎水) 또는 신정(腎精)이 손상되어서 발생하거나 체질적으로 안구가 과민한 경우에 안구건조증에 걸리게 된다고 보고 있습니다.

Q3-2 건조한 날씨도 원인이 될 수 있나요?

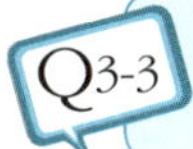

가을겨울철의 건조한 날씨는 환경적으로 안구건조증을 잘 일으킬 수 있습니다. 그러나 습도가 높고 푹푹 찌는 여름철에도 에어콘 사용을 많이 하는 건조한 실내에서 생활하는 경우라면 안구건조증이 언제든지 생길 수 있습니다. 특히 휴가철이 마무리되는 늦여름과 초가을에는 유행성 결막염으로 인한 안구건조증이 잘 생길 수 있습니다. 결막염으로 인해 각막이 손상되면 T세포라는 우리 몸의 면역 물질 분비가 증가하는데요, 이 물질이 과도하게 많아지면 안구건조증이 잘 생기게 됩니다.

Q3-3 합병증도 있다고 하죠?

각막(검은자위) 손상이 대표적인 합병증이라고 할 수 있겠는데요. 각막의 껍질이 벗겨지는 각막미란 현상이 생기기도 하구요. 각막이 말라서 시력이 심하게 저하되기도 합니다. 심한 경우에는 실명이 초래되는 각막궤양이 생기기도 하기 때문에 조기에 치료해주는 것이 중요하겠습니다.

치료는 어떻게 할 수 있을까요? 한의학적인 치료방법을 좀 알려주시죠.

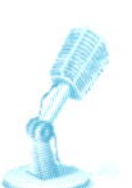

양방에서는 가장 보편적인 치료법이 인공 눈물 점안 요법인데요. 한의학에서는 신수(腎水) 또는 신정(腎精)이 손상을 원인으로 보기 때문에 신수(腎水) 또는 신정(腎精)을 체질에 맞게 보충해주는 방법을 기본적으로 활용하게 됩니다. 대표적인 처방이 '육미지황탕'이 되는데요. 여기에 구기자나 박하, 석곡, 국화와 같은 약물을 적절히 가미해서 운용하는 경우가 많습니다.

완치는 어려운가 보죠?

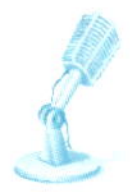

안구건조증은 한번 걸리게 되면 완치가 어려운, 만성적 경향을 보이는 질병입니다.

완치가 어려운 만큼, 예방법이 중요할 텐데요. 어떤 예방방법이 있을까요?

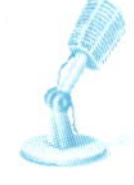

눈이 마르는 것을 막기 위해 1분에 20회 정도로 눈을 되도록 자주 깜박거리는 것이 예방을 위해서 도움이 됩니다. 또한 50분 정도의 컴퓨터 작업이나 독서 활동 후에는 10분 정도는 눈을 감는다든지 먼 곳을 쳐다본다든지 하여 눈에 긴장을 풀어주고 휴식을 주는 것이 바람직합니다. 국화차나 둥굴레차를 꾸준하게 하루 1~2잔 정도 마시는 것도 추천할 수 있겠습니다. 실내에서는 에어컨이나 선풍기를 멀리하고 가습기를 틀어놓는 등 환경을 건조하지 않게 하는 것이 도움이 되겠습니다.

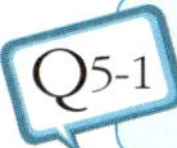

일상생활 속에서 주의해야 할 점은 무엇인가요?

원칙적으로 안구건조증 환자는 콘택트렌즈 착용을 피하는 것이 좋습니다. 부득이한 경우에는 가급적 인공 누액 중에서 방부제와 같은 첨가제가 포함되지 않은 일회용 안약과 함께 착용하는 것이 바람직합니다. 간혹 생리 식염수를 눈에 수시로 투여하시는 분들도 계신데요, 이것은 눈물의 중요한 성분들을 씻어 버릴 수 있기 때문에 오히려 좋지 않습니다.

또한 시중 약국에서 충혈을 제거할 목적으로 소염제를 임의로 처방받아서 장기간 사용할 경우에는 녹내장이나 백내장 같은 심각한 부작용을 일으킬 수 있기 때문에 반드시 전문가와 상의를 하여 자기 자신에게 적합한 치료법을 선택하는 것이 중요하다고 할 수 있겠습니다.

03 유행성 결막염

2010. 6. 21. 방송분

Q1 여름이 되면 유행성 결막염에 걸려 안대를 하고 다니는 아이들이 적지 않은데요. 유행성 결막염이란 무엇인가요?

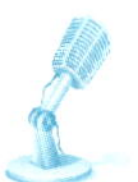

먼저, 한의학에서는 유행성 결막염을 '천행적열(天行赤熱)' 또는 '천행적안 폭예(天行赤眼 暴瞖)'라고 부르고 있습니다. 단시간 동안 많은 사람들의 눈이 빨갛게 충혈되고 눈곱이 눈에 달라붙어서 갑자기 눈을 뜰 수조차 없는 증상이 유행하기 때문에 이런 병명이 생긴 것입니다.

또한 결막의 해부학적 위치를 말씀드리는 것이 좋을 것 같은데요. 결막(conjunctiva)은 안구(눈)와 안검(눈꺼풀)을 결합시키는 점막 조직으로서, 한마디로 눈(안구)을 바깥에서 감싸서 보호하고 있습니다. 결막은 다시 눈의 흰자 부위인 '구결막'과 윗눈꺼풀을 뒤집거나 아랫눈꺼풀을 당겼을 때 진분홍색으로 보이는 '검결막'으로 다시 분류됩니다. 전염력이 매우 강한 아데노 바이러스(adenovirus)라는 바이러스에 의해서 이 결막 부위에 염증이 생긴 질환을 '유행성 결막염(epidemic keratoconjunctivitis)'이라고 합니다.

Q1-1 유독 여름에 많이 걸리게 되나요?

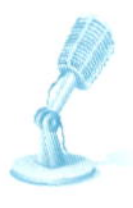

기온과 습도가 높은 여름철에는 미생물이 활동하기에 적합하

고, 생체 리듬이 깨어지면서 우리 몸의 방어 기능인 면역력이 약화되기 쉬우며, 사람들이 수영장에 많이 다니기 때문에 눈 바깥쪽에 있는 각막과 결막이 감염에 노출되기 쉽습니다. 그래서 특히 여름철에는 유행성 결막염으로 인해 병원을 찾는 경우가 많습니다. (cf. 이와는 달리 봄철에는 주로 '알레르기성 결막염'이 주로 나타납니다.)

Q1-2 눈병 하면 가장 먼저 떠오르는 게 '아폴로 눈병'인데요. 유행성 결막염과는 어떤 상관관계가 있나요?

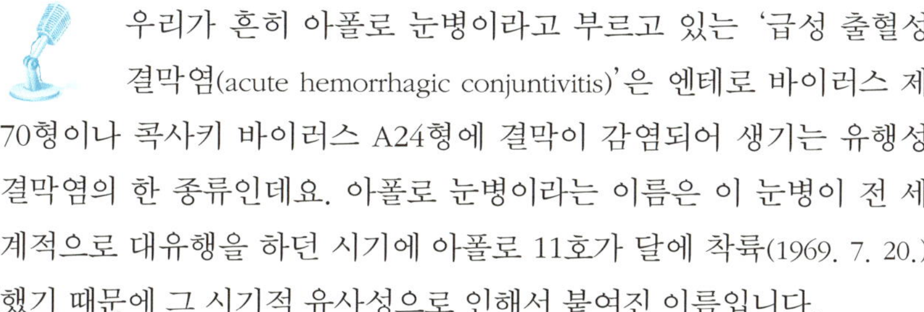

우리가 흔히 아폴로 눈병이라고 부르고 있는 '급성 출혈성 결막염(acute hemorrhagic conjuntivitis)'은 엔테로 바이러스 제70형이나 콕사키 바이러스 A24형에 결막이 감염되어 생기는 유행성 결막염의 한 종류인데요. 아폴로 눈병이라는 이름은 이 눈병이 전 세계적으로 대유행을 하던 시기에 아폴로 11호가 달에 착륙(1969. 7. 20.)했기 때문에 그 시기적 유사성으로 인해서 붙여진 이름입니다.

Q2 학교의 경우, 한 학생이 발병하면 다른 학생들도 잇따라 걸리곤 하던데요. 전염성이 매우 높은가요?

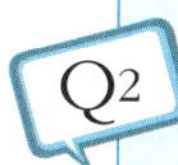

유행성 결막염은 '유행성'이라는 이름에서도 알 수 있듯이 전염력이 매우 강한 편이며, 직간접적인 접촉을 통해 옮겨지기 때문에 주의해야 하는 질병입니다. 특히 병을 일으키는 바이러스인 아데노 바이러스는 고온다습한 환경에서 생존율이 더욱 길어지기 때문에 사우나, 찜질방, 목욕탕 같은 곳에서의 전염 방지에 더욱 신경을 쓰는 것이 좋겠습니다. 또한 감기 치료를 받으러 갔다가 눈병에 걸린 다른 아이와의 직간접적인 접촉 과정에서 유행성 결막염에 걸리게 되는 아이들도 아주 많이 있기 때문에, 병원과 같이 아픈 아이들이 많이 모인 장소에서도 주의가 필요하겠습니다.

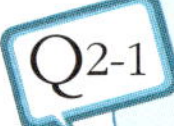

Q2-1 전염 경로는 어떻게 되나요?

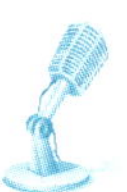

흔히 눈병은 보기만 해도 옮는다고 말하는 경우가 종종 있는데요, 이것은 잘못 알려진 것입니다. 눈병을 일으키는 바이러스는 공기로 전파되는 것이 아니라 접촉으로 옮기기 때문입니다. 즉, 눈병에 걸린 환자에서 나오는 분비물(눈곱이나 눈물)에 접촉되어서 전파되므로 눈병 환자가 쓰던 물건(수건, 세숫대야, 세면기 등)을 같이 사용하거나 바이러스가 감염된 물건(손잡이 등)을 만진 후 자신의 눈에 손을 대면 눈병이 옮게 됩니다.

Q2-2 한마디로 직접적인 접촉뿐만 아니라, 간접적인 접촉을 통해서도 전염이 된다는 거네요?

한마디로 직접적인 접촉을 통한 전염은 물론이고, 간접적인 접촉을 통해서도 전염이 이루어지게 됩니다. 흔히 유행성 결막염을 앓는 사람과는 수건만 같이 쓰지 않으면 괜찮다고 잘못 생각하시는 경우가 많으신데요. 사실 유행성 결막염을 앓고 있는 사람이 만진 모든 물건에 접촉하게 되면 바로 이 눈병이 전염될 수 있을 정도로 아데노 바이러스는 전염력이 굉장히 강하기 때문에 주의할 필요가 있겠습니다. 따라서 바이러스에 노출된 사람이 만진 물건에 접촉했을 수도 있는 손을 자주 자주 씻어주는 것이 전염 예방에 있어 매우 중요하다고 할 수 있겠습니다.

유행성 결막염의 주요 증상은 무엇인가요?

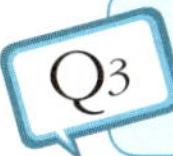

유행성 결막염의 증상은 보통 양쪽 눈에 다 나타나는 경우가 많은데요, 일반적으로 먼저 전염된 쪽 눈의 증상이 보다 더 심하게 나타나게 됩니다. 눈이 빨갛게 충혈되고, 자고 일어나면 눈곱이 눈에 달라붙어서 눈을 뜰 수가 없고, 눈꺼풀이 퉁퉁 붓기도 하며, 눈을 깜빡거릴 때 통증이 심하게 나타날 수도 있습니다. 눈물이 갑자기 많이 날 수도 있고, 귀 앞쪽에 있는 임파선이 붓는 경우도 많고, 눈부심 현상이 나타나기도 합니다. 사람에 따라서는 몸살감기 증상이나 인두통이 동반되기도 하는데 특히 어린아이에서 구토, 설사와 복통 등 소화기 장애가 함께 잘 나타납니다. 처음 1주일 동안은 치료를 해도 별로 효과가 없고 오히려 점점 더 심해지다가 10~20일 정도가 지나야 조금씩 호전되는 경우가 많습니다. 발병 후 2주 동안은 특히 강력한 전염성을 가지기 때문에 다른 사람들을 위해 바깥출입을 되도록 삼가는 것이 좋겠습니다.

잠복기가 있나요?

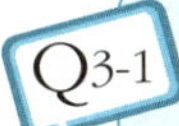
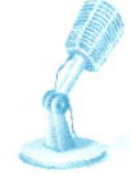

유행성 결막염의 잠복기는 접촉 후 대개 5~7일 정도인 것으로 알려져 있는데요. 요즘은 이 잠복기도 임상적 상황에 따라서 다양하게 나타날 수 있는 것으로 보고되고 있습니다.

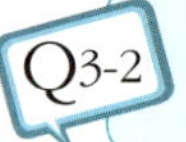

Q3-2 합병증은 없나요?

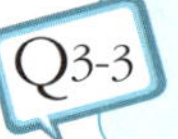

유행성 결막염 환자 중에서 아주 드물지만 간혹 결막에 심한 상처가 남거나 안구와 눈꺼풀이 들러붙는 심각한 합병증이 발생할 수도 있는데요, 이럴 경우에는 안과 전문가의 치료를 꼭 받아야 합니다. 그러나 거의 대부분의 유행성 결막염 환자들은 2~4주 정도 내에 특별한 합병증 없이 대증 치료만으로도 잘 치료됩니다.

Q3-3 증세가 악화될 경우, 실명할 위험도 있다고 하던데요?

세균이나 곰팡이 또는 헤르페스 바이러스 등에 의한 결막염 또는 각막염이나 포도막염 등과 같이 눈에 심각한 합병증 및 후유증을 초래하는 질환도 초기에는 유행성 결막염과 비슷한 증상으로 나타날 수 있는데요, 이런 경우에는 조기에 적절한 치료를 받지 않으면 실명을 초래할 수도 있습니다.

Q4 원인은 무엇인가요?

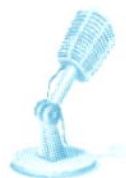

아데노 바이러스와 엔테로 바이러스 또는 콕사키 바이러스와 같은 바이러스가 주요 원인이라고 알려져 있습니다.

Q4-1 유행성 결막염에도 종류가 다양하다죠?

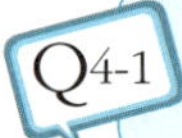

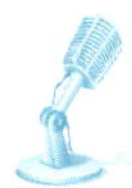유행성 결막염은 병을 일으키는 바이러스 종류에 따라서 보통 '유행성 각결막염', '인두결막염', '급성 출혈성 결막염(아폴로 눈병)'의 3가지로 분류됩니다.

Q5 치료는 어떻게 해야 하나요?

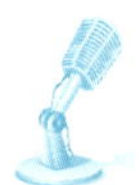현재까지는 바이러스를 직접 제거할 수 있는 특효약이 없기 때문에, 증상을 완화시키고 합병증을 줄이는 것이 주된 치료입니다. 2차적인 세균 감염을 예방하기 위해서 항생제를 사용할 수도 있고, 증상이 심할 때는 냉찜질을 해서 증상을 완화시키는 것이 좋습니다.

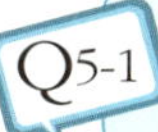

Q5-1 한의학에서는 어떻게 치료하나요?

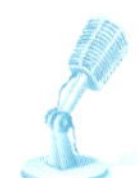한의학에서는 몸의 면역력을 강화시키고 눈의 염증 반응을 줄이기 위해서 박하, 결명자, 백질려, 국화, 연교, 천궁 등과 같은 한약을 주로 선택하게 됩니다. 대부분의 환자는 급성 출혈성 결막염은 2~3주, 유행성 각결막염은 3~4주 이내에 특별한 합병증 없이 잘 치료됩니다.

Q6 결막염에 걸리지 않으려면 어떻게 해야 하나요?

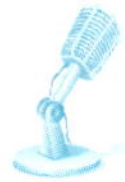우선 비누를 사용해서 흐르는 수돗물에 손을 자주 씻도록 하는 것이 제일 중요합니다. 또한 수건이나 컵과 같은 개인 소

지품을 다른 사람과 함께 사용하지 않는 것이 좋구요. 눈병이 유행하는 시기에는 사람들이 많이 모이는 밀집된 장소는 피하고, 특히 수영장 출입을 삼가는 것이 좋겠습니다. 또한 혹시 어쩔 수 없이 수영장에 갔을 때에는 렌즈를 낀 상태로 수영을 하면 더욱 발병 위험이 높아지므로 렌즈를 빼고 수영을 하는 것이 좋겠습니다. 또한 눈은 가급적 만지지 않도록 하며, 만지기 전후에는 반드시 흐르는 수돗물에 손을 깨끗이 씻도록 해야 합니다.

Q6-1 전염성이 강하기 때문에 감염이 된 사람이 사용하는 물건은 사용하지 말아야겠네요?

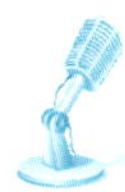

예. 그렇습니다.

Q6-2 결막염에 걸리게 되면 눈을 자주 비비게 되는데요. 이 점 또한, 주의해야겠죠?

가렵다고 해서 눈을 비비면 합병증의 원인이 되므로, 절대적으로 주의가 필요합니다. 이와 관련하여 당부하고 싶은 것은, 학생들 사이에서는 눈병에 걸리면 학교에 가지 않아도 된다는 이유로 일부러 눈병에 걸린 친구의 눈을 만진 후에 자기 눈을 만져서 전염되게 하는 경우가 드물지 않은데요, 유행성 결막염이 일반적으로 잘 치유된다고는 하지만 일부의 경우에는 위와 같은 심각한 후유증이 생길 수 있으므로 이러한 행동은 절대적으로 하지 말아야 하겠습니다.

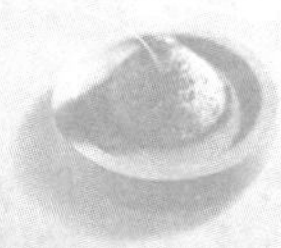

天下之惡, 莫多於妬賢嫉能, 天下之善, 莫大於好賢樂善.
不妬賢嫉能而爲惡, 則惡必不多也. 不好賢樂善而爲善, 則善必不大也.
歷稽往牒, 天下之受病, 都出於妬賢嫉能; 天下之救病, 都出於好賢樂善.
故曰: "妬賢嫉能, 天下之多病也, 好賢樂善, 天下之大藥也.

이제마 선생님이 저술한 〈동의수세보원(東醫壽世保元)〉 '광제설(廣濟說)'에
나오는 이야기입니다. 뜻풀이를 해 보자면,

세상의 모든 악함 중에서
어질고도 역량 있는 훌륭한 사람을 시기하고 질투하는 것(妬賢嫉能)처럼
고약한 것이 없고,
세상의 모든 선함 중에서
어질고 착한 사람을 좋아하고 가까이하는 것(好賢樂善)보다
더 큰 것은 없다.
투현질능(妬賢嫉能)이 아닌데도 혹시 악하다고 한다면
그것이 설령 악함이라고 부를 수 있다 하더라도
최고 수준으로 악함은 아닌 것이요,
호현낙선(好賢樂善)이 아닌데도 혹시 선하다고 한다면
그것이 설령 선함이라고 부를 수 있다 하더라도
최고 수준으로 선함은 아닌 것이다.
더듬더듬 더듬어서 지난 옛 일을 돌이켜 보건대
세상 사람들이 생각지도 못한 큰 병에 걸리는 것은
대부분 투현질능(妬賢嫉能)에서 비롯되는 것이요,
세상 사람들이 큰 병에서 회복되는 것은
대부분 호현낙선(好賢樂善)으로부터 시작되는 것이다.
그러므로 "투현질능(妬賢嫉能)은 천하의 가장 많은 병의 원인이 되는 것이
요, 호현낙선(好賢樂善)은 세상 사람들을 치료하는
가장 탁월한 약이 되는 것이다."

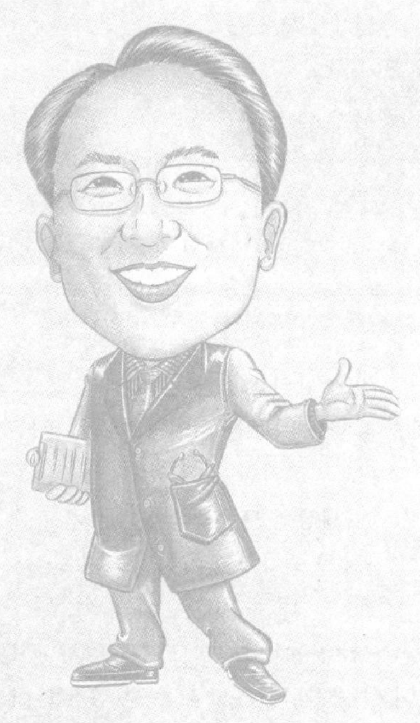

耳者腎之竅, 鼻爲肺之竅, 咽喉之病皆屬火

귀는 신장과 관련된 구멍이며, 코는 폐장과 통하는 구멍이며,
인후병은 모두 '화'에 속한다 _ 허준

Part 3 귀, 코, 목

Q1 올 겨울은 유난히 춥고 눈도 많은데요. 그래서 그런지 주변에 감기환자들이 많습니다. 코막힘 증세도 감기 증상의 하나인데요. 구체적인 증상에 대해 설명해 주시죠.

코막힘은 한의학에서는 비색(鼻塞)이라고 하여 콧물, 기침, 재채기, 발열 등과 함께 감기가 걸렸을 때 아주 흔하게 나타나는 증상입니다. 누구나 한번쯤은 코막힘으로 고생해 본 경험이 있으셨을 텐데요. 사실 감기뿐 아니라 축농증이나 알레르기성 비염과 같은 만성적인 코의 병증으로 인해서 특히 요즘 같은 겨울철에 코 안에 있는 하비갑개라고 하는 구조물이 부어서 콧구멍 안의 공기 흐름이 차단되어서 코막힘 증세가 나타나게 되는 것입니다.

Q2 코막힘 증세가 심각해지면 어떤 문제가 발생하나요? 코가 막히면 숨쉬기가 답답하고 머리도 아픈데요.

코막힘은 말씀하신 것처럼 머리 아픈 증세를 흔하게 동반하게 되고 집중력이 떨어지고 코맹맹이 소리나 코피 그리고 입 냄새 증세도 함께 잘 드러나게 합니다. 특히 밤중에 지속적으로 코막힘 증세가 나타나면 코골이가 함께 생길 수 있습니다. 이렇게 되면 숙면을 못 취하기 때문에 밤에 잠을 아무리 많이 자더라도 아침에도 여전히 피곤함을 느끼게 되어서 일상생활 수행하는 데 상당한 어려움이 있을 수 있게 됩니다.

Q3 코막힘 증세가 나타나는 원인은 어디에 있습니까?

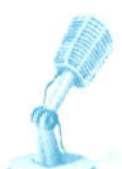

동의보감에서는 폐한증, 즉 폐의 기운이 차기 때문에 생기게 된다고 나와 있는데요. 일반적으로 알레르기성 비염이나 축농증으로 인해서 만성적인 코막힘 증세가 드러나는 경우가 제일 많습니다. 또한 양방 감기약에 흔히 많이 들어 있는 항히스타민제의 부작용으로 코가 마르는 경우도 꽤 있구요. 드물게는 쇼그렌 증후군과 같은 자가면역질환으로 발생되는 경우도 있습니다.

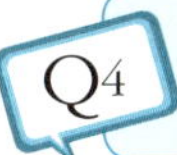

Q4 코막힘 증세는 어른보다 아이들의 경우 특히 힘들어하던데요?

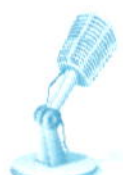

아이들은 콧구멍이 작고 외부 환경 변화, 특히 추위에 적응하는 면역력이 약하고 또 예민하기 때문에 가벼운 감기만 와도 쉽게 코점막이 부어서 어른들에 비해서 코막힘이 오래가는 경우가 흔합니다. 나이가 들거나 면역기능이 좋아지면서 차츰 개선되는 경우가 많기는 합니다만, 아이들을 집단적으로 함께 키우는 환경에서는 코막힘 증상이 더더욱 오래가서 아이들의 컨디션을 떨어뜨리고 집중력을 저하시켜서 학습에도 지장을 초래하기 때문에 특히 더욱 주의가 필요하겠습니다.

Q5 코막힘 증세가 나타날 경우, 어떤 처방법이 있나요?

한의학에서는 코막힘 증세 해결을 위해서 갈근, 즉 칡뿌리를 많이 사용하는데요. 이것을 따뜻하게 꾸준하게 먹게 되면 코막힘 증세 해결뿐 아니라 두통에도 도움이 됩니다. 또한 족두리풀이라고 불리는 세신이라는 한약재가 도움이 됩니다.

Q6 코막힘 증세가 나타나지 않도록 평소에 각별한 주의를 기울여야 할 것 같은데요. 예방법도 소개해 주시죠.

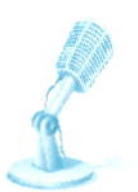

식염수를 평소에 하루 3~4회 정도씩 코 안에 뿌리게 되면 겨울철에도 코막힘을 상당히 예방할 수 있습니다. 또한 따뜻한 물을 충분히 마시는 것이 역시 중요합니다.

봄철 알레르기

2010. 3. 22. 방송분

Q1 겨우내 실내에서만 생활하다가 봄이 되면 날씨가 따뜻해져서 야외활동을 많이 하게 되는데요. 이때 반갑지 않은 불청객이 있죠. 꽃가루, 황사가 바로 그 주인공들입니다. 봄철 알레르기 증상으로 괴로운 분들이 늘어나고 있죠?

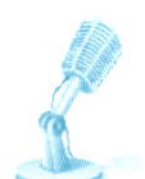

그렇습니다. 중국 대륙에서 발생한 모래먼지 바람이 편서풍을 타고 한반도로 날아오는 황사는 사실 봄철 건강에 있어 가장 큰 적이라고 할 수 있을 정도입니다. 황사에는 납·카드뮴과 같은 중금속과 아황산가스 등 각종 대기오염물질이 포함돼 있기 때문이지요. 황사가 부는 기간에 한 사람이 흡입하는 먼지량은 평상시에 비해 3배에 달하는 것으로 알려져 있습니다. 또한 봄철에는 꽃가루(특히 버드나무와 참나무, 자작나무 등)가 대량으로 날아다니기 때문에 비염이나 결막염, 천식, 아토피와 같은 알레르기 소인을 가진 분들이 많이 힘들어하는 계절입니다. 특히 평소 운동량이 부족하고 학업 스트레스가 많고 면역력이 약한 아이들에게 있어서 봄은 매우 부담스러운 계절이라고 할 수 있겠습니다.

Q2 먼저 알레르기에 대해 간단하게 설명 좀 해주시죠.

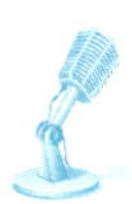

알레르기란 한마디로 이물질(Foreign Body)에 대한 면역체계

의 부적절하거나 과장된 반응이다라고 정의할 수 있습니다. 일반적으로 많이 알고 계시듯이, 알레르기는 보통 화학물질에 피부가 노출되거나, 먼지나 꽃가루에 호흡기가 노출되거나, 특정한 음식에 위장관이 노출됨으로써 발생됩니다. 면역반응을 유발시키는 이물질을 '항원'이라고 하며, 항원은 각종 감염이나 질환에 대항하는 인체의 방어 기전인 항체를 발생시킵니다. 알레르기를 일으키는 항원은 대부분 인체 외부에서 들어온 단백질 분자이고, 한 가지 항원은 그 항원에 대한 특정한 면역글로불린 E 항체 반응을 유발하게 되는데 이러한 화학반응이 지나치게 많이 일어나는 사람을 알레르기 체질이 있는 사람이다라고 얘기합니다.

Q3 봄이 되면 알레르기 증상으로 고생하는 분들이 적지 않은데요. 구체적으로 어떤 증상이 나타나나요?

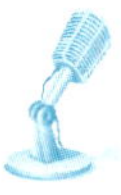

봄철에 주로 많이 나타나는 알레르기 병증으로는 알레르기성 비염을 포함해서 알레르기성 결막염, 천식, 아토피 피부염, 두드러기인데요, 이런 알레르기 병증으로 인해서 콧물, 코막힘, 간지러움, 호흡곤란, 가래, 부종, 발적 등의 증상들이 나타나게 됩니다.

Q3-1 알레르기 질환 가운데 가장 흔한 증상이 비염이죠?

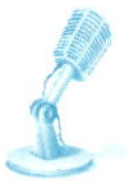

그렇습니다. 알레르기 체질이 있는 분들은 코 점막에 흡착된 항원성 물질에 알레르기 반응을 일으켜서 코점막의 과민반응, 즉 염증 반응이 반복적으로 초래되는데 이런 상태를 알레르기성 비염이라고 합니다. 알레르기성 비염은 콧물, 코막힘, 재채기의 3대 주증상이 특징인데요, 콧물이 흐르고 코가 막히는 증상은 사실 일반 코감기에서도 자주 보이는 증상이기 때문에 잘 감별해서 치료해야 합니다. 더구나 감기약을 복용하면 증상이 일시적으로 좋아지므로 알레르기성 비염을 코감기로 오인하는 경우가 아주 많기 때문에 주의를 필요로 합니다. 알레르기성 비염환자는 자기 자신이 알레르기성 비염인 줄을 모르고 환절기에만 꼭 찾아오는 감기로 생각하고 약국에서 감기약만 사서 복용하는 경우가 많기 때문에 치료 개입 시기를 놓치고 오랫동안 고생하는 경우가 너무나 많습니다. 한의학적으로 알레르기성 비염은 폐(肺), 비(脾), 신(腎)의 양기(陽氣)가 부족하여 저항력이 떨어진 상태에서 나타나는 특이적인 현상으로 보고 있습니다.

Q4 알레르기 증상이 심각할 경우, 일상생활에도 적지 않은 지장을 줄 것 같은데요?

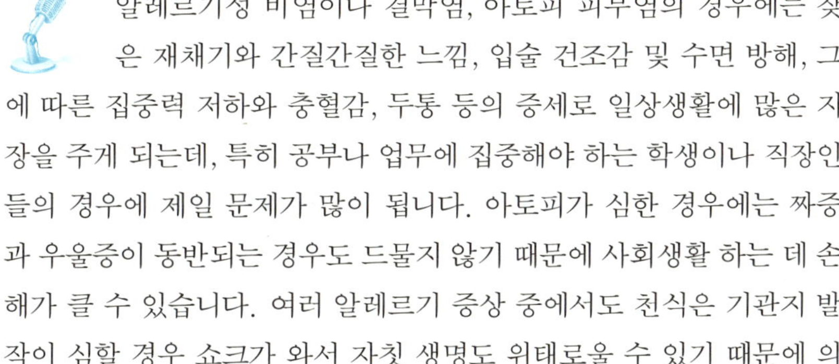

알레르기성 비염이나 결막염, 아토피 피부염의 경우에는 잦은 재채기와 간질간질한 느낌, 입술 건조감 및 수면 방해, 그에 따른 집중력 저하와 충혈감, 두통 등의 증세로 일상생활에 많은 지장을 주게 되는데, 특히 공부나 업무에 집중해야 하는 학생이나 직장인들의 경우에 제일 문제가 많이 됩니다. 아토피가 심한 경우에는 짜증과 우울증이 동반되는 경우도 드물지 않기 때문에 사회생활 하는 데 손해가 클 수 있습니다. 여러 알레르기 증상 중에서도 천식은 기관지 발작이 심할 경우 쇼크가 와서 자칫 생명도 위태로울 수 있기 때문에 의료인 입장에서는 제일 염려가 큰 병증입니다.

Q5 봄철 알레르기 증상, 주요 원인은 무엇인가요?

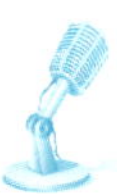

봄철이 되어 날씨가 따뜻해지면 옷도 얇아지고, 사람들이 바깥출입을 많이 하게 됩니다. 또한 봄의 특성상 바람이 많이 불게 되어 외부의 기후 변화나 꽃가루, 황사 등의 자극에 많이 접하게 되지요. 즉 일교차가 심하거나 호흡기나 피부 자극 인자 등에 많이 노출되면서 자연스럽게 봄철에 알레르기성 질환이 많이 생기게 됩니다.

Q5-1 어른들보다 아이들에게서 알레르기 증상을 많이 볼 수 있는데요. 왜 그런 건가요?

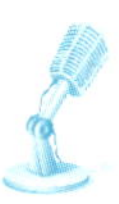

아이들은 어른들에 비해 생리학적 기능 발현이 아직 미숙하고 면역 계통이 충분히 안정되지 않았기 때문에 항원의 침입을 받기도 쉽고 접하는 항원 단백질에 예민하게 과민반응 하는 경향이 강하기 때문에 어른들에 비해서 더 알레르기 증세가 잘 나타나게 됩니다.

Q6 봄철 알레르기 증상에 대한 치료, 어떻게 하면 가정에서 손쉽게 할 수 있을까요?

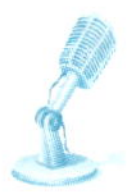

어린이들의 경우에는 꾸준하게 영지차를 다려 먹는 것이 일반적으로 알레르기 병증을 완화시키는 데 도움이 됩니다. 비타민 B1과 비타민 C를 많이 섭취하면 알레르기 증상을 완화시키는 데 도움이 되므로 비타민이 많이 들어 있는 신선한 채소와 과일을 충분히 섭취하는 게 좋습니다. 다만, 덜 익은 풋과일이나 복숭아털과 같은 것에 접촉하면 더 알레르기가 심해지는 경우도 있으니 주의해야 합니다. 천식 발작이 있거나 황사가 심한 날에는 물을 충분히 먹는 것이 가래와 노폐물의 신속한 배출에 도움이 됩니다. 비염이 있는 경우에는 식염수로 코를 하루 3~4회 정도 세척해 주는 것이 큰 도움이 됩니다.

치료도 치료지만, 무엇보다 예방이 중요할 텐데요. 어떤 예방법이 있을까요?

알레르기의 예방법에는 여러 가지가 있는데 가장 중요한 원칙은 알레르기 유발 항원에 대해서 가급적 접촉을 피해야 한다는 것입니다. 즉 실내에서 카펫이나 커튼을 치우고 벽이나 층계를 물걸레로 깨끗이 닦도록 하고, 침구류를 되도록 자주 세탁하고, 의자는 나무나 플라스틱으로 만들어진 것을 사용하면 좋습니다. 또한 집에서 애완용 동물이나 가축을 키우지 말고, 정신적인 피로를 가급적 피하고, 체온 조절이 알맞게 이루어지면서 실내습도를 50도 정도로 적당히 유지하는 것이 좋습니다. 한의학에서는 길경이라고 부르는 도라지를 평소에 많이 섭취하는 것도 폐기능계 병증에 속한 비염이나 천식 및 아토피를 예방하고 완화하는 데 도움이 됩니다.

Q1 환절기가 되면 갑자기 기침이 심해지거나 콧물이 주르르 흐르는 사람들이 있는데요. 비염 때문이죠?

그렇습니다. 계절이 바뀌는 시기에는 말씀하신 것처럼 갑자기 기침을 심하게 하거나 콧물이 하염없이 흘러내리거나 재채기를 연발하는 사람들이 의외로 많이 있습니다. 이런 분들을 보통 계절성 알레르기 비염 환자라고 부르고 있습니다.

Q1-1 비염 환자가 매년 증가하고 있는 추세죠?

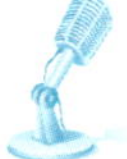

건강보험심사평가원 자료에 따르면, 2009년 알레르기 비염으로 치료받은 환자는 총 529만 명으로 2004년 354만 명에 비해서 무려 49.3%나 증가한 것으로 조사되었습니다. 전체 질환 중에서 환자 수 증가폭이 가장 빠른 수준입니다. 특히 알레르기 비염 환자 2명 중 1명이 요즘과 같은 가을철에 더욱 증상이 악화되어 병원을 찾는 경향이 높은 것으로 확인되었습니다.

이처럼 알레르기 비염 환자가 늘어나는 것은 환경적 영향과 서구화된 식습관 등이 원인으로 지적되고 있지만, 현대 의학에서는 아직까지 확실하고 근본적인 치료약이 개발되어 있지 않기 때문에 더욱 문제라고 할 수 있겠습니다.

비염의 주된 증상은 무엇인가요?

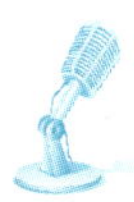

원인에 관계없이 대부분의 만성 알레르기 비염 환자들은 증상 심각도에 있어서의 차이만 있을 뿐 비슷한 임상적 양상을 보이게 됩니다.

우선 코막힘이 주된 증상으로 나타나는 경우가 많은데요, 보통 양쪽 코가 번갈아가면서 교대로 막히게 됩니다. 심할 때에는 양쪽 코가 모두 막혀서 코로 숨을 쉬는 것이 힘들어지므로 환자는 입으로 숨을 쉬는 구강 호흡을 하게 됩니다. 구강 호흡이 장기화되는 경우에는 부정교합이나 주걱턱과 같은 얼굴변형(아데노이드 얼굴)을 수반하는 경우도 많고, 성장 발육이 부진해지거나 기억 능력이 떨어져서 학습이 부진한 경우가 흔하기 때문에, 어린이들의 경우에는 반드시 조기에 치료해 주어야 하겠습니다.

콧물 역시 매우 잘 드러나는 증상인데요, 대개의 경우 맑은 콧물(수양성 비루)을 보이게 됩니다. 그러나 세균에 감염되었을 때에는 황록색의 누렇고 찐득찐득한 콧물(화농성 비루)로 변하기도 합니다. 또한 비강의 분비물이 뒤쪽 콧구멍(후비공)으로 흘러내리는 경우도 자주 발생하는데, 이를 '후비루(postnasal drip)'라고 부릅니다. 비염으로 인해서 목이 간질간질하면서 기침을 하는 것은 대부분 이 후비루 현상 때문입니다.

만성 알레르기 비염은 염증으로 인해 코점막의 신경이 노출되면서 발작적으로 재채기를 일으키기도 하고, 후각 기능이 떨어지거나 심한 경우 아예 냄새를 맡지 못하게 되기도 합니다.

코감기와 혼동하기 쉬운데요. 코감기와 비염, 어떻게 다른가요?

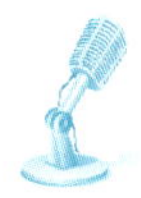 흔히 일상생활에서 자주 접하게 되는 코질환 중에서 코감기와 비염(특히 알레르기 비염)은 겉으로 드러난 증세가 얼핏 비슷해 보이면서도 그 실제적인 기전은 전혀 다르기 때문에 두 병증을 잘 비교해서 상황에 맞는 적절한 치료를 해주는 것이 중요합니다.

코감기는 바이러스가 원인인데 가벼운 경우에는 보통 3일~1주일이면 낫게 됩니다. 그러나 이런 상태가 1~2주 이상 지속되고 있다면 일단 단순한 감기가 아니라 비염으로 진행되었을 가능성이 높으며 맑은 콧물과 재채기, 경미한 두통이 2~3주 이상 지속되고 있다면 비염으로 진행된 것으로 생각할 수 있습니다. 만일 눈과 코까지 간질간질하다면 어느 정도 확실히 꽃가루나 동물의 털 또는 집먼지 진드기가 원인으로 작용하는 알레르기 비염으로 진단할 수 있겠습니다.

또한 단순 감기에서는 발열과 전신 근육통과 같은 증상이 함께 잘 동반되는데, 알레르기 비염인 경우에서는 열이 나는 느낌만 조금 있을 뿐 체온계상 측정되는 발열이나 전신 근육통은 동반되지 않는 특징도 있습니다. 따라서 체온은 높지 않은데 코감기 비슷한 증세가 오랫동안 지속된다 싶다면 반드시 전문가의 진단을 받고 치료해야 하겠습니다.

 비염을 방치하면 일상 생활하는 데 있어 불편함이 한두 가지가 아니던데요? 축농증으로 변하기도 하나요?

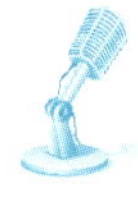 알레르기 비염은 꾸준하게 병원에 다니면서 치료를 받으면 어느 정도 증세가 완화되기는 하지만 아직 완치할 수 있는 현대 의학적인 치료법은 없습니다. 하지만 완치가 되지 않는다고 해서 아예 치료 자체를 포기하거나 증상이 심한데도 꾸준하게 치료받지 않는 등 관리를 소홀히 하거나 방치하게 되면, 날씨가 추워지는 겨울철에는 만성 축농증으로 발전하여 더욱 상황이 곤란해질 수 있습니다. 또

한 중이염이나 인후두염 등과 같은 합병증도 생길 수 있기 때문에 치료가 조금 더디더라도 열심히 치료받는 것이 중요합니다.

Q4 비염에 일단 걸리면 증상이 매우 오래가는 게 일반적인데요. 완치가 힘든가요? 왜 그런 건가요?

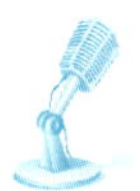

알레르기 비염의 치료는 알레르기의 원인이 되는 물질인 알레르겐(항원: 알레르기 비염의 주요 알레르겐으로는 집먼지 진드기, 꽃가루, 애완동물의 털, 곤충, 곰팡이 등이 있으며 악화 요인으로는 담배 연기, 실내 오염물질, 기후 변화, 악화 약물, 스트레스 등이 있다)을 피하는 환경 요법(회피 요법)과 약물 요법, 면역 요법이 있습니다. 사실 알레르겐(항원)을 최대한 피하는 것이 가장 중요한 치료법이라고 할 수 있겠지만 근본적으로 모든 알레르겐(항원) 물질과의 접촉을 모두 차단하는 것은 현실적으로 어렵기 때문에 비염에 일단 걸리면 증상이 오래 가고 완치가 힘든 것이 일반적인 경과라고 할 수 있을 것 같습니다.

Q5 한방에서는 비염에 대해 어떻게 보고 구체적으로 어떻게 치료하나요?

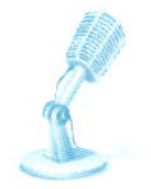

한의학에서는 화열(火熱)이 양명경(陽明經)에 침범하거나 폐경(肺經)에 울화(鬱火)가 있을 때, 폐장(肺臟)이 풍냉(風冷)에 손상됐을 때, 폐장(주로 호흡기계)과 비장(주로 소화기계), 신장(주로 내분비계)의 면역 기능이 약해져서 기혈(氣血) 순환에 장애가 발생하면 수분 대사가 원활하지 못하고 원기(元氣)와 음혈(陰血)이 부족해져서 전신의 균형이 깨어졌을 때 알레르기 비염이 발생하는 것으로 보고 있습니

다. 한의학에서는 코와 관련되는 경락의 흐름을 조절하고 오장의 균형을 회복하는 약물 치료를 통해서 체질 개선 치료를 위주로 대처하고 있습니다. 침치료로서는 영향(迎香), 상성(上星), 인당(印堂)과 같은 경혈을 자극하거나, 갈근(葛根)이나 박하(薄荷), 신이(辛夷), 세신(細辛), 형개(荊芥), 방풍(防風)과 같은 약재를 위주로 한 처방을 활용하게 됩니다.

Q6 무엇보다 예방이 중요할 텐데요. 어떤 방법이 있을까요?

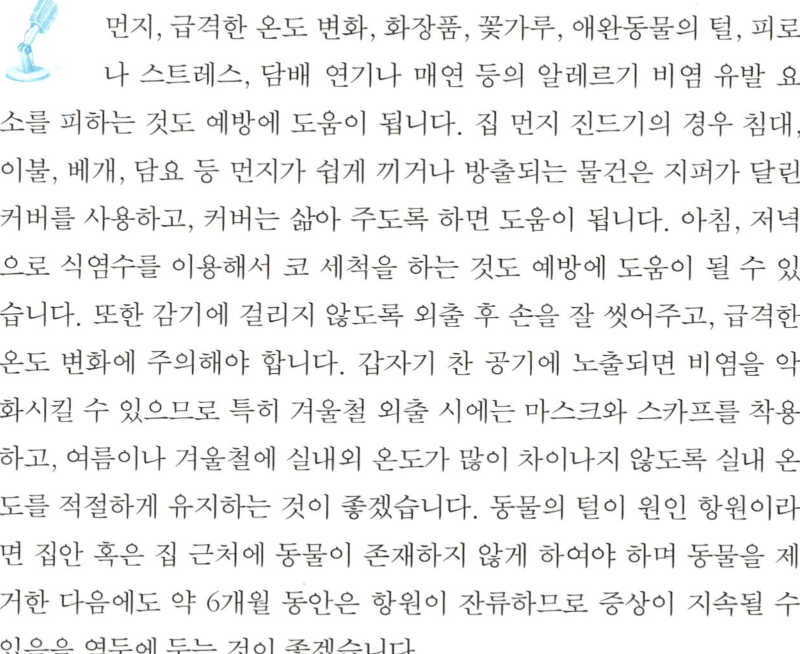

먼지, 급격한 온도 변화, 화장품, 꽃가루, 애완동물의 털, 피로나 스트레스, 담배 연기나 매연 등의 알레르기 비염 유발 요소를 피하는 것도 예방에 도움이 됩니다. 집 먼지 진드기의 경우 침대, 이불, 베개, 담요 등 먼지가 쉽게 끼거나 방출되는 물건은 지퍼가 달린 커버를 사용하고, 커버는 삶아 주도록 하면 도움이 됩니다. 아침, 저녁으로 식염수를 이용해서 코 세척을 하는 것도 예방에 도움이 될 수 있습니다. 또한 감기에 걸리지 않도록 외출 후 손을 잘 씻어주고, 급격한 온도 변화에 주의해야 합니다. 갑자기 찬 공기에 노출되면 비염을 악화시킬 수 있으므로 특히 겨울철 외출 시에는 마스크와 스카프를 착용하고, 여름이나 겨울철에 실내외 온도가 많이 차이나지 않도록 실내 온도를 적절하게 유지하는 것이 좋겠습니다. 동물의 털이 원인 항원이라면 집안 혹은 집 근처에 동물이 존재하지 않게 하여야 하며 동물을 제거한 다음에도 약 6개월 동안은 항원이 잔류하므로 증상이 지속될 수 있음을 염두에 두는 것이 좋겠습니다.

2010. 2. 1. 방송분

04 귀가 아픈 증세

Q1 귀가 아프다는 건, 외상을 말씀하시는 건가요? 아니면 통증을 말씀하시는 건가요?

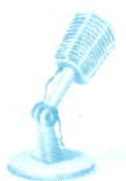

오늘은 외상성 통증이 아니고 귀 안에서 느낄 수 있는 염증성 통증에 대해서 말씀드리겠습니다.

Q2 귀가 아프면 일상생활 하는 데 있어서도 적지 않은 지장을 가져올 텐데요?

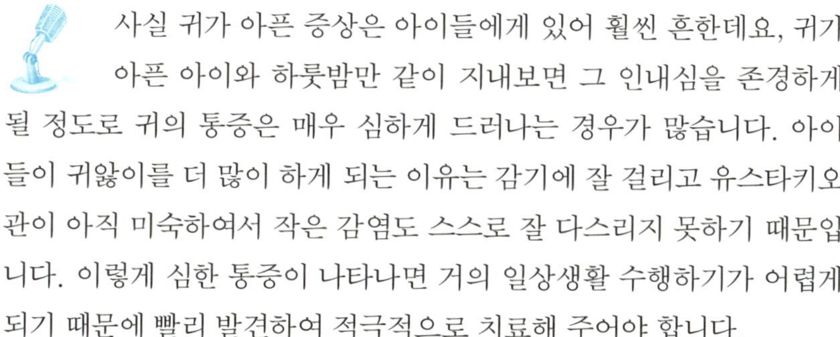

사실 귀가 아픈 증상은 아이들에게 있어 훨씬 흔한데요, 귀가 아픈 아이와 하룻밤만 같이 지내보면 그 인내심을 존경하게 될 정도로 귀의 통증은 매우 심하게 드러나는 경우가 많습니다. 아이들이 귀앓이를 더 많이 하게 되는 이유는 감기에 잘 걸리고 유스타키오관이 아직 미숙하여서 작은 감염도 스스로 잘 다스리지 못하기 때문입니다. 이렇게 심한 통증이 나타나면 거의 일상생활 수행하기가 어렵게 되기 때문에 빨리 발견하여 적극적으로 치료해 주어야 합니다.

Q3 귀가 아픈 증세, 그 원인은 어디에 있습니까?

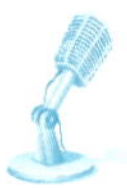 귀를 아프게 하는 세균은 사실 코나 목에 있던 것들이 대부분
입니다. 코를 푼다든지 자리에 눕는다든지 하게 되면 이 세균
들이 유스타키오 관으로 이동하게 됩니다. 이 유스타키오 관은 아시다
시피 코와 귀를 연결해 주는 관인데요. 세균이 그 관을 따라서 중이와
고막 쪽으로 이동하는 것이지요. 결국 고름이 생겨나고 고름은 예민한
신경이 분포해 있는 고막에 자극을 주게 되면서 통증이 나타나게 됩니
다. 심한 경우에는 고막이 터지기도 하지요.

Q4 귀가 아픈 증세를 계속해서 방치할 경우, 어떤 병을 부를 수 있
나요?

 귀가 안 들리는, 즉 청력이 소실되는 경우가 생길 수 있습니
다. 특히 아주 어릴 때 이런 상황이 나타나면 언어 발달이 늦
어져서 말을 아주 늦게 배우게 될 수도 있습니다. 따라서 증세가 심하
지 않을 때 빨리 발견하여 치료해 주는 것이 중요합니다.

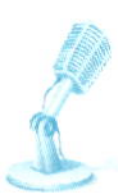

Q5 가벼운 증상의 경우, 집에서 할 수 있는 치료법은 어떤 것이 있
나요?

 물과 주스를 많이 마시면 증상을 진정시켜 주는 데 도움이 될
뿐 아니라 삼키는 동작 자체가 유스타키오 관을 깨끗하게 해
줍니다. 또한 씹는 동작이나 하품하는 동작 역시도 유스타키오 관을
깨끗하게 해주는 데 도움이 됩니다. 또한 눕지 않도록 하고 가급적이
면 앉아 있게 해주는 것이 좋습니다. 앉게 되면 머리로 가는 피의 양이
줄어들어서 유스타키오 관의 울혈이 약화되기 때문입니다. 또한 따뜻

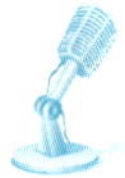

한 수건을 귀에 대어주는 식으로 해서 귀를 전체적으로 따뜻하게 해주
는 것도 좋습니다.

예방을 위해선 평상시 생활습관도 중요할 것 같은데요. 예방법
도 마지막으로 알려주시죠.

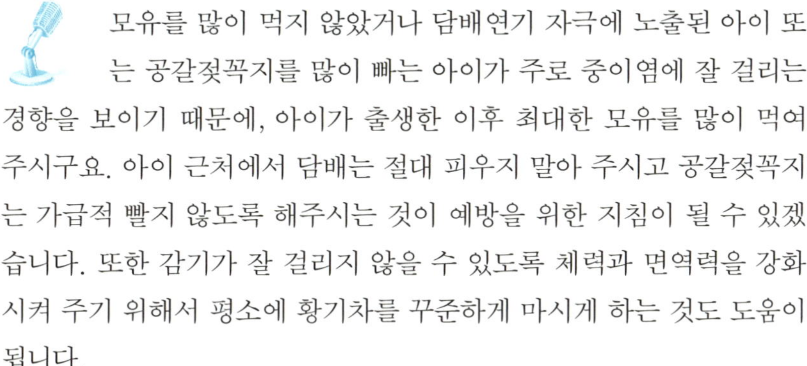

　　　모유를 많이 먹지 않았거나 담배연기 자극에 노출된 아이 또
　　　는 공갈젖꼭지를 많이 빠는 아이가 주로 중이염에 잘 걸리는
경향을 보이기 때문에, 아이가 출생한 이후 최대한 모유를 많이 먹여
주시구요. 아이 근처에서 담배는 절대 피우지 말아 주시고 공갈젖꼭지
는 가급적 빨지 않도록 해주시는 것이 예방을 위한 지침이 될 수 있겠
습니다. 또한 감기가 잘 걸리지 않을 수 있도록 체력과 면역력을 강화
시켜 주기 위해서 평소에 황기차를 꾸준하게 마시게 하는 것도 도움이
됩니다.

급성 인·후두염

2010. 12. 27. 방송분

Q1 요즘 추운 바깥 날씨로 인해서 기침 감기나 목감기에 걸려서 고생하시는 분들이 굉장히 많이 계신데요, 병원에 가면 '급성 인두염'이다 또는 '급성 후두염'이다 라는 진단을 받게 됩니다. 인두염과 후두염을 보통 어떻게 구분하게 되나요?

요즘처럼 연일 영하 10도를 밑도는 매섭게 추운 겨울 날씨로 인해서 3~4주 이상 감기가 떨어지지 않는 분들을 주변에서 흔히 볼 수 있습니다. 이런 경우에 병원에 가서 진단을 받게 되면 말씀하신 것처럼 보통 '급성 인두염'이나 '급성 후두염'으로 진단을 받게 되는데요, 아주 쉽게 구분을 해 보자면 '목감기'는 '급성 인두염'이고, '기침 감기'는 '급성 후두염'이라고 말씀 드릴 수 있겠습니다. 참고로 보통 코감기는 '급성 비염'이라고 부르게 됩니다.

Q2 그럼 먼저 인두염에 대해서 간략하게 설명을 해 주시지요. 인두염은 보통 어떤 원인과 조건에서 잘 생기게 되는지 또한 인두염이 생겼을 때 보통 어떤 증상이 나타나게 되는지요?

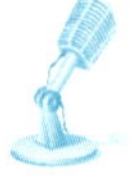

우선 인두에 대해서 간략하게 설명 드려 보자면, 인두는 목 안쪽에 위치에 있으면서 식도로 음식물을 전달하고 후두에다가 공기를 전달해 주는 통로 역할을 담당하고 있습니다. 인두염이란 한마

디로 바이러스나 세균, 곰팡이와 같은 미생물이 감염을 일으켜서 인두 (pharynx)에 병리적인 염증 반응이 생긴 경우를 말하는데요, 주로 지속 적인 과로와 스트레스로 인해서 피로가 쌓였을 때 또는 원래 열성 질환 이나 면역 약화를 동반하는 만성 질환이 있을 때 잘 생깁니다. 그리고 실내외의 과도한 온도 차이가 있거나 허약 체질인 경우라면 더욱 잘 생 길 수 있습니다. 이 외에도 자극성 물질이나 유해한 증기의 흡입, 과도 한 흡연이나 음주, 탈수 등에 의해서 병이 더욱 심해질 수 있습니다.

급성 인두염 초기에는 인두의 이물감이나 건조감 또는 기침 증세가 조 금 나타나다가, 조금 더 심해지면 목 안쪽 아픈 것이 매우 심해지거나 연하곤란(음식을 삼키기 어려운 증상)이 나타나고, 고열, 두통, 전신 통증 과 전신 권태감, 식욕 부진과 같은 전신 증상을 함께 호소하게 됩니다. 또한 입에서 냄새가 나기도 하며, 혀에 설태가 끼거나, 귀 밑 부분에 통 증이 발생하고, 심한 경우에는 경부 림프절 종대가 나타날 수 있습니다.

 이번에는 후두염에 대해서 설명을 해주시지요. 후두염은 더 증 상이 심하게 나타나나요?

 우선 후두에 대해서 먼저 간략하게 설명 드려 보자면, 후두 (喉頭, larynx)는 보통 목소리 상자(voice box)라고 부르기도 하 는데요, 우리가 '성대(聲帶, vocal cord)'라고 일반적으로 부르는 것은 방 금 말씀드린 '후두'의 안쪽 공간을 가로지르는 점막으로 된 2겹의 주 름입니다. 즉 후두는 '소리'와 밀접한 관계가 있는 구조인데, 음식물이 기도(氣道)로 들어가는 것을 막아주는 역할도 하게 됩니다.

이 후두에 바이러스나 세균이 침범하여 염증이 발생하면 후두염이 생 기는 것인데요, 보통 목젖 부근에 육안으로 보이는 인두가 먼저 감염된 다음에 치료가 잘 되지 않아서 증상이 심해지면 후두에까지 감염되어

서 급성 후두염으로 이어지게 되는 것입니다. 인두염과 후두염이 동시에 나타나게 되었을 때에는 '급성 인후두염'이라고 부르기도 합니다.

후두염에 걸리면 우선 목소리가 변해서 쉰소리나 쉿소리가 나고, 기침을 자주 하게 되며, 호흡곤란 증상까지 나타날 수도 있습니다. 인두염에서와는 달리 후두염의 경우에는 자칫 치료가 늦으면 천식이나 기관지염 또는 폐렴 등으로 급속히 발전할 수 있으므로 주의가 필요합니다. 특히 '급성 성문하(聲門下) 후두염(=가성 크루프)'은 보통 5살 이하의 어린이들에게서 볼 수 있는 급성 후두염의 특이한 형태로서, '개가 짖는 것과 같은 컹컹거리는 기침'을 하게 되며 공기를 들이마실 때 호흡이 곤란해지는 양상이 나타나게 되어 매우 큰 고통을 받기 때문에, 어린이들의 경우에는 더욱 많은 주의가 필요하겠습니다.

인두염과 후두염에 걸리지 않기 위해 필요한 평상시의 예방 대책은 어떤 것이 있을까요? 한의학에서 추천할 만한 좋은 예방법이 있을까요?

인두염과 후두염을 예방하기 위해서는 첫째, 환절기나 감기가 유행할 때에는 사람들이 많이 모인 장소에 되도록 가지 않는 것이 중요하고, 외출 후에는 반드시 손을 깨끗이 씻고 양치질을 하는 것이 필요합니다. 둘째로는 충분한 휴식과 충분한 수면 그리고 알맞은 영양 섭취를 통해서 평상시에 면역 기능을 잘 갖추어진 신체를 만드는 것이 좋겠습니다.

인두염이나 후두염을 예방하기 위해서 한의학에서는 오미자차나 오과차를 주로 많이 추천하고 있는데요, 먼저 오미자(五味子)차는 호흡기 계통의 기운을 북돋아주고 건조해진 폐를 촉촉하게 적서 주는 기능을 하며 말초 혈행 순환을 개선하기 때문에 상당히 도움이 됩니다.

오미자 한 줌을 여섯 컵 분량의 물에 넣고 빨갛게 색이 우러나올 때까지 끓여서 평상시에 꾸준하게 마시면 도움이 됩니다. 오과(五果)차는 은행, 밤, 대추, 생강, 호두 등 다섯 가지 재료를 넣고 끓인 한방차입니다. 면역력이 강화시켜서 겨울철 추위로 인한 감염 증세를 예방하는데 도움이 되는데요, 특히 어린이들도 잘 마시기 때문에 가족 모두를 위한 약차로도 좋습니다. 10컵 정도의 물에 대추(5~10개), 호두(4~5개), 밤(5~10개), 은행(10~20알), 생강(1개)을 넣고 30분 정도 끓여서 마시면 되겠습니다.

Q5 인두염이나 후두염에 걸렸을 때 도움이 될 수 있을 만한 생활 섭생법에는 어떤 것들이 있을까요?

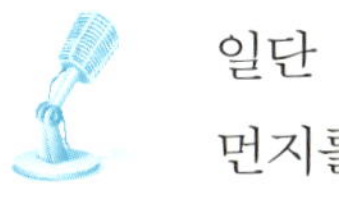

일단 인·후두 질환에 걸리면 실내에서는 환기를 자주 하고 먼지를 제거하며 가습기를 이용해 실내 습도를 조절해야 합니다. 수분 보충을 위해서 하루 10~15잔 이상의 충분한 물을 섭취하고, 생리 식염수로 자주 입안을 세척해서 구강 청결을 유지하는 것도 인·후두 질환 예방에 좋습니다. 특히 가수나 선생님, 영업 사원과 같이 목소리를 많이 사용하는 직종에 근무하고 계신 분들이라면 건조한 겨울에는 수분 보충에 더 많은 신경을 써야 하겠습니다. 껌을 씹거나 사탕을 먹어서 침 분비를 증가시키는 것도 괜찮습니다.

또한 외출할 때에는 스카프로 목을 감싸거나 외출 후에는 소금물로 목을 헹구어 주는 것도 필요합니다. 습관적으로 킁킁거리며 목을 가다듬거나 밭은기침을 하지 않는 것이 좋습니다. 또한 알코올이나 카페인은 목을 건조하게 하고 이뇨 작용으로 수분을 배출시키기 때문에 목에 나쁜 영향을 끼치기 쉬우니 주의가 필요합니다. 그리고 만일 연하곤란이 심해서 음식을 삼키기 힘들 때에는 죽과 같은 자극이 적은 음식을 먹는 것이 좋겠습니다.

특히 후두염의 경우에는 되도록 말을 하지 말고 목을 쉬도록 해주는 것이 중요한데요, 정말로 필요한 경우에는 가볍게 속삭이는 정도로만 약하게 발성을 하는 것이 중요합니다. 또한 목안의 습도를 증가시켜서 목구멍이 건조해지지 않도록 하는 것이 좋습니다. 가능하면 뜨거운 증기 훈증 시행해 주는 것도 추천할 수 있겠습니다. 그리고 배로 소리를 내는 '복식 호흡'은 후두와 성대의 과도한 긴장을 풀어 주어서 후두와 성대 건강에 도움이 됩니다.

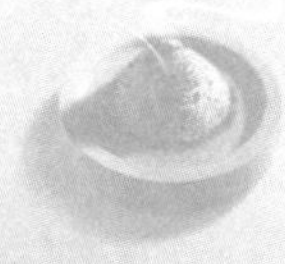

허준(許浚) 선생님이 편집한 《동의보감(東醫寶鑑)》에 나와 있는 '양자십법'(養子十法 : 어린아이를 건강하게 잘 키우는 10가지 한의학적 방법)입니다.

21세기를 살아가는 현대의 부모님들에게도 꼭 추천하고 싶은 주옥 같은 말씀입니다.

❶ 요배난(要背煖): 아이의 등을 따뜻하게 해준다.

❷ 요두난(要肚煖): 아이의 배를 따뜻하게 해준다.

❸ 요족난(要足煖): 아이의 발을 따뜻하게 해준다.

❹ 요두량(要頭凉): 아이의 머리는 서늘하게 해준다.

❺ 요심흉량(要心胸凉): 아이의 가슴을 서늘하게 해준다.

❻ 요물견괴물(要勿見怪物): 아이가 낯선 사람이나 괴이한 물건을 보도록 허용하지 말아야 한다.

❼ 비위상요온(脾胃常要溫): 아이의 소화기계는 항상 따뜻하게 해준다.

❽ 제미정물변음(啼未定勿便飮): 아이가 울음이 그치기 전에는 절대로 젖을 먹이지 말아야 한다.

❾ 물복경분주사(勿服輕粉朱砂): 아이가 크게 아프지도 않은 상황에서, 그저 빨리 낫게 하려는 욕심에 함부로 독한 약을 주면 안 된다.

❿ 소세욕(少洗浴): 피부가 예민한 아이에게 목욕을 너무 자주 시키지는 말아야 한다.

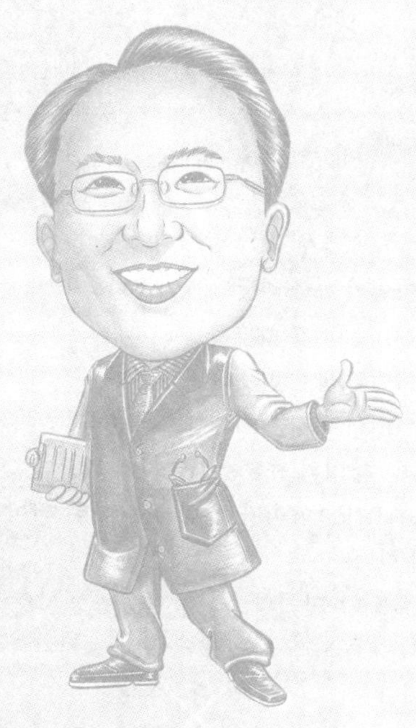

風寒之邪先入皮毛

찬바람의 나쁜 기운은 먼저 피부와 터럭으로 들어오게 된다 _ 허준

Part **4 피부**

다한증

2010. 8. 2. 방송분

Q1 연일 폭염이 계속되고 있죠. 주변에서 보면 비를 맞았나 싶을 정도로 땀을 흘리는 사람들이 있던데요. 건강에 이상이 있는 건 아닌가요?

사실 더위로 인해 체온이 올라가면 인체는 스스로 땀을 배출하여 체온이 지나치게 올라가는 것을 막는 항상성 유지 기전이 작동하기 때문에 건강한 사람이라도 요즘처럼 무더운 계절에는 조금만 움직이면 흠뻑 땀에 젖는 일이 생길 수 있습니다. 대부분은 건강에 문제가 없는 생리적인 경우이지요. 또한 땀은 체내 구석구석의 노폐물과 독소를 밖으로 배출하여 몸을 깨끗하게 하는 역할도 하기 때문에 너무 땀을 흘리지 않는 경우가 요즘에는 오히려 더 문제가 될 수 있습니다. 다만, 신경전달의 과민반응에 의해서 필요 이상의 과잉된 땀을 분비하는 자율신경계의 이상 현상인 병리적인 의미의 다한증의 경우에는 증세에 따라 적절하게 치료하고 관리해 줄 필요가 있겠습니다.

Q1-1 다한증을 한의학적으로는 어떻게 해석할 수 있을까요?

한의학에서는 땀을, 우리 몸 안에 있는 진액(津液)이 변해서 생성된 것으로서, 진액 중에서 피부로 발산되는 것을 말합니다. 그런데 양기(陽氣)의 승발(昇發) 작용이 지나친 경우에는 위에서 말씀드

린 것처럼 다한증이 발생하게 되는데요, 이렇게 양기의 승발 작용이 지나치게 되는 근본적인 이유는 사실 과로와 스트레스로 인해서 음액(陰液)이 부족해지기 때문입니다. 이를 보통 음허형(陰虛型) 다한증이라고 합니다. 또한 심장의 기운이 허약해져서 땀이 지나치게 많이 나는 경우도 있는데요, 이를 기허형(氣虛型) 다한증이라고 합니다. 일반적으로 기허형 다한증이 음허형 다한증보다 더 효과적으로 잘 치료되는 것을 임상에서 많이 확인할 수 있습니다.

Q2 온 몸에 땀이 나기도 하고, 특정한 부위에만 땀이 나는 경우도 있던데요. 왜 그런 건가요?

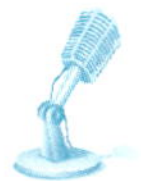

정상적인 경우에서 그냥 계절적인 상황으로 인해서 땀이 좀 많이 나는 경우라면 어디에 땀이 많은가 하는 것은 그냥 체질적인 문제라고 생각할 수 있겠지만, 병리적인 다한증의 경우에서라면 즉 결핵이나 당뇨병, 울혈성 심장질환, 갑상선 기능 항진증, 뇌하수체 기능 항진증, 폐기종, 파킨슨씨병이 기저질환으로 있는 경우에는 주로 전신적으로 다한증이 나타나고, 척수에 병이 있거나 신경 계통의 질환, 뇌에 병이 있는 경우에는 주로 국소적인 다한증이 나타나는 것으로 알려져 있습니다.

Q2-1 매운 걸 먹었을 때도 땀이 나던데요. 미각에 의한 다한증, 자연스러운 현상인가요?

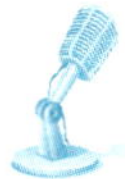

미각에 의해서도 얼굴 주위에 일시적으로 정상적인 다한 현상이 자연스럽게 나타날 수 있는데요, 미각 다한증은 보통 자

극적인 음료나 매운 음식물을 섭취한 후 몇 분 내에 얼굴, 특히 이마, 윗입술, 입 주위, 흉골부, 뺨 등에 대칭적으로 땀이 많이 나는 경우를 말합니다.

원인이 있는 경우도 있지만, 특별한 원인을 모르는 경우도 있죠?

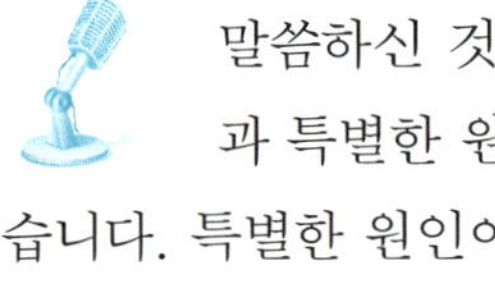

말씀하신 것처럼 다한증은 선행 질환이 있는 속발성 다한증과 특별한 원인을 모르는 원발성 다한증으로 크게 나눌 수 있습니다. 특별한 원인이 없는 원발성 다한증은 온도의 상승이나 활동량 증가보다는, 정신적 긴장 상태에서 주로 나타나므로, 집중력을 요하는 작업의 수행과 대인 관계에 있어서의 어려움으로 인해 사회생활에 지장을 주고, 이것이 다시 정신적인 위축을 초래하는 악순환에 빠지기도 합니다.

전체 성인 인구의 약 0.6~1.0%가 원발성 다한증을 호소하며 특히 다한 증상이 장기간의 변화 없이 평생 동안 지속되며 예민한 사춘기 동안에 더욱 심해지는 것으로 알려져 있습니다. 땀샘이 밀집되어 있는 손과 발, 얼굴, 머리 및 겨드랑이에 국소적으로 증상이 나타나는 경우가 대부분입니다.

땀이 많이 나게 되면 냄새 또한 심해지지 않나요? 소위 '암내'라 불리는 액취증도 나타나던데요?

인체에는 '아포크린샘'과 '에크린샘'이라고 하는 두 가지 종류의 땀샘이 존재하는데요, 말씀하신 '액취증'이라는 것은

주로 아포크린샘에서 분비되는 물질이 피부 표면에서 그람 양성 세균에 의해 분해되면서 피부에서 악취가 나는 현상을 말합니다. 아포크린샘은 대부분 겨드랑이에 위치하고 있는데요, 소위 말하는 겨드랑이 액취증(=암내)은 사춘기 이후에 주로 발생하고 갱년기가 되면 없어지는 것으로 알려져 있습니다.

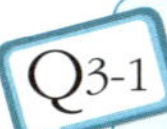

Q3-1 땀을 많이 흘리다보면 머리가 어지럽고 아프기도 하던데요?

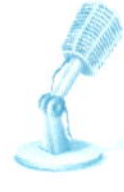

특히 평소에 코피가 자주 나거나 출혈성 질환이 있는 사람들은 땀을 지나치게 많이 흘리면 탈수증이나 빈혈이 생겨서 머리가 어지럽고 두통으로 고생하는 경우도 많이 있습니다.

Q4 다한증 자체가 심각한 합병증을 일으키는 경우도 있나요?

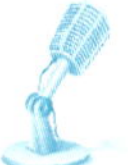

다한증 자체가 심각한 이차적 합병증을 일으키는 경우는 매우 드물구요, 대부분 양호한 경과를 보이게 됩니다. 다만 개인마다 다한증 자체를 참아낼 수 있는 주관적인 감수성 정도가 각자 다르기 때문에 적극적 치료를 요하는 경우도 있고, 그렇지 않은 경우도 있을 뿐입니다.

Q5 한의학적으로 다한증은 어떻게 다스려야 하나요? 치료법을 좀 알려주시죠.

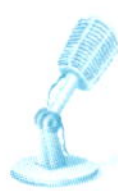

한의학에서는 위에서 잠시 말씀드린 것처럼 음허형 다한증과

기허형 다한증으로 크게 구별하여 치료하고 있는데요. 음허형 다한증의 경우에는 숙지황, 산약, 산수유 등이 가미되어 있는 육미지황탕이나 자음강화탕과 같은 처방을 많이 활용하고 있구요. 기허형 다한증의 경우에는 인삼, 맥문동, 오미자 등의 약재가 많이 가미된 생맥산, 청서익기탕과 같은 처방을 많이 활용하고 있습니다. 특히 인체를 가장 외곽에서 방어하고 있는 위기(衛氣)를 튼튼하게 해주기 위해서 당귀, 황연, 황금 등이 가미된 당귀육황탕이나 옥병풍산과 같은 처방도 함께 많이 활용하고 있습니다.

Q6 가장 효과적인 예방법은 무엇일까요?

다한증은 개인위생, 즉 청결에 신경 쓰는 것이 가장 중요합니다. 땀을 흘리고 난 뒤에 바로 항균 비누를 사용해서 샤워를 하고, 샤워를 마친 후에는 물기를 완전히 제거하고 파우더를 발라주면 뽀송뽀송한 상태를 오랫동안 유지할 수 있게 됩니다. 또한 더운 날 외출할 때에는 탈취제를 뿌려주거나 발라주면 땀이 나는 것을 억제하고 산뜻한 향을 더해줄 수 있습니다. 운동을 할 때에는 땀이 너무 과하게 배출되지 않도록 하루 30분 이내로만 하는 것이 좋겠습니다.

Q6-1 목욕을 자주 하는 게 도움이 되나요?

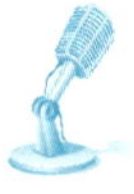

그렇습니다. 평소에 목욕을 자주 해서 청결을 유지하고 땀이 잘 나고 냄새가 잘 날 수 있는 겨드랑이 부위는 항상 건조한 상태를 잘 유지할 수 있다면 다한증이나 액취증은 어느 정도 예방이 가능합니다.

피해야 할 음식도 있을 것 같은데요?

일단 다한증 치료를 위해서는 고칼로리 음식을 제한하는 것이 중요하겠구요. 햄버거, 피자 같은 인스턴트 음식이나 튀긴 음식을 되도록 피하는 것이 도움이 됩니다. 또한 알코올음료와 커피, 홍차, 콜라 등과 같은 카페인 함유 음료도 안 먹는 것이 좋겠습니다. 특히 카페인 함유 음료인 경우에는 카페인 자체가 교감신경의 흥분성을 높이기 때문에 조그마한 자극에도 땀 분비가 크게 증가할 수 있으니 주의할 필요가 있겠습니다.

Q1 더운 여름이 되면 땀띠로 고생하시는 분들 적지 않은데요. 땀을 많이 흘리는 분들이나, 애들이 많이 고생하죠?

그렇습니다. 말씀하신 것처럼 땀띠는 주로 어린아이들에게 많이 발생하고 있는데요, 어른들 중에서도 만성 질환으로 기력이 쇠약해지신 분들, 그리고 체질적으로 열이 많거나 비만한 분들, 그리고 고온 고습한 작업장이면서도 통풍이 잘 되지 않는 곳에서 일하시는 분들에게는 땀띠가 많이 나타날 수 있습니다.

Q2 땀띠 증상은 무엇인가요?

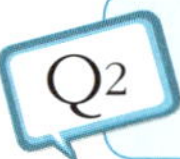

땀띠의 전형적인 증상은 피부에 좁쌀처럼 작은 물방울 모양의 투명한 물집이 생기는 것입니다. 땀띠는 보통 처음에는 그렇게 가렵지 않은 '하얀 땀띠'였다가 점차로 염증을 일으키면서 '붉은 땀띠'로 변해갑니다. 하얀 땀띠는 별로 가렵거나 괴롭지 않기 때문에 굳이 치료를 해야 할 필요가 없지만, 붉은 땀띠일 경우에는 몹시 가렵고 따끔따끔하기 때문에 아기들은 잘 참지 못하고 긁으면서 괴로워하게 되는 경우가 많이 있습니다.

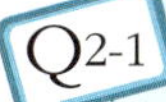 **Q2-1** 땀띠가 잘 나타나는 부위가 있죠?

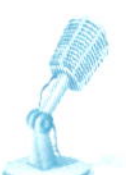 땀띠는 주로 땀샘이 많이 분포되어 있는 이마를 비롯해서 얼굴이나 목 주위, 어깨, 가슴, 팔다리가 접힌 부위에 많이 생기는데요, 피부가 눌리거나 살이 접히는 부위에 땀띠가 더 많이 생기는 경향이 있습니다. 아이들의 경우에는 소변이 잘 묻게 되는 사타구니에 땀띠가 많이 생길 수도 있습니다.

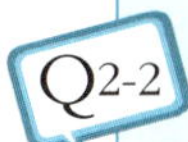 **Q2-2** 가렵기 때문에 손으로 긁기가 쉬운데요. 긁을 경우, 2차 감염 우려가 있죠?

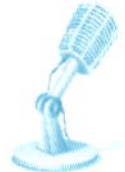 그렇습니다. 특히 깨끗하지 않은 손으로 땀띠 부위를 자주 긁는 경우에 이차적으로 세균 감염이 발생하여 고름이 생길 수도 있게 됩니다.

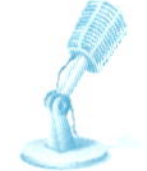 **Q2-3** 증상이 심해질 경우, 어떤 문제가 발생하나요?

땀띠 부위가 세균이나 곰팡이균에 감염되면 땀띠의 수포는 고름이 생기는 농포로 발전하게 됩니다. 이를 치료 없이 계속 방치할 경우에는 땀띠가 전신으로 갑자기 확 퍼지면서 전신에 고열이 날 정도로 증세가 악화되기도 합니다.

Q3 한의학적으로는 땀띠를 어떻게 보며, 그 원인은 어디에 있다고 보나요?

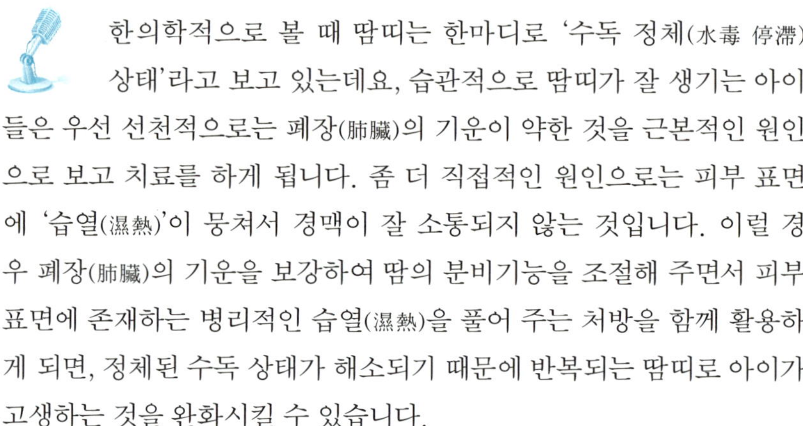

한의학적으로 볼 때 땀띠는 한마디로 '수독 정체(水毒 停滯) 상태'라고 보고 있는데요, 습관적으로 땀띠가 잘 생기는 아이들은 우선 선천적으로는 폐장(肺臟)의 기운이 약한 것을 근본적인 원인으로 보고 치료를 하게 됩니다. 좀 더 직접적인 원인으로는 피부 표면에 '습열(濕熱)'이 뭉쳐서 경맥이 잘 소통되지 않는 것입니다. 이럴 경우 폐장(肺臟)의 기운을 보강하여 땀의 분비기능을 조절해 주면서 피부 표면에 존재하는 병리적인 습열(濕熱)을 풀어 주는 처방을 함께 활용하게 되면, 정체된 수독 상태가 해소되기 때문에 반복되는 땀띠로 아이가 고생하는 것을 완화시킬 수 있습니다.

Q3-1 땀띠로 고생하는 아이들이 많은데요. 아기들이 땀띠에 취약한 이유는 무엇인가요?

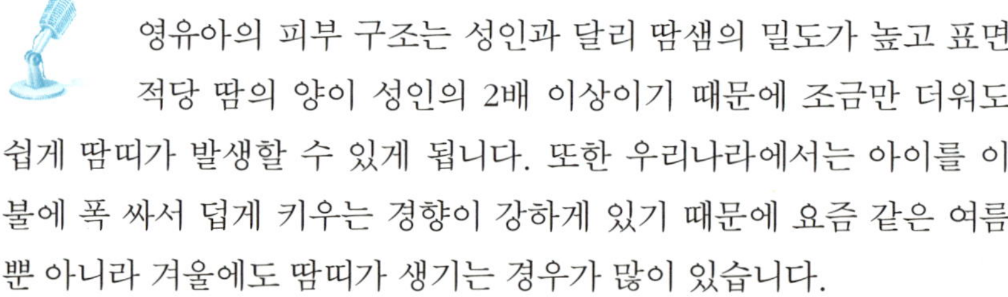

영유아의 피부 구조는 성인과 달리 땀샘의 밀도가 높고 표면적당 땀의 양이 성인의 2배 이상이기 때문에 조금만 더워도 쉽게 땀띠가 발생할 수 있게 됩니다. 또한 우리나라에서는 아이를 이불에 폭 싸서 덥게 키우는 경향이 강하게 있기 때문에 요즘 같은 여름뿐 아니라 겨울에도 땀띠가 생기는 경우가 많이 있습니다.

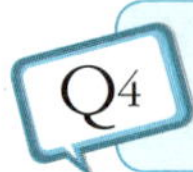
Q4 가장 쉬운 치료법은 무엇인가요?

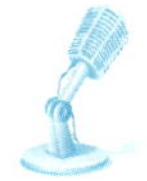일반적인 땀띠는 주위 환경을 서늘하게 해주면 금세 증상이 좋아지는 것이 보통입니다. 증상이 가벼울 경우에는 땀만 정성껏 자주 닦아내 주어도 좋아지기 때문에, 따뜻한 물에 담가서 꼭 짠 수건으로 땀을 수시로 부드럽게 닦아 주거나, 너무 과하게 움직여서 땀을 많이 흘리고 있는 경우에는 미지근한 물로 전신 샤워를 시켜주고 보송보송하게 말려 주면 땀띠 치료에 도움이 많이 됩니다. 만일 염증이 심하게 진행된 땀띠인 경우에는 시원한 물을 적신 수건으로 몸을 부드럽게 닦아 주는 것이 좋겠습니다.

아이를 시원하게 키워야 한다고 해서 옷을 홀딱 벗기면 땀의 흡수가 안 되어서 오히려 땀띠를 유발할 수 있으므로, 흡습성이 좋은 얇은 면 소재의 헐렁한 옷을 선택해서 땀이 배지 않도록 자주 갈아입히는 것이 땀띠 치료와 악화방지에 도움이 됩니다.

한 가지 당부 드리고 싶은 점은 땀띠분이라 흔히 어머님들이 부르고 있는 파우더는 매우 주의해서 사용해야 한다는 점입니다. 땀띠분은 분으로 계속 남아 있을 때만 땀띠 예방에 효과가 조금 있고, 습기가 차서 젖으면 피부에 오히려 안 좋은 자극을 주게 됩니다. 일단 땀띠분이 땀에 젖으면 바로 물로 씻어내 주어야 하겠습니다. 또한 이미 생긴 땀띠에는 파우더가 효과가 전혀 없고, 오히려 파우더에 들어 있는 화학 물질이 피부를 자극해서 땀띠를 더 악화시켜 땀구멍을 막아 피부가 숨을 쉬지 못하게 하는 부작용이 생기게 되기 때문에 주의를 기울여 주셔야 하겠습니다.

Q4-1 민간요법으로 수박껍질을 이용하거나, 녹차 티백을 붙이기도 하는데요. 괜찮은가요?

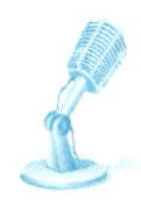실제로 많은 어머님들께서 녹차 티백을 아이의 땀띠 부위에

붙인다거나 수박껍질로 아이의 팔다리를 닦아 주는 등 민감하고 연약한 아기 피부에 더 큰 자극을 줄 수 있는 잘못된 의학 상식을 땀띠 예방법과 치료법으로 적용하고 계신데요, 금방 좋아질 수도 있는 땀띠를 오히려 더 악화시키는 경우가 많이 있기 때문에 이러한 민간요법은 어느 정도 주의가 필요할 것 같습니다.

Q4-2 오이즙을 땀띠 부위에 바르고 살살 문지르면 좋다고 하던데요. 이 방법은 어떤가요?

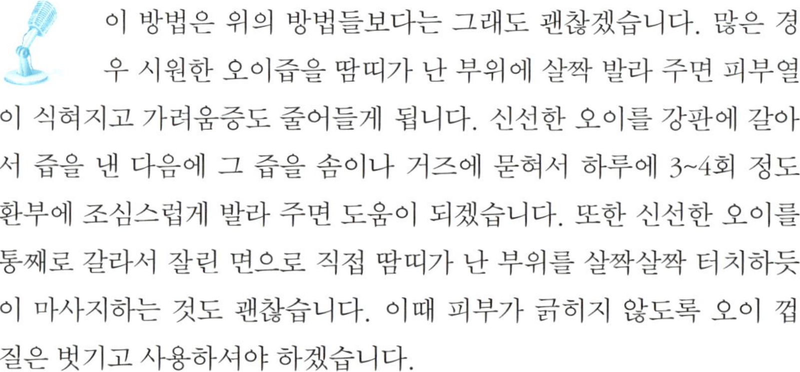

이 방법은 위의 방법들보다는 그래도 괜찮겠습니다. 많은 경우 시원한 오이즙을 땀띠가 난 부위에 살짝 발라 주면 피부열이 식혀지고 가려움증도 줄어들게 됩니다. 신선한 오이를 강판에 갈아서 즙을 낸 다음에 그 즙을 솜이나 거즈에 묻혀서 하루에 3~4회 정도 환부에 조심스럽게 발라 주면 도움이 되겠습니다. 또한 신선한 오이를 통째로 갈라서 잘린 면으로 직접 땀띠가 난 부위를 살짝살짝 터치하듯이 마사지하는 것도 괜찮습니다. 이때 피부가 긁히지 않도록 오이 껍질은 벗기고 사용하셔야 하겠습니다.

Q4-3 목욕을 자주 해도 되나요?

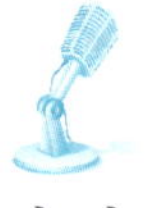

그렇습니다. 목욕이나 샤워는 몸에 있는 땀을 깨끗하게 씻어낼 정도로만 아주 가볍게 해주되, 여름철에는 자주 해주는 것이 더 도움이 되겠습니다. 다만 비누나 바디클렌저를 자주 사용하는 것은 금물입니다. 목욕 후에는 물기가 남아 있지 않도록 충분히 건조시켜 주는 것도 중요합니다.

땀띠 예방을 위해서 적절한 실내 온도는 24~25℃ 정도이며, 적정한 습도는 50~55% 정도로 유지해 주시는 것이 좋겠습니다. 실내 온도를 지나치게 낮추어 실외와 실내의 온도차가 심하게 나게 되면 면역력이 떨어져서 여름 감기에 걸리기 쉽습니다. 실내외 온도가 5℃ 이상 차이나지 않도록 해주시고, 1시간 간격으로 환기를 시키면 좋습니다. 또한 선풍기나 에어컨의 찬바람이 피부에 직접 닿으면 체온이 급격히 떨어질 수 있으므로 냉방장치에 피부를 바로 쐬지 않도록 해야 합니다.

아토피

Q1 환절기가 다가오면 누구나 피부 속 수분부족을 고민하게 되는데요. 그 누구보다 심각한 반응을 보이는 이들은 바로, 아토피성 피부를 가진 아이 부모일 것입니다. 주변에서도 종종 아토피에 시달리는 아이를 볼 수 있는데요. 최근 들어 아토피 피부염에 시달리는 이들이 많아지는 것 같아요.

국민건강보험공단 발표에 의하면, 2002년도에 아토피 피부염으로 진료를 받은 환자들의 연인원이 545만 명이었는데, 2007년도에는 665만 명으로 증가했다고 합니다. 또한 2008년 4월부터 10월까지 6개월 동안 서울 시내에 거주하는 6400명의 어린이를 대상으로 역학 조사를 시행한 결과 7세 미만 어린이의 20%가 아토피로 고통을 받고 있다는 결과도 발표된 바 있습니다. 이렇게 아토피를 가진 어린이가 점점 늘어나다 보니 국가와 지방자치단체에서도 매우 특별한 관심을 가지고 정책적인 노력을 기울이고 있는 실정이 되었습니다.

예전에는 어린 시기에 아토피가 조금 심하게 있었더라도 성인기에 이르면 자연스럽게 사라지는 케이스가 많았지만, 최근에는 소아 아토피가 성인이 되어서도 없어지지 않고 그대로 남아 있거나 오히려 점점 더 악화되는 경우도 늘어나고 있습니다.

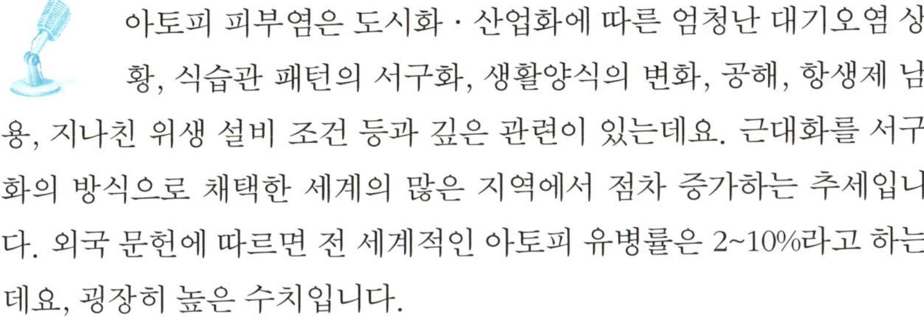

아토피 피부염은 도시화·산업화에 따른 엄청난 대기오염 상황, 식습관 패턴의 서구화, 생활양식의 변화, 공해, 항생제 남용, 지나친 위생 설비 조건 등과 깊은 관련이 있는데요. 근대화를 서구화의 방식으로 채택한 세계의 많은 지역에서 점차 증가하는 추세입니다. 외국 문헌에 따르면 전 세계적인 아토피 유병률은 2~10%라고 하는데요, 굉장히 높은 수치입니다.

아토피 피부염은 보통 영·유아기와 소아기 및 청소년기부터 나타나기 시작하고, 만성적이고도 악화와 호전을 반복하면서 재발이 잘 되며, 심한 가려움증과 발적 및 진물, 각질, 부스럼, 딱지 등을 잘 동반하는, 유전적 요인과 환경적 요인 및 사회적 요인 그리고 심리적 요인 등이 함께 작용하여 면역 계통에 불안정성과 불균형을 일으켜서 피부에 주로 문제가 나타나는 난치성 질환이라고 정의할 수 있겠습니다.

한의학에서는 아토피 피부염을 '태열(胎熱)'이라고 주로 표현하고 있는데요, 말 그대로 산모가 임신 중에 맵고 뜨겁고 기름지거나 자극적이거나 열을 조장하는 더운 음식을 많이 먹거나 스트레스가 과도하거나 울화가 쌓이거나 숙면을 충분히 취하지 못하거나 성생활을 지속하는 과정 속에서 태아가 자궁내 환경 속에서 과도하게 열독(熱毒)을 받게 되어서 출생 이후에 얼굴과 온몸에 열독이 퍼지면서 증세가 발현되는 질환으로 이해하고 있습니다.

구체적으로 어떤 증상이 나타나나요? 가려움증이 대표적이라고 할 수 있겠죠?

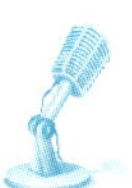

그렇습니다. 심한 가려움증과 함께 피부 건조증 그리고 여러 가지 피부 병변이 아토피의 주요 증상입니다. 일단 피부가 건조하면 가려움증을 유발하고 악화시키게 됩니다. 또 가려워서 계속 긁게 되면 습진성 피부 병변이 생기게 되고 이런 병변이 진행되면서 다시 더 심한 가려움이 유발되는 악순환이 반복됩니다.

피부 병변의 분포와 반응 양상은 환자의 연령에 따라 다소 다르게 나타나는데요, 유아의 경우에는 피부 병변이 주로 진물이나 딱지가 생기는 급성 습진의 형태로 얼굴이나 머리에 잘 생기고, 몸통이 전체적으로 꺼칠꺼칠하며, 팔다리의 바깥쪽에 생기는 경우가 많습니다.

이에 비해 2~10세의 소아기에서는 얼굴보다는 오히려 팔다리의 접히는 부분, 목의 접히는 부위에 잘 생기며 건조한 습진 형태로 나타나는 경우가 많습니다.

성인기까지 아토피 피부염이 남아 있는 경우에는 몸통의 피부 증상은 호전되는 반면에 얼굴에 홍반과 홍조, 습진이 나타나는 경향이 높고, 접히는 부위에는 오랫동안 긁어서 피부가 두껍게 변하는 태선화 양상이 나타나게 됩니다.

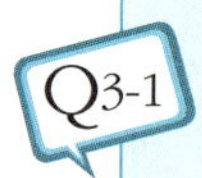

낮에는 그나마 괜찮다가, 밤이 되면 증상이 심해지는 경우를 주변에서 종종 봤는데요. 왜 그런 건가요?

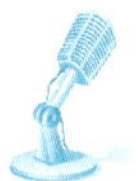

말씀하신 것처럼 보통 아토피는 낮 동안에는 간헐적으로 조금씩 가렵다가 초저녁이나 한밤중이 되면 훨씬 증세가 심해

지는 경향을 보이게 됩니다. 그 이유는 낮에는 '피부 면역계'가 약해진 와중에서도 왕성하게 활동해야 하지만 밤이 되면 피부 면역계는 휴식을 취하고 혈액을 자체적으로 청소하고 각종 대사 산물을 처리하는 작업을 우선적으로 수행하게 되어서, 피부 면역계 대신 히스타민을 방출하여 가려움을 유발하는 '혈액 면역계'가 왕성히 활동하게 됨으로써 특히 밤중에 극심한 가려움을 유발하게 되는 것입니다. 이렇게 밤중에 긁느라고 잠을 제대로 자지 못하게 되면 성장에도 좋지 않은 영향을 끼치게 됩니다.

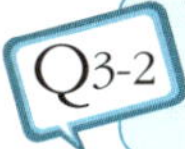

Q3-2 합병증도 적지 않죠?

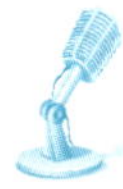

그렇습니다. 우선 아토피성 각결막염이나 아토피성 백내장과 같은 눈의 이상이 합병증으로 잘 생길 수 있습니다.
또한 아토피 환자들은 피부 감염에 상대적으로 취약하여 바이러스나 세균, 곰팡이균에 의한 감염이 높은 빈도로 발생합니다. 특히 아토피가 갑자기 악화되어서 진물이 나고 딱지가 앉는 경우에는 2차적인 세균 감염과 농가진을 반드시 의심해 보아야 합니다. 바이러스에 의해 전신에 수포와 딱지가 앉는 포진상 습진에 걸리는 경우도 많이 있으며, 유아기 아토피 환자는 물사마귀가 합병증으로 함께 생기는 경우가 많이 있습니다.

Q4 발병 원인은 어디에 있다고 볼 수 있을까요?

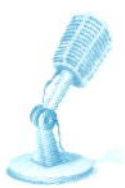

아토피 피부염의 발병 원인은 아직까지 확실하게 밝혀져 있지 않은 상태입니다. 임상 증상도 피부 건조증, 발적, 습진 등

으로 매우 다양하게 나타나고 있기 때문에 발병 원인이 특정한 어느 한 가지로만 설명될 수는 없을 것 같습니다. 그래도 많은 학자들이 환경적인 요인과 유전적인 소인, 면역학적 요인 및 피부 보호막의 이상 등을 아토피의 원인으로 많이 지목하고 있습니다.

특히 요즘에는 환경적인 요인을 많이 거론하고 있는데요, 산업화로 인한 대기 오염, 식품 첨가물과 유해 식품 사용의 증가, 서구식 주거 형태 도입으로 인한 카펫, 침대, 소파의 사용 증가, 실내 온도 상승으로 인한 집먼지 진드기 등 알레르기를 유발하는 원인 물질의 증가 등을 주요한 원인으로 생각할 수 있을 것 같습니다. 추가적으로 실내에서 애완동물을 키우는 일이 점차 흔해지는 것도 한 가지 원인이 될 수 있을 것 같습니다.

Q4-1 유전적인 영향도 있다고 볼 수 있을까요?

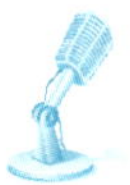

아토피를 비롯한 많은 알레르기 질환이 유전된다는 사실은 약 100년 전부터 많은 학자들에 의해 강조된 바 있습니다. 그러나 아직까지 아토피 피부염을 유발하는 유전자에 대한 증거는 발견되지 않고 있는 실정입니다. 다만 임상적으로 보았을 때에는 가족력이 있는 환자와 가족력이 없는 환자에 있어서 심각도 측면에서는 특별한 차이가 존재하지는 않지만, 가족력이 있는 경우에는 비교적 치료 경과와 예후가 안 좋은 편이라고 알려져 있습니다. 결론적으로 어느 정도는 유전적인 요인이 아토피의 배경으로 작용하고 있다고 생각하시면 될 것 같습니다.

Q4-2 아토피는 나이가 어릴수록 많이 발생하는 것으로 보이는데요. 왜 그런 건가요?

아토피는 사실 어느 연령대에서도 나타날 수 있는 질환이지만, 가장 광범위하게 관찰되는 연령대는 말씀하신 것처럼 영·유아기를 포함한 소아기라고 할 수 있습니다. 아토피 피부염의 최초 발생 시기는 보통 출생 후 2~6개월 사이이며, 거의 대부분의 아토피는 만 2세 이전에 발병하는 것으로 알려져 있습니다. 그 이유에 대해서는 아직까지 확실하게 규명된 것은 없지만, 아이들은 특히 어린 연령일수록 소화기관의 면역 기능이 매우 불안정한 시기이기 때문에 음식에 대한 민감성이 아토피 증상으로 더욱 잘 드러나기 때문에 그럴 것이라고 추정하고 있습니다.

Q4-3 나이가 들면서 호전되거나 없어지는 경우도 있다고 하죠?

그렇습니다. 보통 '자연 관해'된다고 표현하는데요. 한마디로 아토피에 걸린 아이들의 상당수는 청소년기나 성인기에 들어서면서 자연적으로 호전되거나 없어지게 됩니다. 그러나 호전된 이후에도 특정 물질이나 자극으로 인해 쉽게 가려워하거나 염증 반응이 간헐적으로 나타나는 소인이나 경향은 남아 있게 되고, 손바닥에 습진의 형태로 남아 있는 경우도 꽤 많이 있습니다.

한의학적으로 아토피는 어떻게 치료하나요?

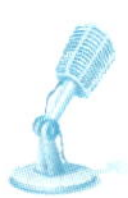

아토피에 대한 한의학적 병리를 한마디로 총괄하자면 '혈조생풍(血燥生風)' 즉 축적된 화기(火氣)로 인해서 혈(血)의 기운이 부족하고 건조해져서(燥) 가려움증(風)을 야기시킨다(生)고 할 수 있습니다.

따라서 아토피에 대한 한의학적 치료 처방들은, 주로 화기(火氣)를 식혀 주고 열독을 풀어 주며(淸熱解毒), 진액과 혈액을 충분히 공급해 주면서(滋陰補血) 가려움증을 개선하는 방향(鎭痒)으로 설계가 되는 경우가 많이 있습니다.

'백호탕'이나 '월비가출탕' 그리고 '온청음'이나 '황연해독탕'과 같은 내복약을 꾸준하게 복용하면서, '고삼(苦蔘)' '지유(地楡)' '지부자(地膚子)'가 들어간 약초액으로 목욕을 시키는 방법을 적용하게 되면 간지러움을 완화시키고 피부 윤택도가 증가되고 부드러운 피부 상태로 체질 개선을 도모함에 있어 매우 효과적인 방법이 됩니다.

예방방법은 어떤 것들이 있나요?

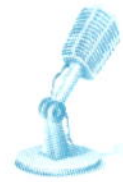

아이의 피부가 항상 건조해지지 않도록 만들어 주는 것이 예방에 있어서 제일 중요합니다. 또한 모유에는 아토피를 예방하는 성분이 풍부하게 들어 있으므로 최소한 6개월은 모유 수유를 해 주는 것이 바람직합니다. 더불어서 실내 습도는 50~55%, 실내 온도는 18~22도 사이로 항상 일정하게 유지해 주는 것이 아토피 예방을 위해 도움이 됩니다.

피부가 건조하기 때문에 피부보습이 매우 중요할 듯한데요. 보습을 위해선 어떻게 해야 하나요?

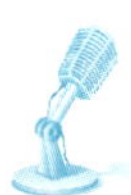

우선 물을 평소에 물을 많이 마시게 하고, 보습제를 충분히 발라주는 것이 좋습니다. 또한 매일 적절한 목욕으로 피부에 수분을 공급하고, 피부 병변에 자극을 일으키는 땀, 알레르겐, 더러운 물질이나 집먼지 진드기를 제거하도록 하는 것이 도움이 됩니다. 이때 목욕물은 미지근한 것이 좋겠습니다. 목욕 후에 물기를 닦을 때에는 부드럽게 눌러가면서 말리는 것이 좋습니다. 목욕할 때에는 샤워보다는 통목욕이 바람직스러운데요, 다만 사우나는 오히려 피부를 건조하게 해서 가려움증이 더 심해질 수 있으므로 피해야 하겠습니다.

피해야 할 음식물이 있을까요?

다양한 음식물이 아토피 피부염을 일으키고 악화시킬 수 있는데요, 계란, 우유, 밀가루 음식, 땅콩, 갑각류 등이 대표적인 제한 음식으로 알려져 있습니다. 하지만 아이가 직접 소량을 먹었을 때 증상의 악화가 없었다면 그 음식물을 너무 심하게 제한할 필요는 없겠습니다. 특히 소아의 경우에는 너무 오랜 기간 동안 과도하게 음식물을 제한하는 경우에는 성장에 중대한 문제가 생길 수도 있기 때문에 반드시 아토피 전문가와 아이의 상태에 대해서 충분히 상의해서 결정해야 하겠습니다.

■ 겨울철에 건조해지기 쉬운 피부 문제와 잘 갈라지는 입술의 일상적 관리법

Q1 피부가 건조하면 간지럽기도 하고 일상생활에도 불편함을 겪죠?

 특히 요즘 같은 겨울철이나 환절기에는 바깥 공기 자체가 건조할 뿐 아니라 거칠고 찬바람에 많이 노출되기 때문에 가려움증으로 몸이 예민해지기 쉽고 따갑기도 합니다. 그래서 특히 집중력을 요하는 업무를 수행하는 데에 상당한 불편함이 초래되는 경우가 많습니다. 임상적으로는 연세가 많이 드셨으면서도 알레르기 체질을 가지신 분들이 제일 고생을 하게 됩니다.

Q2 피부건조증의 원인은 무엇인가요?

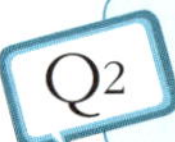 피부 자체가 워낙 민감하고 건조한 경향을 가지고 계신 한마디로 사막화된 피부를 가지고 있는 습진이나 아토피 체질 자체가 주요한 내부적 원인으로 작용하고 있구요. 외부적 원인으로는 과도한 실내 난방과 건조한 실내 환경, 전기담요, 때를 심하게 빡빡 미는 것과 같은 잘못된 목욕 습관과 같은 것들을 지적할 수 있겠습니다.

외부적인 요인 말고, 내과적인 질환으로 나타나기도 하나요?

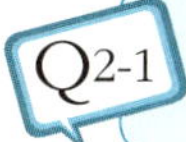

드물게는 내과적 질환으로 피부건조증이 나타날 수 있습니다. 갑상선 질환이나 당뇨병 등 호르몬 이상이나 만성 신부전, 빈혈, 대사성 질환 또는 백혈병이나 림프종 등 종양이 있는 경우에도 가려움을 동반한 피부건조증이 나타날 수 있으므로 적절한 치료나 조치에도 불구하고 만성적으로 가려움증이 지속되는 경우에는 반드시 병원을 찾아서 검사를 해보는 것이 좋습니다. 가려움증이 있으면 자연스럽게 몸을 긁게 되고, 긁으면 피부의 염증 반응이 더욱 심해지기 때문에 악순환의 고리를 끊는 것이 중요합니다. 만일 충분한 보습 관리만으로 피부 장벽의 보호 기능이 잘 회복되지 않는 경우에는 별도의 처방을 통해 치료할 수도 있습니다.

환절기가 되면 피부가 건조해지는 게 자연스럽긴 한데 특히 입술부위는 노출돼 있는데다 심하게 건조한 경우 갈라지고 피가 나서 아프기까지 하던데요?

사실 입술에는 모공이 없어서 땀이나 피지를 분비하지 못하기 때문에 자연적인 보습막이 형성되지 않습니다. 또한 입술 주위 피부는 다른 피부의 약 1/2 정도의 두께로 매우 얇고, 표피 역시 아주 부드럽고 연약해서, 춥고 건조한 겨울에는 쉽게 트고 잘 갈라지게 됩니다.

평상시 입술 관리를 해도 입술이 자꾸 마르고 갈라질 경우엔 입술 자체의 문제라기보다는 신체적 문제가 있다고도 볼 수 있을 것 같은데요?

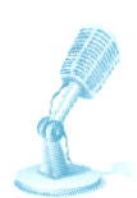

평상시 입술 관리를 하여도 입술 트러블이 지속되거나 자꾸 재발할 경우, 입술 자체의 문제라기보다는 아까 말씀드린 것과 같은 내과적인 질병이 입술에 변화를 초래한 경우에 해당될 수도 있기 때문에 충분히 휴식과 함께 전문가의 상담을 받아보시는 것이 좋겠습니다.

겨울철 피부건조증을 완화시키기 위해서 집에서 할 수 있는 처방은 무엇이 있을까요?

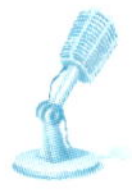

가장 중요한 것은 물을 성인 기준으로 했을 때 하루에 최소한 1.5~2ℓ를 마셔야 한다는 것입니다. 인체의 70%가 수분으로 이루어져 있는 만큼, 충분한 물의 공급은 피부 건조를 해결함에 있어 가장 좋은 보약이 됩니다. 인체에 들어온 충분한 양의 물은 피부의 수분을 보충해 줄 뿐 아니라 노폐물 배출 등의 신진대사를 원활하게 해주어서 피부가 투명해지는 것은 물론 다이어트에도 도움이 많이 됩니다. 또한 물과 더불어서 신선하고 비타민이 풍부한 과일과 채소를 많이 먹는 것이 좋습니다. 피부는 사실 바르는 것뿐이 아니라 어떤 음식을 먹느냐 하는 것에도 지대한 영향을 받습니다. 따라서 인스턴트 식품의 섭취는 줄이고 비타민 등 피부에 좋은 성분이 함유된 식품을 많이 섭취해서 피부에 영양분을 공급해 주는 것이 중요합니다.

초콜릿이나 사탕 등 당분이 많은 인스턴트 식품은 활성산소를 많이 만들어 내는 대표적인 노화촉진 식품이기 때문에 건조한 피부를 치료하는 차원을 넘어서 어린아이처럼 맑고 촉촉하고 투명한 피부를 갖고 싶다면 과감하게 인스턴트 식품을 끊어야 합니다. 토마토와 브로콜리는 항산화 물질이 많은 식품으로 피부노화방지에 효과적이고 비타민 C가 많은 시금치, 고구마, 양파 등은 피부가 고와지는 데에 큰 역할을 합니다. 이 밖에도 양배추, 당근, 고등어, 김, 귤 등이 피부건조증 개선에 좋습니다.

 **Q6** 평소 입술에 보습을 충분히 해주기 위해선 어떻게 해야 하나요?

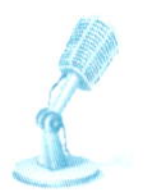 우선 입술에 침을 묻히지 말도록 권유 드리고 싶습니다. 입술에 건조함을 느끼면 무의식적으로 입술을 핥는 경우가 많은데 이는 오히려 입술의 수분을 빼앗는 한편 침에 들어 있는 아밀라제, 말타제와 같은 소화 효소들이 입술 피부를 자극해 염증을 악화시키므로 삼가야 합니다. 또한 입술이 텄을 때 긁거나 만져 피부 조직을 손상시키면 2차 감염이 일어나 농포가 생길 수도 있기 때문에 주의하여야 합니다.

더불어서 입술을 물어뜯지 않는 행동이 또 중요한데요. 긴장이 된다거나 할 때 습관적으로 입술을 물어뜯는 행동이나, 맵고 짠 음식물을 섭취한 뒤 입술을 깨끗이 닦지 않거나 양치물이 묻은 입술을 깨끗이 닦지 않는 행동 등은 모두 입술 피부를 거칠게 만들 뿐 아니라 염증을 유발하는 지름길이니 유의하여야 합니다.

만일 갈라진 입술을 위해서 집에서 무언가 조치를 취하고 싶다면, '꿀팩'을 권유하고 싶은데요. 얼굴에 팩을 하듯 입술 보습을 위해 1주일에 한 번씩 꿀팩을 해주면 아주 도움이 됩니다. 꿀에는 비타민 B가 많이 들어 있어서 입술에 영양을 공급할 뿐만 아니라 살균 기능이 있어 염증을 가라앉히는 효과가 있습니다. 꿀을 입술에 충분히 바르고 랩을 씌운 뒤 10~20분이 지나서 떼어내면 됩니다. 만일 꿀을 구하기 어렵다면 우유를 화장 솜에 적셔서 입술 위에 올려놓아도 좋습니다.

또한 입술도 일주일에 한 번 정도는 각질 제거를 할 필요가 있는데요. 입술에 보습제를 충분히 발라도 계속 거칠다면 각질 제거가 필요한 때라고 생각하면 될 것 같습니다. 일주일에 한 번은 샤워나 세안 후에 입술 각질이 불려 있는 상태에서 각질 제거를 하면 좋습니다. 면봉을 이용해서 입술 주름을 따라 잘 문질러 주면 손쉽게 각질을 제거할 수 있지요. 입술이 심하게 트거나 갈라져 있다면 스팀타월로 팩을 해서 각질을 불린 다음 그 타월로 살살 문질러 각질을 제거해도 좋습니다.

마지막으로 말씀드리고 싶은 것은, 입술에 염증이 생기고 갈라진다면 충분한 휴식이 근본적인 대책일 수도 있다는 점입니다. 입술의 갈라짐이나 염증이 일주일 이상 지속되거나 자꾸 재발할 경우에는, 신체의 전반적인 컨디션에 이상이 있어서 입술에 변화를 주었을 가능성이 크기 때문에 가장 먼저 충분히 휴식을 취하도록 권하고 싶습니다. 그런 다음에도 별다른 호전이 없다면 건강에 특별한 이상은 없는지 전문가의 상담을 받아보시는 것이 바람직하겠습니다. 한약재 중에서는 음의 기운을 보태주는 '둥굴레차'나 '맥문동차'가 피부 건조와 갈라지는 입술에 모두 좋은 효과가 있습니다.

일광 화상

2010. 7. 19. 방송분

Q1 휴가철이 본격적으로 시작됐는데요. 과도한 자외선 노출로 화상을 입게 돼 괴로운 분들이 적지 않던데요. 일부러 피부를 태우는 경우도 있지만, 강한 자외선으로 인해 화상을 입는 경우도 있죠?

그렇습니다. 특히 대도시 환경에서 활동을 하는 현대인들의 경우에는, 자외선에 직접적으로 장시간 노출되는 시간이 상대적으로 적은 편입니다. 거의 일년 동안 이렇게 실내 공간 속에서 주로 지내다가 여름휴가 기간에 짧은 옷차림으로 오랫동안 야외 활동을 하게 되면 강한 자외선 자극에 의해서 '일광 화상(sunburn)'과 같은 피부 손상이 잘 발생하게 됩니다.

Q2 일광 화상이라고 말씀하셨는데요. 일광 화상에 대해 간략하게 설명 좀 해주시죠?

한마디로 '일광 화상'이란 여름철에 햇빛을 지나치게 많이 받았을 경우에 생기는 '열에 의한 피부 손상' 또는 '햇빛에 의해 피부가 타들어간 상태'라고 말할 수 있겠습니다. 특히 피부가 흰 편인 사람들의 경우에는, 색소 침착 기전을 통해서 자외선으로부터 신체를 보호해 주는 '멜라닌'이라는 색소가 일반적으로 적기 때문에 일광

화상이 더 많이 생길 수 있습니다. 또한 햇빛 자극에 예민하게 반응하는 과민한 피부를 가진 사람도 역시 주의가 필요합니다.

자외선은 파장 길이에 따라서 자외선 A(파장이 제일 길어서 진피층까지 깊숙이 침투할 수 있다. 진피층에 있는 탄력 섬유를 파괴해서 주름살을 만들고 피부노화의 원인으로 작용한다), 자외선 B(파장이 중간 정도라서 피부 표피층 정도까지만 영향을 미치는데, 세포파괴능력이 있어서 일광화상을 잘 일으키며 기미, 주근깨, 잡티 등 색소질환을 일으킨다), 자외선 C(파장이 제일 짧다. 대부분 오존층에 흡수되기 때문에 지표면에 도달하는 경우는 별로 없다)로 분류되는데, 일광 화상의 직접적인 원인으로 가장 문제가 되는 것은 바로 '자외선 B(UVB)'입니다.

물론 '자외선 A(UVA)'도 일광 화상에 약간의 영향을 미치기도 하는데요, 그것은 일광 화상 자체를 일으키는 능력은 위에서 얘기한 '자외선 B(UVB)'가 월등하지만, 지표면에 도달하는 태양광 속에는 '자외선 A(UVA)'가 '자외선 B(UVB)'보다 100배 정도는 많이 있기 때문입니다.

또한 일광 화상은 심각도에 따라서 등급이 정해져 있는데요, 가장 일반적인 경우인 1도 일광 화상은 피부가 붉어지고 화끈거리거나 쓰라립고 따끔거리고 가려움증이 생기며 허물이 벗겨지는 경우를 말합니다. 2도 일광 화상은 피부가 부풀어 오르고 물집이 잡히고 진물이 흐르는 경우를 말하구요, 3도 일광 화상은 통증이 사라지면서 피부가 검게 또는 희게 변하고, 어지럽고 메스껍고 구토 증세가 있으며, 고열이 나면서 으슬으슬한 몸살기가 있기도 하고 의식이 혼미해지기도 합니다.

피부가 빨갛게 달아오르거나 심한 경우엔 염증이 유발되기도 하는데요. 방치할 경우, 어떤 문제가 발생하나요?

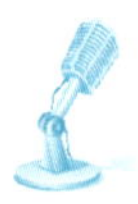

1도 일광 화상은 얼음이나 찬 수건으로 피부 열감이 가라앉

을 때까지 냉찜질을 해주는 것과 같은 자가 치료만으로도 충분히 완전한 회복이 가능하지만, 자가 치료도 전혀 하지 않고 그대로 방치하게 되면 각질이 일어나고 색소 침착이 생기는 경우도 있습니다. 또한 오랫동안 반복적으로 일광에 자주 노출되는 사람의 경우에는 피부 혈관이 확장되고 반점이나 주근깨가 생기는 것과 같은 문제가 생길 수 있고 주름살과 같은 피부 노화 현상이 빠르게 진행되기도 합니다. 드물기는 하지만 악성 흑색종과 같은 피부암으로 이행하는 경우도 있다는 연구 보고가 있으니 주의할 필요가 있을 것 같습니다.

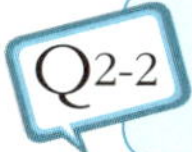 **Q2-2** 햇볕에 오래도록 노출되면 일사병까지도 갈 수 있죠?

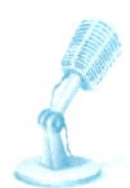 그렇습니다. 특히 3도 일광 화상의 경우에는 갑자기 어지럼증을 느끼게 되고 맥박이 빨라지고 열이 나며, 머리가 아프고 속이 메슥거리고 구토 증상이 있으며 실신까지 할 수도 있는데, 이것은 뇌에서 체온 조절을 담당하는 신경계통의 이상으로 인해서 일사병이 동반된 상황이기 때문에 급히 병원으로 옮겨서 치료를 받게 해야 합니다.

 **Q3** 햇볕에 노출된 이후, 보통 몇 시간 만에 일광 화상 증상이 나타나나요?

 일광 화상은 30분 정도의 강한 햇빛 노출만으로도 발생할 수 있는데요, 보통 자외선에 강하게 노출된 이후 6~8시간 정도 지나서부터(즉 잠자리에 들 무렵) 가렵고 쓰리고 따가운 증상이 본격적으로 나타나기 시작합니다. 일반적으로 일광 노출 후 2~6시간 후부터 조금씩 증상이 출현하고 24시간 후에는 증상이 거의 최고조에 이르게

됩니다.

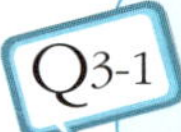 **Q3-1** 한의학에서는 일광 화상을 어떻게 부르나요?

 한의학에서는 일광 화상을 서병(暑病)의 범주로 분류하는데요, 그 중에서도 중열(中熱)에 해당되는 피부 증상으로 이해하는 것이 좋을 것 같습니다.

 **Q4** 증상이 나타날 경우, 어떤 치료법이 있나요?

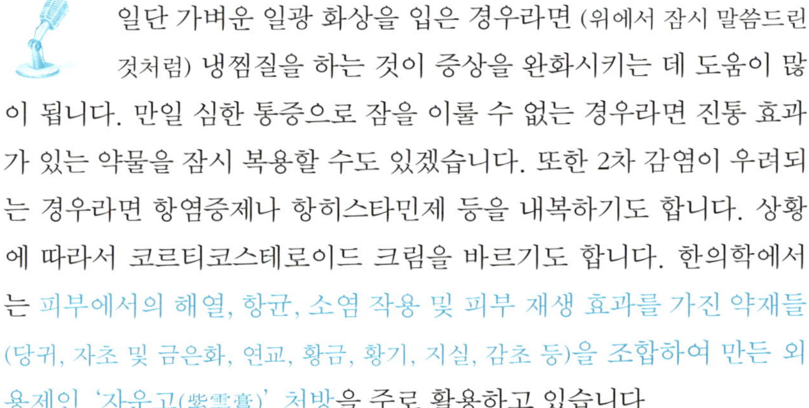 일단 가벼운 일광 화상을 입은 경우라면 (위에서 잠시 말씀드린 것처럼) 냉찜질을 하는 것이 증상을 완화시키는 데 도움이 많이 됩니다. 만일 심한 통증으로 잠을 이룰 수 없는 경우라면 진통 효과가 있는 약물을 잠시 복용할 수도 있겠습니다. 또한 2차 감염이 우려되는 경우라면 항염증제나 항히스타민제 등을 내복하기도 합니다. 상황에 따라서 코르티코스테로이드 크림을 바르기도 합니다. 한의학에서는 피부에서의 해열, 항균, 소염 작용 및 피부 재생 효과를 가진 약재들(당귀, 자초 및 금은화, 연교, 황금, 황기, 지실, 감초 등)을 조합하여 만든 외용제인 '자운고(紫雲膏)' 처방을 주로 활용하고 있습니다.

 **Q4-1** 민간요법으로 알로에 또는 찬 우유 등을 사용하는데요. 적절한 대처법인가요?

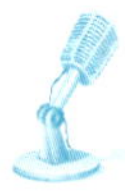 얼음이나 찬수건이 주위에 마련되어 있지 않은 경우에는, 알

로에나 찬우유로 팩을 해주는 것도 피부 표면의 온도를 낮추어 주기 때문에 열감이 지속되고 있는 일광 화상의 경우에 도움이 될 수 있습니다. 또 상처 치유와 피부 진정 효과가 있는 감자나 오이를 이용해서 일광 화상 부위에 가볍게 팩을 해주는 것도 괜찮습니다.

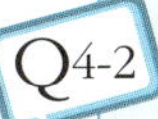

Q4-2 완치까지는 어느 정도의 시일이 필요한가요?

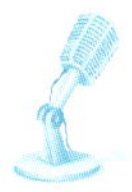

증상의 심각도에 따라서 치료 기간이 많이 다를 수 있겠지만, 가장 흔한 1도 일광 화상의 경우라면 보통 2~3일 정도 내에 표피 탈락과 함께 완치가 이루어지게 됩니다.

Q5 화상에 걸리지 않도록 어떻게 예방해야 할까요?

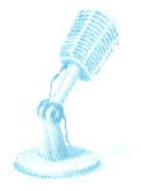

일광 화상 예방에 있어 가장 중요한 것은 물론 가급적 햇빛 노출을 피하는 것입니다. 특히 6개월 미만의 영아는 가급적 햇빛에 노출되지 않아야 합니다. 만일 직업적으로 또는 여행 스케줄상 불가피하게 장시간 햇빛에 노출될 수밖에 없는 경우라면 서서히 노출 시간을 늘려나가는 적응 요법을 고려하거나 자외선 차단제를 수시로 발라주는 것이 좋습니다. 피부가 흰 경우에는 일광차단지수(sun protection factor: SPF)가 적어도 15 이상인 제품을 선택하시는 것이 도움이 됩니다. 또한 햇빛에 직접 노출되지 않도록 얼굴을 충분히 가릴 수 있는 차양이 넓은 모자와 선글라스, 긴팔 긴바지 옷을 준비하는 것이 좋겠습니다.

자외선 차단제를 바른다고 해도 땀이나 물놀이 등으로 씻겨 나가기 쉬운데요. 어떻게 해야 하나요?

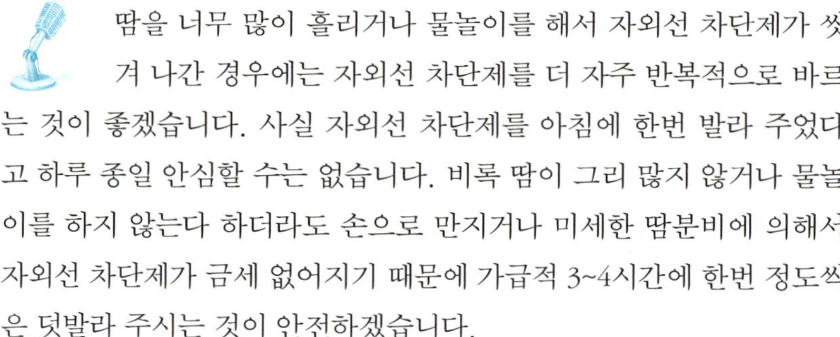

땀을 너무 많이 흘리거나 물놀이를 해서 자외선 차단제가 씻겨 나간 경우에는 자외선 차단제를 더 자주 반복적으로 바르는 것이 좋겠습니다. 사실 자외선 차단제를 아침에 한번 발라 주었다고 하루 종일 안심할 수는 없습니다. 비록 땀이 그리 많지 않거나 물놀이를 하지 않는다 하더라도 손으로 만지거나 미세한 땀분비에 의해서 자외선 차단제가 금세 없어지기 때문에 가급적 3~4시간에 한번 정도씩은 덧발라 주시는 것이 안전하겠습니다.

외출할 때 무엇보다 유의해야겠는데요. 특히 조심해야 할 시간이 있죠?

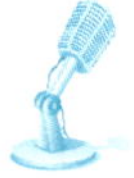

우리나라와 같은 온대 지방의 경우에는 오전 10시부터 오후 3시 사이에 태양광이 제일 강하기 때문에 가급적 이 시간대의 햇빛은 피하는 것이 좋겠습니다.

비가 오는 날이나 흐린 날의 경우엔 자외선 차단에 신경 쓰지 않는데요. 그렇게 해도 괜찮은가요?

피부가 예민하거나 흰 분들의 경우에는 계절이나 날씨 그리고 외출 여부에 관계없이 자외선 차단제를 꼼꼼하게 발라 주는 것이 좋을 것 같습니다. 흔히 일조량이 적은 겨울철이나 흐리거나 비오는 날에는 자외선에서 완전히 안전할 것이라고 생각들을 하고 계신데요, 실제로 자외선 A(UVA)는 여름이건 겨울이건, 흐린 날이건 맑은 날이건, 실내이건 외부이건 상관없이 피부에 도달해서 점진적으로 주름과 일광 화상 등을 일으킬 수 있기 때문에 자외선 차단제를 꾸준하게 사용하는 것이 도움이 되겠습니다.

동상

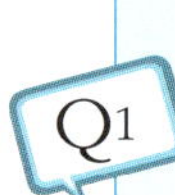

> 요즘처럼 매서운 추위가 지속되는 겨울에 바깥에서 오랜 시간 생활하다 보면 손, 발이나 귀, 코끝이 얼얼해지고 따끔거리기도 하고 감각이 무뎌지는 일도 많이 있는데요, 최근 빙벽 등반이나 스키, 스노보드와 같은 겨울 스포츠를 즐기는 인구가 점차 많이 늘어나면서 동상 환자들이 갑자기 증가하고 있다고 합니다. 오늘은 동상에 대해서 얘기를 좀 들려주시지요. 동상이란 정확히 어떤 질병인가요?

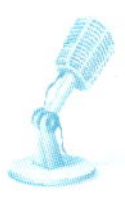

동상은 한마디로 피부가 추운 곳에 장시간 노출되어 혈관의 순환 기능에 이상이 생겨서 특정한 세포가 얼어붙거나 질식 상태에 빠짐으로써 [괴사(壞死, necrosis) 현상을 포함하여] 조직에 손상을 입은 상태를 의미합니다.

대부분의 동상은 영하의 외부 온도에서 상당히 오랫동안 피부가 노출되었을 때에 바람이 불거나 매우 낮은 온도에서는 몇 분 안에도 발생할 수 있습니다. 특히 젖은 옷을 입고 있거나 차가운 금속성 물질에 장시간 노출되었을 경우에는 더욱 열이 잘 빠져 나가기 때문에 동상에 잘 걸리게 되지요. 사실 평범한 일상생활 중에 동상에 걸리는 일은 사실 거의 없지만 겨울철 고산 등산이나, 극지 탐험, 특별한 사고[ex. LPG 누출(漏出)] 환경 속에서는 동상이 굉장히 흔히 일어날 수 있습니다.

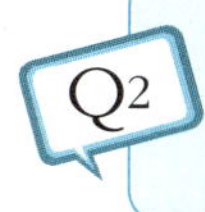

동상은 몸통보다는 손, 발이나 코, 귀, 뺨 등에 잘 걸리는 것 같은데요. 특별한 이유가 있을까요?

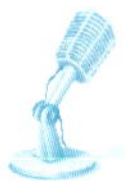

손, 발이나 코, 귀, 뺨과 같은 부위는 몸통에 비해서 혈액 순환이 느리고 적기 때문에 몸의 체온을 쉽게 빼앗기는 곳이기 때문입니다.

동상에도 여러 가지 종류가 있다고 들었는데요, 간략하게 설명을 좀 해주시지요.

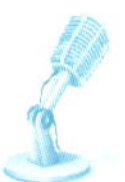

흔히 말하는 동상은 동상의 3가지 종류를 모두 합쳐서 일반적으로 부르는 말입니다. 의학적으로 엄밀하게 말해서 동상은 '동창'과 '참호족' '동상' 이렇게 크게 세 가지로 구분하고 있는데요, 이 중에서 '동창'이 가장 증상이 가벼우면서도 제일 흔하게 발생하고 있으며, '동상'이 가장 심각한 경우라고 할 수 있겠습니다.

먼저 동창(凍瘡)이란 추운 날씨에 오래 노출된 얼굴(특히 뺨)이나 손과 발이 붉게 변하고 붓는 질병입니다. 심할 경우에는 물집이 생기고 곪기도 합니다. 동창에 걸리면 먼저 팔·다리를 꼭 쬐고 있는 옷이나 신발을 천천히 벗긴 다음에 따뜻한 물(37~40℃)에 재빨리 담그고 따뜻한 방안에서 몸을 녹여줘야 합니다. 그리고 나서 동창 부위를 잘 씻은 후에 말려 주면 됩니다. 그러나 몸을 녹이기 위해서 너무 뜨거운 물이나 불을 사용하고 손상 부위를 심하게 주무르거나 비비면 더 악화될 수 있기 때문에 주의해야 합니다.

참호족(trench foot)은 군대 참호에서 오랫동안 보초를 서는 과정 중에 흔히 발생하였기 때문에 붙여진 이름입니다. 추운 곳에서 오래 서 있거나 질척질척하고 차가운 물속에 장시간 발을 담그고 일할 때 잘 생깁니다. 발의 감각이 마비되고 걸으면 많이 아프게 되지요. 이런 상태에서 발을 녹이기 위해 따뜻하게 하면 피부가 붉어지면서 물집이 생기고, 통증도 매우 심해집니다. 물집이 생길 경우 절대로 터뜨려선 안 되는데요, 가벼운 증상일 경우에는 4~5일 정도 지나면 통증이 서서히 감소되지만 심할 경우에는 2주 이상 지속되기도 합니다.

동상(凍傷, frostbite)은 영하의 추운 기온 속에서 오랜 시간 몸이 노출될 때 조직이 얼어붙으면서 생기는 손상을 말합니다. 특히 겨울에 높은 산을 오르거나 높은 곳에서 일하는 경우, 추운 곳에서 오래 서 있을 때 많이 생기게 됩니다. 동상에 걸린 부위는 차고 창백해지며 딱딱한 나무를 만지는 듯한 느낌이 드는데요, 따뜻하게 해주면 동상 부위가 부어오르면서 충혈이 됩니다. 증상이 가벼운 경우에는 10일 정도 후부터는 서서히 회복되기 시작하지만 심하면 수술을 해야 하는 경우도 있습니다.

Q4 동상에는 증상의 심각도에 따라서 단계가 있다고 하는데 이 부분도 간략하게 말씀해 주시지요.

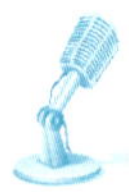

동상도 화상(火傷)에서와 같이 보통 세 단계로 나누어서 심각도를 설명하고 있습니다.

먼저 제1도 동상은 '홍반성 동상(紅斑性 凍傷)'이라고 하는데요, 낮은 온도로 인해서 피부 표층의 혈관이 일시적으로 수축하여 창백해졌다가 곧 혈관이 마비됨으로써 확장되고 붉은 빛을 띠게 됩니다. 처음에는 가벼운 통증이 있고, 그 후에는 저린 감각이 생깁니다. 제1도 동상 단계에서는 작열감(灼熱感)과 소양감(瘙痒感)이 생기고 1주일 이내에 치유되는 것이 보통입니다.

제2도 동상은 ‘수포성 동상(水疱性 凍傷)’이라고 하는데요, 울혈이 심해지면 혈액이 혈관 밖으로 흘러나오게 되고, 피부가 탱탱하게 부어서 지각(知覺)이 둔화되고 피부는 청남색(靑藍色)을 띠게 됩니다. 저리고 아프다가 곧 쑤시듯이 아프게 됩니다. 수포(水疱)가 생겨서 통증이 있고, 수포가 터지면 궤양이 되고 감염되면 화농이 되어 염증을 일으킬 수 있습니다.

마지막으로 제3도 동상을 ‘괴사성 동상(壞死性 凍傷)’이라고 하는데요, 국소의 혈류가 정지되고 피부는 밀랍처럼 희게 되며 만져보면 차갑습니다. 감각은 전혀 없고 건강한 부위와의 사이에 통증이 일어납니다. 괴사된 부위가 떨어져 나가면 궤상(潰傷)이 남게 되어서 적어도 수 개월에서 1년 정도 지나야 치유되기 때문에 매우 주의가 필요합니다. 가벼운 경우에는 피부 괴사에 그치겠지만 정말 심한 경우에는 근육이나 뼛속까지도 파괴될 수 있습니다.

Q5 동상은 어느 정도 예방이 가능한 질병인가요? 만일 그렇다면 동상을 예방하기 위해서는 어떤 점을 주의해야 할까요?

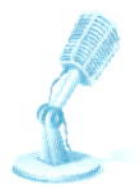

동상은 아주 돌발적인 예외적 상황 이외에는 충분히 예방이 가능합니다.

우선 제일 중요한 것은 금연과 금주입니다. 추운 곳에서 담배를 피우면 말초 혈관을 더욱 수축시켜서 동상의 위험이 굉장히 커지기 때문에 반드시 삼가야 하고, 등산 중에 술을 마시는 것 역시 몸속의 열을 빼앗고 순환 장애가 발생하게 되어 동상의 위험이 커지기 때문에 절대로 삼가야 하겠습니다.

또한 추운 환경에 나가기 전에 보온에 신경을 써주는 것이 중요한데요, 외출할 때에는 두꺼운 옷보다는 가볍고 느슨한 옷을 여러 벌 껴입는 것이 도움이 됩니다. 목도리와 모자 등을 이용해서 체온을 보호해 주고, 젖은 양말이나 장갑은 바로바로 교체해 주어야 합니다. 합성수지로 만든 양말이나 스타킹보다는 땀의 흡수가 잘되는 면이나 모 재질을 선택하는 것이 좋겠습니다.

신발은 굽이 낮고 앞쪽이 넓은 모양이 발에 부담을 덜 주게 됩니다. 부드러운 가죽 소재로 만든 것이 좋고 가급적 합성수지로 만든 제품은 피하는 것이 좋습니다. 또한 발은 가급적 신발 안에서 자주 움직여 주어서 혈액 순환을 촉진시켜 주어야 합니다.

특히 당뇨병 환자 분들은 혈액 순환 장애로 인해서 평상시에도 감각 기능이 둔해져서 동상에 걸려서 증상을 뚜렷하게 잘 못 느끼는 경우가 많기 때문에 합병증 위험이 굉장히 큽니다. 따라서 하이힐이나 조이는 신발은 가급적 피해 주시고 하루 두 번 이상 양말을 갈아 신는 것이 좋겠습니다.

평소에 동상에 너무 잘 걸리는 체질의 환자라면 몸을 따뜻하게 만들어 주고 말초 혈액 순환을 개선해 주는 계피차를 꾸준하게 마시는 것도 예방에 도움이 됩니다.

Q6 동상에 걸렸을 때 현장에서 할 수 있는 간단한 응급처치 방법을 좀 알려 주시지요.

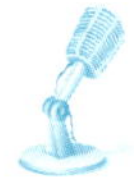

제1도 동상이나 제2도 동상인 경우에는 환자의 몸을 따뜻하게 해주는 동시에 환부를 천천히 마찰하면서 서서히 온도를 높여가는 방법과, 38~40℃ 정도에서 따뜻하게 온욕(溫浴)을 하여서 한 번에 동결(凍結)을 녹여 주는 방법이 있습니다. 물론 전문가의 보살핌에 따라서 시행하는 것이 제일 안전하겠습니다. 일반적으로 온욕 시간은 동상이 광범위할 때에는 30분~1시간이 적당합니다. 동상 부위에 직접 더운 물이나 물주머니를 대는 것은 오히려 위험할 수 있는데요, 갑자기 혈관이 파열될 수 있기 때문입니다.

또한 피부에 상처가 나지 않도록 주의해 주고 손상된 부위를 청결하게 유지하여 세균 감염을 막아 주고, 수포가 터지지 않도록 주의해야 합니다. 얼었던 부위가 녹으면 깨끗한 옷으로 덮고 최대한 빨리 전문가의 치료를 받도록 해야 합니다.

전신(全身)에 동상을 입었을 때에는 환자의 기분을 돋우어 주면서 마른 수건으로 먼저 마찰을 해주고, 서서히 실온을 높여서 따뜻하게 해야 합니다. 피부의 혈액 순환이 회복되면 미온탕(微溫湯)에서부터 점차적으로 온도를 높여서 따뜻한 음료나 포도주를 조금씩 마시도록 하면 좋습니다.

한 가지 주의할 부분은 흔히 손이나 발이 얼면 손발을 세게 열심히 비비게 되는데, 너무 세게 마찰하거나 너무 세게 누르면 손상된 조직의 상처가 더 심해질 수 있으므로 피부 감각이 어느 정도 남아 있는 경우에만 부드럽게 마사지해 주는 것이 좋겠습니다.

대상포진

2010. 11. 1. 방송분

> **Q1** 요즘 주변에서 20~30대 젊은이들이 대상포진에 걸렸다는 이들이 있던데요. 최근엔 대상포진으로 고통받는 이들이 점차 늘어나고 있다고 합니다. 대상포진이라고 하면 원래 노인성 질환 아니었나요?

그렇습니다. 일반적으로 대상포진은 40~50대 이상의 연령대에서 제일 많이 생기기 때문에 연세가 어느 정도 있는 중년 이상의 분들이 걸리는 노인성 질환으로 흔히 인식되고 있는데요, 요즘에는 과중한 스트레스를 받고 장기적인 피로감을 느껴서 면역력이 떨어진 젊은 층에서도 점점 확산되고 있는 추세입니다.

이번(2010년) 국정감사 기간 동안에 제출된 건강보험심사평가원 자료를 가지고 조금 더 자세히 말씀드려 보자면, 모든 연령대 중에서 50대의 대상포진 발생률이 전체의 22.4%로 나타나서 가장 많은 비율을 차지하고 있었습니다. 그 뒤를 이어서 40대는 17.9%, 60대는 17.8%, 70대 이상에서는 13.8% 순으로 나타났는데요, 결국 40대 이상의 연령층이 전체 대상 포진 환자들 중에서 72.0%를 차지하는 것으로 조사된 것이지요. 젊은 층이 차지하고 있는 비율은 아직까지는 1/4이 약간 넘는 수준인데요, 점점 젊은 층 비율이 늘어나고 있는 것이 문제라고 할 수 있겠습니다.

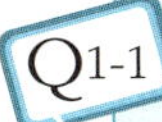

Q1-1 대상포진에 잘 걸리는 대상이 따로 있나요?

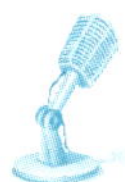

대상포진은 세계 인구의 20~30%가 일생에 한 번 정도는 겪게 되는 질병으로 알려져 있는데요, 언뜻 피부 질환으로 보이지만 실제로는 수두 바이러스로부터 발생하는 신경계 질환으로 보아야 합니다. 즉 어릴 때 수두를 앓았던 사람이라면 누구나 걸릴 수가 있으며 특히 수술이나 외상, 또는 결핵에 걸리거나, 과로나 스트레스로 인해서 면역력이 약해지게 되면 잘 나타납니다. 위에서 말씀드린 것처럼 대상포진은 면역력이 떨어지는 40~50대 이상의 성인에게서 주로 발병하고 있고, 인간 면역결핍 바이러스(HIV) 감염 환자 또는 장기 이식이나 항암 치료를 받아서 면역 기능이 떨어진 환자들, 스테로이드 복용자, 당뇨병이나 고혈압 환자들에서도 많이 발생하는데, 이 경우에는 젊은 나이에도 얼마든지 발병할 수 있습니다.

Q2 구체적으로 어떤 증상이 나타나나요?

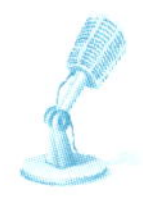

대상포진은 신경절에 잠복 상태로 있던 수두 바이러스가 재활성화되면서 발생하게 되는데요, 피부 증상은 신경근의 지각 신경이 분포하는 부위에 국한되어서 나타납니다.

가슴, 배, 머리, 눈 주위 등에 바늘로 찌르거나 칼로 베는 것과 같은 극심한 통증이 특징적인 증상인데요, 임상 현장에서 대상포진 환자들의 얘기를 들어보면 옷에 살짝 닿기만 해도 심한 통증을 느끼고 손발을 잘라내는 것과 같은 표현하기 힘들 정도의 고통을 느낀다고 합니다.

그 밖에 감각 이상이 동반되는 경우가 많고 붉은색 반점이 신경을 따라서 나타난 후에 여러 개의 수포(물집)가 무리를 지어서 또는 일렬로 나타나게 됩니다. 수포(물집)는 10~14일 동안에 걸쳐서 변하는데요, 고름이 차면서 탁해지다가 나중에는 딱지가 생기게 됩니다. 중간에 손에 의한 접촉 등에 의해서 수포(물집)가 터지면 궤양이 형성될 수도 있습니다. 보통 2주 정도 지나면 딱지가 생기면서 증상이 개선되는 경우가 많습니다.

하지만 피부의 병적인 증상이 모두 좋아진 이후에도 해당 부위가 계속 아프기도 하는데, 이러한 대상포진성 통증은 노인 환자의 약 30%에서 나타나고 마약성 진통제를 사용해야 할 정도로 통증이 극심한 경우도 꽤 있습니다. 아주 드물게는 통증만 있고 피부 증상은 없는 케이스도 있습니다.

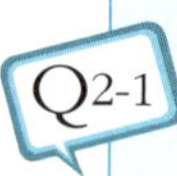

Q2-1 피부 증상이 국한되어서 나타난다고 하셨는데요, 전신에 걸쳐 나타나기도 하나요?

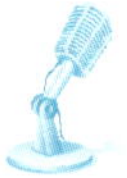

거의 대부분의 경우 병적인 피부 증상은 특정한 부위에 국한되어서 나타나지만, 면역 억제 환자에서는 대상포진이 지각 신경이 분포하는 부위에 국한되지 않고 전신의 피부에 나타나기도 하며, 뇌수막염이나 뇌염으로 진행하거나 간염이나 폐렴을 일으켜 사망에 이르는 경우도 있습니다.

Q2-2 그런데 대상포진은 오진도 많고, 확진하기도 어렵다고 하던데요. 왜 그런 건가요?

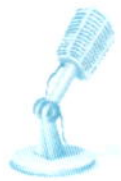

대상포진은 발병 초기에는 감기 증상과 아주 비슷하게 시작합니다. 즉 전신 권태감과 오한 발열 증상이 나타나고 속이

메스껍고 배가 아프며 설사가 나기도 하는 것이지요. 그렇기 때문에 초기에는 오히려 오진할 확률이 더 높게 됩니다. 또한 대상포진의 특징적인 증상이라고 할 수 있는 피부 발진 현상은 심한 통증이 먼저 생기고 3~10일이 지난 후에 나타나게 되는 것이 일반적이라서 신경통이나 디스크, 오십견, 요로결석, 늑막염 등으로 오진하는 경우가 많습니다. 실제로 피부에 특징적인 수포(물집)가 나타나기 전에는 전문 의사들도 대상 포진을 확진하기가 어려워서 전체 대상포진 환자들 중에서 거의 80% 이상이 오진 경험이 있다고 할 정도입니다. 특히 면역 억제 환자들에서는 피부의 병적인 변화가 특징적이지 않을 수 있고 정상인에서도 그 모양이 전형적인 형태로 나타나지 않는 경우가 있게 되는데, 이런 경우에는 확진이 많이 늦어질 수 있습니다.

Q3 완치되기까지 어느 정도의 시간이 걸리나요?

대상포진은 면역력이 저하되면 언제든지 다시 발병할 수 있는 질환이기 때문에, 완치 기간이라는 말은 사실상 큰 의미가 없습니다. 하지만 일반적으로 피부에 생긴 수포(물집)는 통증이 시작되고 보통 3~5일 뒤에 나타나서 점점 딱딱한 딱지로 변했다가 2주일 전후로 떨어지게 됩니다. 통증은 보통 몇 주 동안 지속되다가 없어지지만, 면역력이 약한 경우에는 6개월에서 1년 이상 지속되기도 합니다. 대상포진 바이러스가 눈에 침범해서 홍채염이나 각막염 증상을 일으키는 경우도 있는데, 심하면 시력을 영구히 잃을 수도 있습니다. 또 안면신경 마비로 한쪽 눈이 감기지 않거나 입이 삐뚤어질 수도 있기 때문에 대단히 주의가 필요한 질병이라고 생각됩니다.

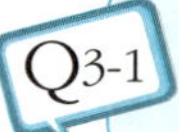

Q3-1 재발하기도 하나요?

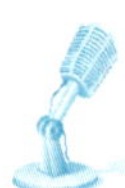

위에서 말씀드린 것처럼 대상포진은 한번 증상이 나타나서 그 증상이 완전히 사라진 이후에도 면역력이 떨어지게 되면 언제든지 다시 출현할 수 있는 고질적인 질병입니다. 따라서 재발을 막기 위해서는 평상시 건강관리를 더욱 주의 깊게 할 필요가 있겠습니다. 수두와 대상포진은 같은 바이러스가 유발하기 때문에 대상포진에 걸린 환자에게 전염되어서 수두가 발생하기도 하고, (매우 드물지만) 수두에 걸린 환자에게 전염되어서 대상포진에 걸리는 경우도 없지는 않기 때문에, 수두와 대상포진 환자를 피하는 것도 재발을 막기 위한 중요한 조치라고 할 수 있겠습니다.

Q4 치료에 있어 무엇보다 중요한 것은 휴식과 안정이겠죠?

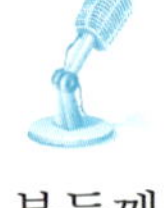

그렇습니다. 대상포진 치료에 있어 가장 중요한 조치 중의 하나는 충분한 휴식과 안정입니다. 간혹 대상포진에 걸린 산모분들께서 혹시 뱃속의 아이에게 내가 걸린 대상포진이 나쁜 영향을 주지는 않을까 하고 굉장히 불안해하는 경우가 있는데요, 충분한 휴식과 안정을 취하시고 적절한 치료를 받는다면 아이에게 부정적인 영향은 전혀 없기 때문에 괜한 스트레스는 받지 않아도 좋을 듯합니다.

Q5 대상포진 치료에 좋은 음식이 있나요? 면역력을 키워주는 음식이 좋겠죠?

그렇습니다. 대상포진에 걸렸을 때에는 특히 면역력을 증강시키는 데 도움이 되는 음식을 평소보다 더 많이 섭취하는 것이 좋습니다. 즉 양질의 단백질 식품과 함께 비타민과 무기질이 풍부한 식품을 골고루 충분히 먹으면 되겠습니다. 생선, 살코기, 계란, 두부, 콩과 같은 것을 많이 먹으면 치료에 도움이 되고, 이와 함께 신선한 야채와 해조류, 과일, 물 등을 충분히 섭취하면 좋습니다. 하지만, 혹시 평소에 음식(특히 계란)으로 인한 알레르기가 있는 분들이라면 대상 포진으로 인한 피부 가려움증이 더 심해질 수 있기 때문에 알레르기 유발 음식에 대해서는 어느 정도 주의를 기울이는 것이 좋겠습니다. 또한 대상포진이 자꾸 재발하는 경우라면, 약해진 면역력을 강화시켜 주기 위해서 평상시에 허약체질 개선을 위한 한약을 처방받아서 꾸준하게 복용하는 것이 좋겠습니다.

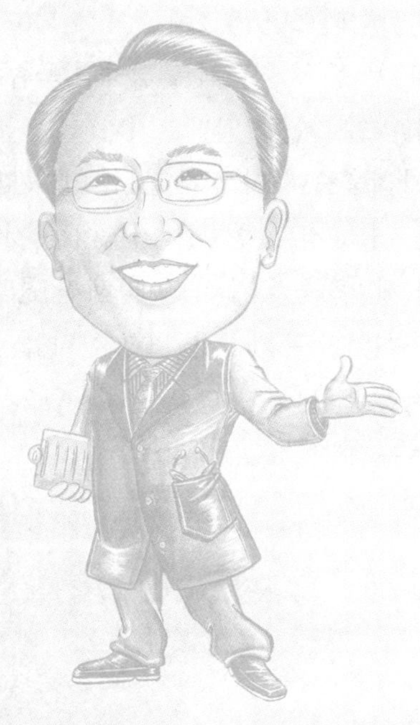

水穀之精化陰陽行榮衛

음식물의 정기가 음양으로 변화되어 '영'과 '위'로 들어간다 _ 허준

Q1 여름이 되면 걱정되는 것 가운데 하나가, 식중독이 아닐까 싶은데요. 이맘때가 식중독에 유의해야 하는 때죠?

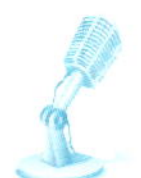
그렇습니다. 사실 많은 분들께서 한여름철인 7~8월에 식중독이 제일 많이 발생할 것이라고 하는 선입견을 가지고 계신데요, 실제로 발생 통계를 내보면 5~6월달이 식중독이 가장 집중적으로 많이 발생하는 시기입니다. 그 이유를 간략하게 말씀드리자면, 이 시기는 일교차가 비교적 큰 시기로서 식중독에 대한 주의를 소홀히 할 경우 식중독 균이 매우 잘 증식되어서 식중독 위험이 한여름철보다 오히려 더 커질 수 있기 때문입니다.

Q1-1 식중독이란 무엇인지 설명 좀 해주시죠?

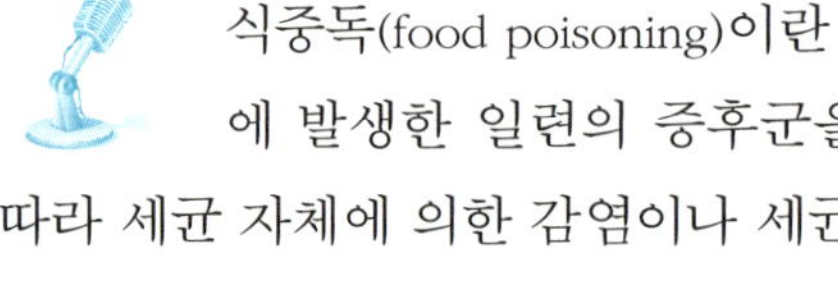
식중독(food poisoning)이란 섭취한 음식물의 독성 물질 때문에 발생한 일련의 증후군을 말합니다. 식중독은 그 원인에 따라 세균 자체에 의한 감염이나 세균에서 생산된 독소에 의해 증상을 일으키는 세균성(ex. 포도상구균, 살모넬라균, 시겔라, 병원성 대장균) 식중독, 자연계에 존재하는 동물성(ex. 복어) 혹은 식물성(ex. 독버섯, 감자) 독소에 의한 자연독 식중독, 인공적인 화학물(ex. 수은, 카드뮴 or 조미료, 방부제)에 의해 증상을 일으키는 화학성 식중독으로 크게 3가지로 나누

어 볼 수 있습니다.

Q2 식중독 증세는 어떻게 나타나나요?

식중독을 일으키는 원인 물질에 따라 증상과 심각도가 각각 다르게 나타날 수 있는데요, 일반적으로 문제가 되는 음식물 섭취 후 72시간 이내에 구토나 설사, 복통, 발열, 식은땀, 혈압저하, 피로감, 두통 등의 증상이 나타나게 됩니다. 식중독은 대부분의 경우에는 발병 후에 매우 단시간 내에 완치가 되지만, 유아나 임산부, 허약한 노인, 만성질환을 가진 환자의 경우에는 영구적인 건강 장애나 심지어 죽음을 초래할 수도 있습니다.

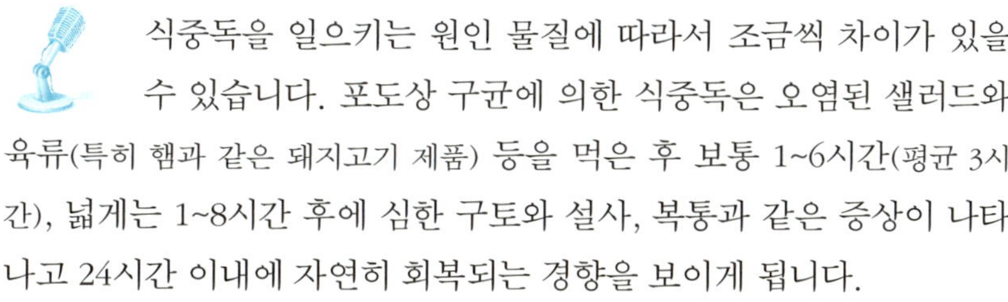

Q2-1 식중독은 상한 음식을 먹은 뒤, 몇 시간 후에 나타나나요?

식중독을 일으키는 원인 물질에 따라서 조금씩 차이가 있을 수 있습니다. 포도상 구균에 의한 식중독은 오염된 샐러드와 육류(특히 햄과 같은 돼지고기 제품) 등을 먹은 후 보통 1~6시간(평균 3시간), 넓게는 1~8시간 후에 심한 구토와 설사, 복통과 같은 증상이 나타나고 24시간 이내에 자연히 회복되는 경향을 보이게 됩니다.

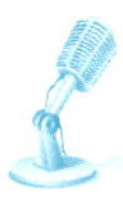

Q2-2 우리나라에서 가장 흔한 식중독이라고 할 수 있는 살모넬라균에 의한 식중독의 경우엔 어떤가요?

우리나라에서 가장 흔한 식중독이라고 할 수 있는 살모넬라균에 의한 식중독은 주로 오염된 우유나 달걀, 닭고기 등을 먹은 후에 발생하는데, 잠복기는 12~24시간이며 2주 동안 증상이 이어질 수도 있는데, 심한 복통과 설사, 구토, 발열, 오한 등이 주증상입니다. 물설사의 경우 피나 점액이 섞여서 나오기도 하는데요, 아주 심한 중증인 경우에는 경련이나 의식 장애를 일으키고 심장이 약해져서 간혹 사망하는 경우도 생길 수 있습니다. 사람과 동물의 장내에 존재하는 대장균은 대부분 해가 없지만, 병원성 대장균(O-157)은 사람의 장에 감염을 일으키고 증식해서 '베로(vero) 독소'라고 하는 강력한 독소를 생산하게 됩니다. 오염된 햄버거, 우유, 사과주스, 요구르트, 치즈, 발효소시지, 상추를 먹었을 때 12~72시간 후에 심한 설사와 복통, 경련, 의식 장애를 일으킵니다.

Q2-3 장염 비브리오균 식중독은 일본 등지에서 잘 발생하죠?

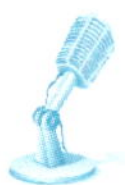

장염 비브리오균 식중독은 일본 등에서 하절기 식중독의 50% 이상을 차지할 정도로 흔한 식중독인데 근래 한국에서도 어패류 등 해산물을 날로 먹는 식생활 습관이 많아짐에 따라 점차 증가하고 있는 추세에 있습니다. 장염 비브리오균이 붙어 있는 가자미, 문어, 오징어 같은 생선류나 조개류를 날로 또는 덜 익은 상태로 먹었을 경우 48시간의 잠복기를 거쳐서 급성 설사 증세가 나타납니다. 대개 5~6일 이내에 자연히 회복되기 때문에 특별한 치료는 거의 필요가 없습니다.

Q3 식중독이 일어나는 원인은 무엇인가요?

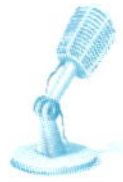위에서 식중독의 여러 가지 원인을 말씀드린 바 있지만, 음식물을 부적절한 온도에서 장시간 보관하는 것도 중요한 한 가지 원인이 될 수 있을 것 같습니다. 또한 비위생적인 환경 속에서 오염된 식품 원료나 조리 기구를 사용하는 것도 원인이 됩니다. 또한 개인의 비위생적인 습관이나 손 씻기 소홀과 같은 개인위생 관리 부주의도 고려할 만한 원인으로 말씀드릴 수 있겠습니다.

Q3-1 더운 여름엔 국이나 찌개 등이 상할 경우가 많은데요. 만약 냉장고에 넣지 않고 보관할 경우, 몇 시간 이상이 흐르면 먹으면 안 되나요? 흔히 다시 끓이면 균이 죽어서 먹어도 괜찮다고들 생각하는데요?

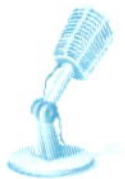국이나 찌개는 여러 음식들이 섞인 복합적인 음식물로서 조리가 된 상태로 상온에서 어느 정도 시간이 지나면 먹으면 안 된다라고 하는 명확한 지침은 아직 없는 상태입니다. 다만 조리를 했다가 식은 음식을 다시 끓이기만 하면 식중독이 예방될 수 있다라고 흔히 생각하고들 계시지만, 실제로 식중독 중에는 세균이 생산한 독소가 원인이 되는 경우도 많이 있으므로 식었던 국을 다시 끓이는 경우 세균은 죽더라도 독소는 그대로 남아 있기 때문에 결코 안심해서는 안 된다고 말씀드리고 싶습니다. 특히 6~8월 사이에는 냉장 보관하지 않아서 조금이라도 의심이 가는 경우에는 아깝더라도 그냥 버리는 것이 가장 현명한 조치입니다.

# Q4 식중독 치료법은 무엇인가요?

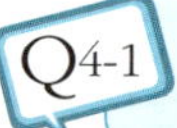 식중독 환자는 일단 한두 끼 정도는 금식을 하는 것을 원칙으로 하고, 그 동안에는 보리차나 이온 음료나 당분이 포함된 음료 등으로 수분 및 칼로리를 충분히 보충해 주어야 합니다. 이때 주의할 사항은 설사 증세가 있다고 해서 집에 상비약으로 가지고 있던 지사제를 함부로 먹는 것은 오히려 식중독을 더 악화시킬 수 있다는 점입니다. 설사를 통해 해로운 물질을 몸 밖으로 배출하려는 우리 몸의 자구적인 노력을 강제로 멈추게 해서 오히려 균이나 독소의 배출을 막을 수 있기 때문입니다.

Q4-1 한방에서는 식중독 치료를 어떻게 하나요?

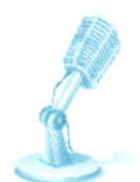 한의학에서는 식중독을 '토사곽란(吐瀉癨亂)'이라고 명명하는데, 이는 상한 음식을 섭취해서 비위의 기운이 혼란스럽게 흐트러진 상태를 의미합니다. 일반적으로 헝클어진 비위 기능을 조절하면서 위장관 내에 정체된 습독(濕毒)을 제거하기 위해서 향유산(香薷散)이나 이공산(異功散), 곽향정기산(藿香正氣散) 등의 처방을 운용합니다.

Q5 식중독을 예방하기 위해선 어떤 점을 유의해야 하나요?

 우선 모든 음식물은 익혀서 먹고 물은 반드시 끓여 먹는 것이 중요합니다. 육고기나 어패류, 야채와 같은 가공되지 않은 날 식품을 먹을 경우에는 최대한 신선한 것을 구입하는 것이 또한 중요하

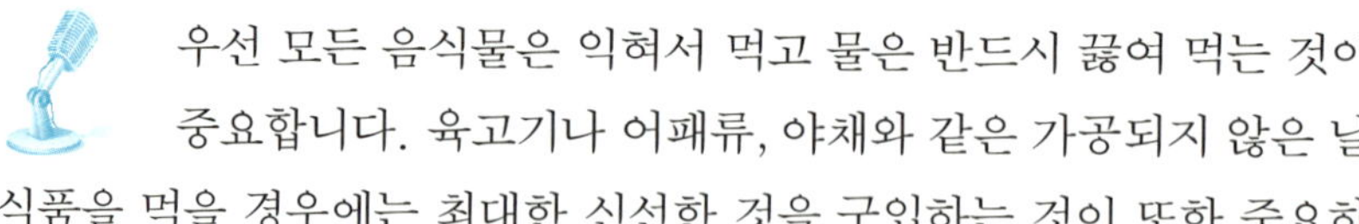

겠구요. 음식 조리전이나 먹기 전, 화장실을 다녀온 후, 외출 후에는 반드시 손을 씻는 것이 좋으며, 부엌에 있는 가구와 식기류 등 모든 물건의 표면을 깨끗하게 유지하는 것이 좋습니다. 특히 조리대와 도마, 칼, 행주 등은 항상 청결을 유지해야 합니다. 손에 상처가 났을 때에는 육류나 어패류를 만지지 않는다는 점도 유의할 필요가 있겠습니다.

Q5-1 식중독 조리 원칙도 있을 것 같은데요?

세계보건기구(WHO)에서는 식중독 예방을 위한 안전한 식품 조리 10대 원칙을 발표한 바 있는데요, "① 안전을 위해 가공식품을 선택한다. ② 적절한 방법으로 가열·조리하는 것이 중요하다(식중독 등을 유발하는 미생물을 없애려면 철저히 가열해야 한다. 고기는 70도 이상에서 익혀야 하고 뼈에 붙은 고기도 잘 익히도록 한다). ③ 조리한 식품을 실온에 방치하면 미생물이 증식할 수 있으므로 조리한 음식은 가능한 한 빨리 섭취한다. ④ 조리 식품을 4~5시간 이상 보관할 경우에는 반드시 60도 이상이나 10도 이하에서 저장해야 한다. 특히 먹다 남은 유아식은 보관하지 말고 버려야 한다. 많은 양의 조리식품을 한꺼번에 냉장고에 보관하지 않는 것도 중요하다. ⑤ 냉장보관 중에도 해로운 미생물의 증식이 가능한 만큼 저장했던 조리식품은 70도 이상의 온도에서 3분 이상 재가열한 뒤 먹어야 한다. ⑥ 가열 조리한 식품과 조리하지 않은 식품이 맞닿으면 오염될 수 있으므로 서로 섞이지 않도록 한다. ⑦ 조리 전이나 다른 용무를 본 후에는 반드시 손을 씻어야 한다. ⑧ 부엌의 조리대를 항상 청결하게 유지하고 음식이 오염되지 않도록 한다. 행주, 도마 등 조리기구는 매일 살균, 소독, 건조해야 한다. ⑨ 곤충, 쥐, 기타 동물 등을 통해 식품이 오염될 수도 있는 만큼 음식물에 대한 동물의 접근을 막아야 한다. ⑩ 깨끗한 물로 세척하거나 조리해

야 하지만 오염이 의심될 때에는 물을 끓여 사용한다. 특히 유아식을
만들 때는 오염 여부를 주의하는 것이 좋다." 등이 그것입니다.

Q5-2 감염자가 사용한 식기류는 어떻게 해야 하나요?

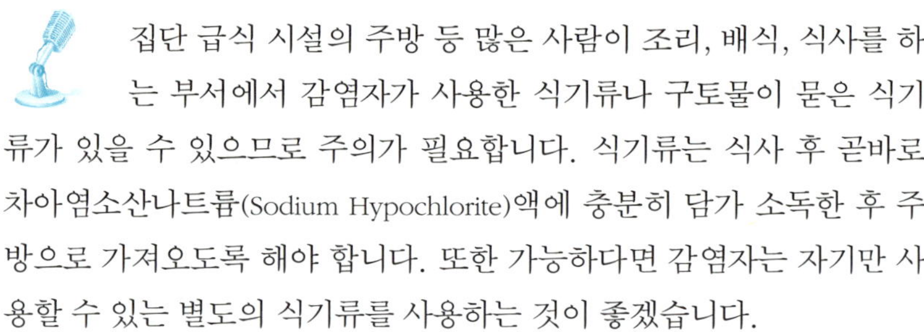

집단 급식 시설의 주방 등 많은 사람이 조리, 배식, 식사를 하
는 부서에서 감염자가 사용한 식기류나 구토물이 묻은 식기
류가 있을 수 있으므로 주의가 필요합니다. 식기류는 식사 후 곧바로
차아염소산나트륨(Sodium Hypochlorite)액에 충분히 담가 소독한 후 주
방으로 가져오도록 해야 합니다. 또한 가능하다면 감염자는 자기만 사
용할 수 있는 별도의 식기류를 사용하는 것이 좋겠습니다.

기능성 소화불량

2010. 2. 15. 방송분

> **Q1** 기능성 소화불량이라고 하면. 위장의 운동기능과 감각기능에 이상이 있는 건가요?

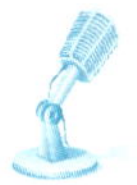

굉장히 많은 분들이 복통이나 늘 체한 것처럼 명치끝이 답답하거나 속 더부룩함 같은 증세가 있으면 혹시나 하여 내시경을 비롯한 여러 검사를 받아 보게 됩니다. 하지만 실제로 내시경 검사를 받는 분 중에서 약 50~70% 정도는 그저 가벼운 신경성 위염 또는 정상으로 판정이 됩니다.

그래서 의사들은 스트레스를 줄이고 음식에 조심하라고 하면서 소화제 계열의 약을 처방하지만, 약을 먹을 때만 잠시 증상이 감소되거나 혹은 별 차도가 없을 때가 많으며, 계속하여 증상이 재현되어서 힘들어하는 분들이 많이 계십니다.

이러한 경우처럼 과거에는 신경성 소화불량이나 신경성 위염으로 치부되던 것이 1990년대 이후에는 '기능성 소화불량증'이라 하여 '위장의 운동기능과 감각기능에 이상이 생긴 것'으로 인식하고 있습니다.

즉 한마디로 정리해서 말씀드리자면, '기능성 소화불량증'이란 내시경 검사를 비롯한 여러 검사에서 별다른 병리적 이상이 발견되지는 않았으나 지속적 또는 간헐적으로 복통 또는 상복부 불쾌감을 호소하는 모든 병증을 의미합니다.

구체적으로 어떤 증상이 있나요?

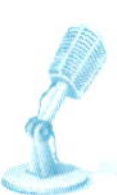

식사 후 몇 시간이 지나도 여전히 답답하거나 가스가 차 있는 것 같은 느낌을 받고 뭔가 막히는 듯한 느낌을 제일 많이 호소하시구요, 속이 메슥메슥하거나 헛구역질이 나기도 합니다. 또 트림이 잘 나거나 신물이 넘어오기도 하고, 춘곤증도 아닌데 밥만 먹고 나면 심하게 졸리기도 합니다. 특징이라고 할 수 있는 것은, 이런 여러 불편한 증상들이 자는 동안에는 나타나지 않는다는 점입니다.

기능성 소화불량으로 인해 나타나는 부수적인 증상은 어떤 것들이 있나요?

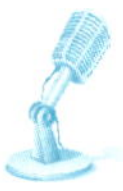

부수적인 증상은 사람에 따라서 조금 다양하게 나타나게 되는데요, 머리가 무겁거나 정신이 맑지 않다는 생각이 잘 들게 되구요, 팔다리에 기운이 없고, 여성들의 경우에는 얼굴에 뾰두라지나 기미가 잘 생기는 경우도 있습니다. 얼굴색이 약간 누렇게 되거나 핏기가 없어 보인다는 얘기를 들을 수도 있구요. 등이나 어깨가 자주 결리고 아픈 중세도 나타납니다. 가슴이 답답하다고 호소하는 경우도 있습니다.

기능성 소화불량의 원인은 어디에 있는 건가요? 단순한 원인은 아닐 것 같은데요. 사회적인 요인도 적지 않을 것 같습니다.

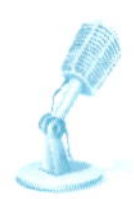

사실 기능성 소화불량증의 결정적인 원인을 진단하기가 쉽지

않은 것이 여러 가지 요인들이 복합적으로 상호작용해서 나타나기 때문입니다.

과거에는 그저 신경 쓰는 것을 줄이면서 스트레스를 피하라든지 음식을 조심하라는 것과 같은 단순하고 고식적인 지침들이 있었지만, 현재는 아까 위에서 말씀드린 것처럼 매우 다양한 요인이 복합적으로 상호작용하여 위장의 운동기능과 감각기능이 문란하여 나타나는 질환으로 인식하고 있습니다.

기능성 소화불량증의 가장 유력한 원인은, 위장을 지배하는 뇌신경인 미주신경이 본연의 제 기능을 다하지 못하도록 신체적 정신적 스트레스를 장기적으로 받는 데 있다고 알려져 있습니다.

보통 의학에서는 위나 장을 'second brain(제2의 뇌)'이라고 하는데, 이는 어느 장기보다 각종 스트레스에 민감하게 반응하기 때문이지요.

좀 더 구체적으로 말씀드려 보자면, 불규칙한 식사, 폭식, 과식, 음주, 흡연, 기름진 음식, 패스트푸드와 같은 바쁘게 사회생활을 하면서 겪게 되는 부적절한 식사 패턴으로 인해서 기능성 소화불량 증세가 잘 나타날 수 있겠구요. 강박관념이나 우울, 불안, 초조 등 사회생활을 하면서 겪게 되는 정서적 요소들도 미주신경을 자극하게 되고 이로 인하여 위의 운동기능에도 영향을 미쳐 기능성 소화불량 증상이 나타나기도 합니다.

기능성 소화불량에도 유전적인 요인이 있을 수 있나요? 부모님이 평소 소화가 잘 되지 않을 경우, 자식도 영향을 받을 수 있나요?

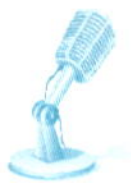

어느 정도는 유전적인 소인이나 가족력이 있을 수 있습니다. 하지만 이와 같은 병증에 있어 더욱 결정적인 것은 후천적인

섭생, 즉 음식 섭취와 같은 생활습관이나 스트레스 상황에 적절하게 대처하는 성숙한 적응 능력이라고 할 수 있겠습니다.

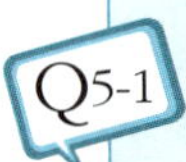

Q5-1 사상체질로 봤을 때, 특별히 이같은 증상이 자주 나타나는 체질이 있나요?

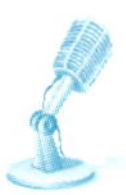

사상의학에서는 비위의 기능이 선천적으로 허약한 소음인 분들에게 이런 기능성 소화불량이 잘 나타나게 됩니다. 특히 손발이나 배가 찬 경향을 가진 소음인 여성 분들에게 이런 증세가 아주 흔합니다.

Q6 한방적으로 어떤 치료법이 있나요?

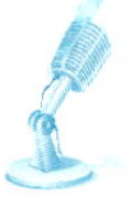

'기능성 소화불량증'과 유사한 한방병명으로는 동의보감에서 애기(噯氣), 비만(痞滿), 조잡(嘈雜), 탄산(吞酸), 오심(惡心), 구역(嘔逆), 식후혼곤(食後昏困) 등으로 아주 자세하게 기술했는데요. 각각의 증세에 따른 치료법도 다양하게 기록되어 있습니다. 특히 인삼을 위주로 한 처방이 많이 있는데요. '인삼양위탕'이나 '사군자탕' 등이 대표적인 처방입니다. 또한 흔히 '사관' 혈이라고 부르는 '합곡' 혈과 '태충' 혈을 침이나 지압 등으로 자극해 주고, 복식호흡을 꾸준하게 하는 것도 좋은 방법이 될 것 같습니다.

Q7 생활 속에서 기능성 소화불량증을 완화시키거나 예방할 수 있는 방안은 무엇이 있나요?

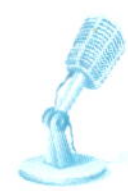 가장 큰 원칙은 일단 증상을 유발하는 음식물을 피하는 것입니다. 보통 밀가루 음식(국수, 라면, 피자 등)이나 차가운 음식(메밀, 아이스크림 등), 기름진 음식(삼겹살, 중국음식 등), 자극성 음식(맵거나 향신료가 많이 들어간 음식) 등이 증상을 잘 유발하나 이는 개인마다 차이가 있기 때문에 본인에게 잘 맞지 않는 음식은 당분간 자제하는 것이 제일 중요한 예방법입니다. 인스턴트 음식이나 패스트푸드(햄버거, 피자, 컵라면 등), 과자류 등은 증상을 잘 유발하고 악화시키기 때문에 가급적 피하는 것이 좋구요. 술 역시도 위산분비를 증가시켜 증상을 악화시키기 때문에 가급적 피하시는 것이 좋습니다. 커피, 녹차, 탄산음료(콜라, 사이다) 등은 위산분비를 자극하고 철분의 흡수를 방해하므로 식후에 먹는 것은 좋지 않습니다. 또한 폭식이나 과식은 절대적으로 피해야 합니다. 가급적 소화되기 쉬운 음식을 드시는 것이 도움이 됩니다. 너무 고단백 음식이나 고지방 음식도 소화에 시간이 많이 걸리기 때문에 잠시 피하는 것이 도움이 됩니다. 운동을 꾸준하게 하는 것이 기능성 소화불량 개선에도 도움이 되는데요. 무리하지 않고 주로 팔다리를 많이 쓰는 체조나 스트레칭, 요가, 산책, 빠른 걸음으로 걷기, 가벼운 조깅, 수영 등을 하는 것이 좋겠습니다.

 **Q7-1** 기능성 소화불량 치료에는 스트레스를 어떻게 완화해야 하나 하는 것도 관건이 될 것 같은데요?

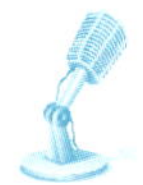 동의보감에서 추천하는 가장 좋은 스트레스 해소법은 가슴 정가운데에 있는 '전중' 혈 지압법과 꾸준한 복식호흡입니다. 사실 세상을 살면서 스트레스를 피할 수는 없습니다. 음식을 먹고 소변이나 대변을 보지 못한다면 어떻게 되겠습니까? 마찬가지로 주위의 모든 환경으로부터 스트레스를 받기만 하고 이를 해소 내지는 배출해

내지 못한다면 아마 머리가 폭발하고 말 것입니다. 자기가 가장 좋아하고 흥미를 느낄 수 있으며 편안한 마음으로도 열정을 느낄 수 있어서, 잠시나마 거기에 몰입할 수 있고 웃으며 만족감을 느낄 수 있는 취미 활동이나 여가 생활을 반드시 하는 것이 중요합니다.

역류성 식도염

> **Q1** 오늘은 요즘 많은 분들에게서 나타나고 있는 '역류성 식도염'에 대해 말씀을 나누어 보도록 하겠습니다. 주위에 보면 밤에 자다가 가슴 속이 타는 듯한 느낌이 들어서 일어나 물을 마시거나 목 위로 신물이 넘어오는 불편감을 느끼는 분들이 적지 않은데요, 이런 경우에는 우선적으로 '역류성 식도염'을 의심해 볼 수 있는 건가요?

그렇습니다. 역류성 식도염은 정상적인 경우라면 위(Stomach) 안에 있어야 하는 위산 또는 위액이 식도 쪽으로 거슬러 올라가는 현상이 지속되어서 식도가 헐거나 염증을 일으키는 질환이라고 정의할 수 있겠습니다.

역류성 식도염의 대표적인 증상으로는 목에 뭔가 걸려 있는 듯한 느낌을 지속적으로 받게 되고 가슴이 타는 것 같은 통증이나 불편감이 나타나며, 신물이 올라오고, 신트림이나 속쓰림 현상을 보이는 것입니다.

조금 더 상세하게 말씀드려 보자면 역류성 식도염은 위와 식도 사이에 위치하는 '하부 식도 괄약근'에 문제가 생겼을 때 주로 발생하는데요, 원래 하부 식도 괄약근은 평소에는 닫혀 있다가 음식을 먹거나 트림을 할 때에만 열리는 것이 정상인데 이렇게 밸브 역할을 하는 괄약근의 조이는 힘이 여러 가지 이유로 인해서 느슨해지게 되면 위 안의 내용물들이 식도로 역류하게 되고 역류한 위산이 식도 점막을 지속적으로 자극하게 되어 병을 일으키게 되는 것입니다.

만일 위산이 식도를 지나서 기도로까지 넘어가면 만성 기침이 생기거나 목이 쉴 수도 있고, 후두염, 천식 등이 유발되기도 하기 때문에, 만성적인 기침이나 갑작스럽게 목이 쉬는 경우처럼 호흡기 계통 병증이 이상하게 잘 치료되지 않고 있을 때에는 혹시 역류성 식도염이 동반되어 있기 때문은 아닌지 의심해 볼 필요가 있는 것입니다.

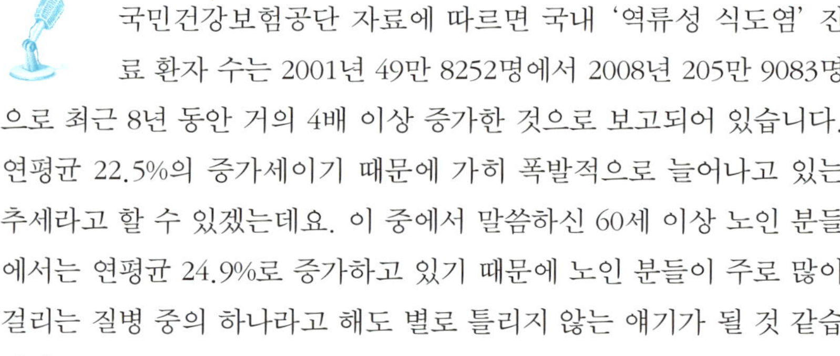

주로 어떤 분들에게서 역류성 식도염이 많이 나타나게 되나요? 아무래도 연세 많은 노인 분들에게 보다 잘 나타나고 있겠지요?

국민건강보험공단 자료에 따르면 국내 '역류성 식도염' 진료 환자 수는 2001년 49만 8252명에서 2008년 205만 9083명으로 최근 8년 동안 거의 4배 이상 증가한 것으로 보고되어 있습니다. 연평균 22.5%의 증가세이기 때문에 가히 폭발적으로 늘어나고 있는 추세라고 할 수 있겠는데요. 이 중에서 말씀하신 60세 이상 노인 분들에서는 연평균 24.9%로 증가하고 있기 때문에 노인 분들이 주로 많이 걸리는 질병 중의 하나라고 해도 별로 틀리지 않는 얘기가 될 것 같습니다.

또한 고기나 기름기 많은 음식, 지방이 많은 포함된 식품을 섭취할 경우에는 위에서 음식이 체류하는 시간이 길어지고 복압을 상승시켜서 위산 역류가 보다 잘 일어날 수 있습니다. 음식물의 과잉 섭취도 위산의 과잉 분비와 복압 상승을 야기시켜서 위산 역류를 초래할 수 있습니다. 복부 비만에 의한 복압의 상승 역시도 역류성 식도염의 한 가지 원인이 됩니다. 복부 비만인 사람들은 정상인들에 비해서 역류성 식도염에 걸릴 확률이 1.6배 정도 높은 것으로 조사되어 있습니다.

노인 분들에게서 역류성 식도염이 많이 나타나는 이유는 무엇
일까요?

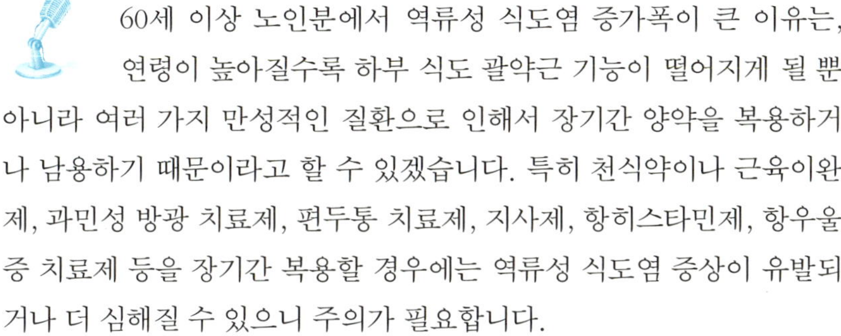

60세 이상 노인분에서 역류성 식도염 증가폭이 큰 이유는, 연령이 높아질수록 하부 식도 괄약근 기능이 떨어지게 될 뿐 아니라 여러 가지 만성적인 질환으로 인해서 장기간 양약을 복용하거나 남용하기 때문이라고 할 수 있겠습니다. 특히 천식약이나 근육이완제, 과민성 방광 치료제, 편두통 치료제, 지사제, 항히스타민제, 항우울증 치료제 등을 장기간 복용할 경우에는 역류성 식도염 증상이 유발되거나 더 심해질 수 있으니 주의가 필요합니다.

역류성 식도염에 걸린 경우에는 일상생활에서 어떤 점을 유의
하면 치료에 도움이 될 수 있을까요?

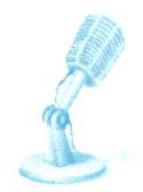

가장 중요한 것은 '규칙적인 식생활'이라고 할 수 있습니다. 즉 일정한 식사 시간을 준수하고 식사량도 매 끼니마다 일정하게 유지하는 노력이 중요합니다. 또한 잠들기 2~3시간 전에는 음식을 먹지 말아야 하겠습니다. 술을 먹거나 담배를 피우면 증세가 더 안 좋아지기 때문에 반드시 금주와 금연을 실천해야 하며, 커피, 콜라, 기름진 육류, 튀김요리 등과 같은 자극적인 음식은 먹지 않아야 하겠습니다.

음식을 먹고 바로 눕거나 구부린 자세를 취하게 되면 위 안의 내용물이 위식도 연결 부위에 위치하게 되어 좋지 않으므로, 식후에 바로 눕는 동작을 피하는 것도 중요합니다. 또한 잠을 잘 때 상체 부위를 약간 높게 하는 것도 치료에 도움이 됩니다. 환자용 침대가 아닌 일반 침대에서 상체를 높이고 자는 것이 물론 쉽지만은 않겠지만 베개나 쿠션, 이불 등을 이용해서 시행하면 도움이 됩니다. 그리고 허리띠를 꽉 졸라 맨다든지 꽉 끼는 바지를 입는 것은 복압을 올려서 역류성 식도염을 악화시키기 때문에 피하는 것이 좋겠습니다.

이와 함께 걷기, 조깅, 수영과 같은 가벼운 운동을 꾸준히 하는 것이 좋은데요, 그 중에서도 '계단 오르내리기'와 같은 운동은 소화를 촉진시키는 데 많은 도움이 됩니다. 한 가지 주의할 사항은 어떤 운동을 할 때에도 밥을 먹은 다음에 1시간 정도는 지난 이후부터 시작하는 것이 좋은데요, 만일 밥을 먹은 다음에 1시간이 지나지 않고 바로 급하게 운동을 시작할 경우에는 위에 아직 남아 있는 음식물이 위에서 십이지장으로 넘어가는 위치의 근육이 수축되어 위에 있는 음식이 장으로 내려가지 못하여 소화 장애를 일으킬 수 있기 때문입니다.

 **Q5** 역류성 식도염을 그냥 방치하게 되면 위험할 수 있는 건가요?

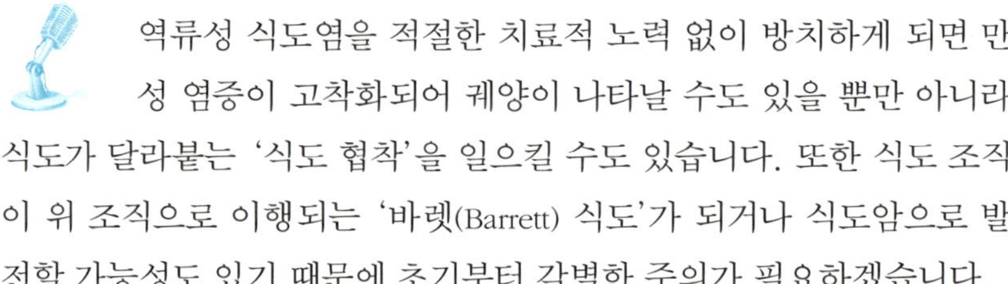

역류성 식도염을 적절한 치료적 노력 없이 방치하게 되면 만성 염증이 고착화되어 궤양이 나타날 수도 있을 뿐만 아니라 식도가 달라붙는 '식도 협착'을 일으킬 수도 있습니다. 또한 식도 조직이 위 조직으로 이행되는 '바렛(Barrett) 식도'가 되거나 식도암으로 발전할 가능성도 있기 때문에 초기부터 각별한 주의가 필요하겠습니다.

 **Q6** 역류성 식도염에 평소에 꾸준하게 먹으면 도움이 되는 좋은 한 방차가 있으면 추천해 주시지요.

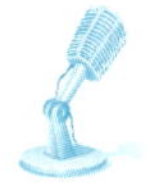
해 왔습니다. 특히 신물이 넘어오는 역류성 식도염 증세를 개선하는 데 좋은 효능이 있기 때문에 꾸준하게 산사차를 먹는 것을 추천해 드리고 싶습니다.

또한 백출(白朮)이라고도 부르는 '흰삽주뿌리'도 역류성 식도염 증세 완화에 도움이 되는데요, 매일 백출 20g을 물 2리터에 넣고 30분~1시간 정도 끓인 다음에 마시면 속쓰림 개선에 도움이 됩니다.

Q1 많이 먹거나 급하게 음식을 먹는 경우 배가 아픈 경우를 위염이라고 하는데요. 최근 위염 환자가 늘고 있다고 하죠?

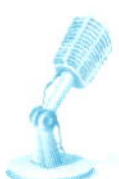

올해(2010년) 초에 발표된 건강보험심사평가원 자료에 의하면, '위염(gastritis)'으로 진료 받은 사람은 2004년도 389만 명에서 2008년도 501만 명으로 연평균 6.6% 가량 증가했으며, 이 중에서 여성이 남성보다 매년 1.6배 정도 위염에 많이 걸리는 것으로 나타났습니다. 연령별로는 40대가 19.2%로 가장 많았는데요, 10세 이하 소아 환자를 제외한 모든 연령 구간에서 남성보다 여성의 발생률이 높게 나타났습니다. 특히 20대 여성의 경우에는 같은 연령대의 남성에 비해 위염 환자가 거의 2.1배 정도 많았습니다. 20대 여성들이 비교적 높은 위염 발생률을 보이는 것은 체중 조절을 위한 반복적이고 무리한 다이어트로 인해서 불충분하고 불규칙한 식습관이 일상화되었고 취업과 결혼 등으로 인한 만성적인 스트레스 때문인 것으로 생각됩니다.

Q2 위염을 일으키는 원인은 무엇 무엇이 있나요?

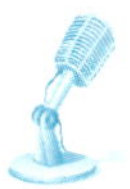

위(Stomach)에 염증을 일으키는 원인은 사실 매우 다양합니다. 일반적으로 음식을 지나치게 많이 먹거나 시간에 쫓겨 서둘러서 급하게 먹는 경우, 매운 음식을 자주 즐겨 먹었을 때 위에 염증

이 잘 유발될 수 있으며, '헬리코박터 파일로리(Helicobacter pylori)'라는 세균 감염에 의해서 생길 수도 있습니다. 또한 진통제나 항생제, 소염제, 스테로이드 제제와 같은 약물에 의해서도 위염이 잘 생기게 됩니다. 그리고 심한 정신적 스트레스나 흡연, 음주 습관 등도 위염을 잘 일으키는 것으로 알려져 있습니다.

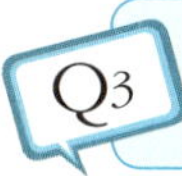

Q3 위염이 위암으로도 발전할 가능성, 어느 정도인가요?

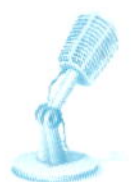

우선 위염은 크게 급성 위염과 만성 위염의 두 가지 형태로 나누어 볼 수 있는데요, 위에 염증이 일시적으로 생겼다가 없어지면 급성 위염으로 진단하고, 3개월 이상 병증이 지속되면 만성 위염으로 구분하게 되는 것입니다.

급성 위염은 다시 급성 미란성 위염, 급성 출혈성 위염 등으로 나눌 수 있는데, 위벽이 깊게 패이지 않고 살짝 벗겨진 상태를 급성 미란성 위염이라고 하고, 위점막에 출혈이 생기면서 위벽이 살짝 벗겨진 경우를 급성 출혈성 위염이라고 합니다.

만성 위염도 몇 가지로 분류할 수 있는데, 내시경 상으로는 만성 위염을 표재성 위염, 위축성 위염, 화생성 위염 등으로 나누고 있습니다. 표재성 위염은 위내시경 검사상 위 표면에 불규칙하게 발적이 있거나 손톱으로 긁은 듯한 붉은 줄이 빗살 모양으로 나타나 있는 경우를 말하고, 위축성 위염은 만성적인 염증 반응으로 인해서 위 점막이 혈관이 보일 정도로 얇아지면서 소화 효소를 분비하는 위샘이 파괴된 상태를 말하며, 화생성 위염은 위 점막이 오랫동안 안 좋은 자극을 받아서 원래 모습을 잃고 소장 점막이나 대장 점막 모양으로 변한 경우[이런 이유로 화생성 위염을 '장상피화생(腸上皮化生)'이라고도 한다]를 말하는데 내시경 상으로 위점막에 무수한 융기를 볼 수 있으며, 위벽이 붉지 않고 회백색의 색조를 띠게 됩니다.

보통 위축성 위염이 더 악화되어 화생성 위염이 되고, 최종적으로 위암이 생기는 것으로 이해되고 있습니다.

한 가지 알아두어야 할 부분은, 위궤양을 방치한다고 해서 위암으로 발전하지는 않는다는 사실입니다. 일부 위암 환자에게서 위궤양이 함께 나타나는 경우가 있지만 두 질병 사이에 직접적 연관성은 없는 것으로 알려져 있습니다.

전 세계적으로도 우리나라의 위염 발병률이 매우 높은데요. 그 원인은 어디에 있다고 볼 수 있을까요?

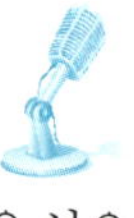

우리나라 국민들의 일반적인 식생활을 살펴보면 소금기가 많은 음식, 즉 '염장 식품'을 즐겨 먹는 경우가 많은데요, 짠 음식은 위점막을 지속적으로 손상시켜서 위염 발생 확률을 높이며 나아가서는 발암 물질로서의 역할을 할 수도 있습니다. 염분은 위점막에 위축성 위염을 일으키는 직접적 원인이 되는 것으로 파악되고 있습니다. 또한 우리나라는 곡류(탄수화물) 위주의 식생활을 하고 있는 대표적인 국가인데요, 곡류(탄수화물)는 위장에서 머무는 시간이 짧아서 식사한 지 얼마 지나지 않아 허기를 쉽게 다시 느끼게 됩니다. 이런 곡류(탄수화물) 위주의 식습관은 자연스럽게 과식의 원인으로 작용하게 되는데요, 과식 자체도 위에 부담을 주게 되지만 추가적인 식사를 할 때 또 맵고 짠 반찬이나 국을 함께 먹게 되면 더더욱 위에 부담을 가중시키게 되기 때문에 우리나라에서의 위염 발생률이 매우 높은 수준으로 나타나는 것으로 알려져 있습니다.

위염은 어떻게 치료해야 하나요?

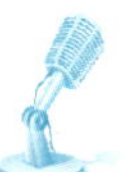

위염 치료는 위염을 일으키는 원인과 염증의 심각도에 따라서 조금씩 다른데요, 먼저 증상이 크게 심하지 않거나 거의 없는 급성 위염과 만성 위염의 경우에는 일반적으로 적극적인 치료 대상이 되지는 않습니다. 증상이 나타날 때마다 위산 억제제나 위장 점막 보호제를 처방하고 흡연이나 음주, 카페인, 자극적인 음식과 같은 증상을 악화시키는 요소를 멀리하라는 권유를 실천하면 됩니다.

급만성 위염의 대표적인 원인이라고 할 수 있는 헬리코박터균에 대해서는 의사의 판단에 따라서 치료를 적극적으로 권유하는 경우와 그렇지 않은 경우가 있는데, 최근에 발표된 대규모 임상 연구에서는 헬리코박터균에 대한 적극적인 치료가 환자가 느끼는 주관적인 증상 호전에 있어서는 별다른 효과가 없는 것으로 보고되었습니다. 하지만 위암의 가족력이 있는 경우, 위암 수술 이후에도 헬리코박터 연관성 위염이 여전히 있는 경우, 아스피린이나 진통제에 의해 심한 출혈성의 병리적 증상이 있었던 경우에는 헬리코박터균 치료를 적극적으로 시행하는 것이 좋습니다.

한의학에서는 위염 증세 완화를 위해서 창출(蒼朮), 백출(白朮), 백복령(白茯笭), 후박(厚朴), 지실(枳實), 감초(甘草), 사인(砂仁), 산사(山査)와 같은 비위 계통을 다스리는 약재를 많이 활용하고 있는데요, 특히 생강차나 진피차를 위염 환자가 평소에 꾸준하게 복용하게 되면 위장이 편안해지고 속이 더부룩하고 답답한 증세나 복부팽만감 등의 증세가 상당히 완화됩니다.

위염을 예방하는 방법이 무엇보다 중요할 텐데요. 어떤 방법이 있나요?

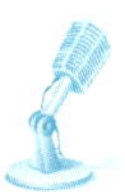

위염을 예방하기 위해서는 음주, 흡연, 스트레스, 약물의 4대 위염 증상의 유발 인자를 최대한 피하는 것이 제일 중요합니다. 특정한 식이 요법을 하기보다는, 특별한 문제나 불편감이 없는 한 하루 세 번씩 규칙적으로 자연스러운 식사를 하는 것이 좋습니다. 음식을 너무 자주 먹거나 취침 전 두 시간 이내에 먹게 되면 위산 분비가 증가하기 때문에 주의가 필요합니다. 항상 긍정적이고 밝은 마음을 가지기 위해서 꾸준하게 명상을 하는 것도 위염 예방에 도움이 됩니다.

음식을 섭취하는 데 있어서 주의할 점은 무엇인가요?

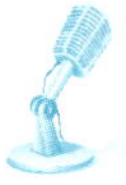

밀가루 음식(ex. 라면, 국수, 빵)이나 인스턴트 음식(ex. 햄버거, 피자, 떡볶이), 탄산음료나 카페인 음료, 산도가 높은 과일 주스, 식초, 매운 음식 등은 위염 증상을 더욱 악화시키기 때문에 가급적 삼가야 합니다.

또한 만성 위염의 경우에는 소금에 오래 절인 음식이나 불에 구워먹는 생선이나 고기, 신선하지 않은 오래된 음식 등이 위암의 발생률을 높일 수 있으므로 가능하면 피하는 것이 좋겠습니다.

반면에 신선한 야채나 물에 삶은 고기, 그리고 신선하게 보관된 음식을 적절하게 먹으면 위염이 악화되지 않는다고 알려져 있습니다.

Q1 여름철에 차가운 음식을 먹거나 식중독에 걸릴 경우, 장염에 시달리는 경우가 적지 않은데요. 장염이란 무엇인지 먼저 설명 좀 해주시죠.

 장염이란 장(소장, 대장)에 염증이 생기는 모든 질병을 일컫는 굉장히 광범위한 용어인데요, 크게 세균성 장염과 바이러스성 장염으로 분류하고 있습니다. 아이들에게 잘 생기는 장염의 대부분은 바이러스성이며 그 중에서 제일 잘 알려진 것이 가성 콜레라입니다. 세균성 장염은 이질, 장티푸스와 같이 세균 감염으로 장점막이 손상되는 것을 말합니다.

Q2 아이에게 잘 발생하죠?

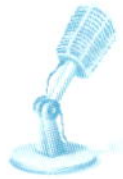 그렇습니다. 주로 6~24개월 사이의 어린아이들에게 장염이 아주 많이 발생하고 있습니다.

Q2-1 주요 증상은 무엇인가요?

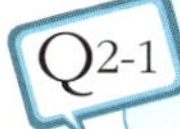 아이들 장염의 대부분의 원인인 가성 콜레라에 걸리면 대부

분의 경우 처음에 열부터 나게 됩니다. 아주 심한 경우에는 열성 경련을 일으키는 경우도 있습니다. 그리고 토하기 시작하는데, 토하는 것이 심한 경우에는 먹은 음식뿐 아니라 물까지 다 토해서 아이가 축 처지게 되는 경우도 흔합니다. 보통 2~3일 정도 열이 나고 토하는데 그 이후에는 토하는 것이 약간 줄면서 설사를 하게 됩니다. 심한 경우에는 적게는 하루 2~3회, 많게는 하루 20회가 넘는 경우도 있습니다.

심한 복통을 동반하기도 하죠?

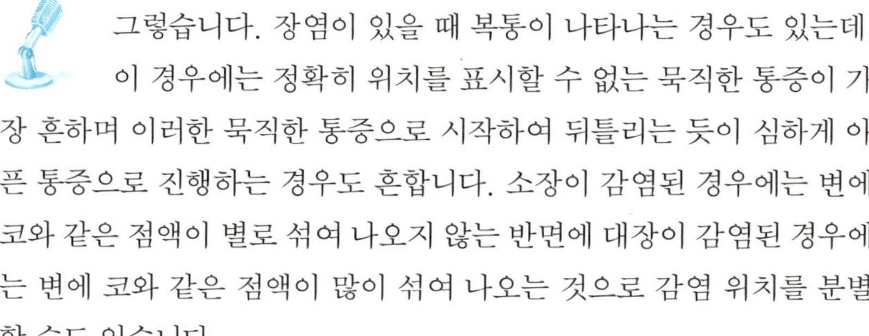

그렇습니다. 장염이 있을 때 복통이 나타나는 경우도 있는데, 이 경우에는 정확히 위치를 표시할 수 없는 묵직한 통증이 가장 흔하며 이러한 묵직한 통증으로 시작하여 뒤틀리는 듯이 심하게 아픈 통증으로 진행하는 경우도 흔합니다. 소장이 감염된 경우에는 변에 코와 같은 점액이 별로 섞여 나오지 않는 반면에 대장이 감염된 경우에는 변에 코와 같은 점액이 많이 섞여 나오는 것으로 감염 위치를 분별할 수도 있습니다.

만일 설사에 피가 섞여 있거나 2시간 이상 복통이 지속되는 경우, 그리고 8시간 동안 8회 이상 설사를 쫙쫙 하는 경우, 1세 미만의 아이가 8시간 이상 소변을 보지 않거나 1세 이상의 아이가 12시간 이상 소변을 보지 않는 경우, 입술이 마르고 눈이 쑥 들어갔거나 울어도 눈물이 나오지 않는 경우, 기운이 없어 축 처지거나 깨워도 반응이 없는 경우, 피부가 차고 축축해 보이는 경우에는 응급 상황이기 때문에 바로 병원으로 가야 하겠습니다.

장염 증상이 증상이 심할 경우, 일상생활에 어려움이 적지 않은데요. 어느 정도인가요?

장염은 심한 경우 탈수와 무기력증을 일으키고 증세가 지속되면서 배변이 불규칙해지고 설사와 변비가 반복되어서 일상생활에 많은 지장을 줄 수 있습니다. 또한 식욕부진이나 복통, 복부 팽만감, 흡수 장애 등으로 인해서 영양 상태가 점점 악화되고 빈혈 증상이 일어날 수도 있어서 장염 환자들은 일상생활을 수행하는 데 여러 모로 어려움을 겪는 경우가 많습니다.

장염에도 종류가 있죠?

크게 급성 장염(Acute Enteritis)와 만성 장염(Chronic Enteritis)으로 나눌 수 있는데요, 급성 장염은 다시 감염성 장염과 비감염성 장염으로 구분할 수 있겠습니다. 감염성 장염은 이질균, 장염 비브리오, 살모넬라, 콜레라 등의 세균과 바이러스 등이 원인이고 비감염성 장염은 폭식, 폭음, 식중독, 불소화성 음식물을 다량 섭취한 경우나 약물 알레르기나 음식물 알레르기 등이 원인입니다.

만성 장염(Chronic Enteritis)은 보통 급성 장염으로부터 시간이 흘러서 만성화된 장염을 말하지만, 처음부터 만성 장염일 때도 있습니다. 결핵이나 기생충, 궤양성 대장염, 직장암 등으로 생겨나게 된다고 알려져 있습니다. 배변은 불규칙적이고 설사와 변비가 반복되는 경우가 많습니다. 그 외에 식욕부진, 복통, 복부팽만감, 흡수장애로 인해 영양상태가 악화되고 빈혈이 일어나기도 쉽습니다.

Q5 한편, 장염 증상이 나타나더라도 며칠간 지나면 저절로 낫기도 하죠?

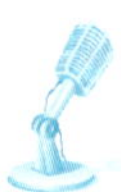

그렇습니다. 사실 평소에 생활 관리를 열심히 잘해서 면역 기능이 충분히 잘 갖추어져 있는 건강한 사람들은 장염에 걸려도 보통 3~4일 정도의 시간만 지나면 특별한 치료를 하지 않아도 저절로 낫게 됩니다. 하지만 심한 장염이었을 경우에는 만성 장염으로 진행하기도 하기 때문에 주의가 필요합니다. 특히 면역력이 떨어진 어린이와 노약자의 경우에는 가벼운 장염도 심각한 결과를 가져올 수 있으므로 전문가로부터 관리를 받는 것이 현명한 방법이 되겠습니다.

Q5-1 심하지 않을 경우엔 집에서 어떻게 치료해야 하나요?

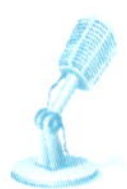

우선 제일 중요한 것은 탈수를 방지하기 위해서 따뜻한 보리차를 충분히 먹도록 하는 것입니다(물론 장염이 너무 심해서 물만 조금 먹어도 바로 설사하는 경우에는 물을 포함해서 완전히 금식하는 것이 좋겠습니다). 또한 배를 따뜻하게 하고 안정을 취하는 것도 중요합니다. 대추차나 꿀차를 따뜻하게 해서 조금씩 주는 것도 괜찮습니다.

Q6 장염에 따라 증상도 다르고, 치료법도 다를 것 같은데요. 가장 흔한 장염인 급성 장염의 경우에는 어떤 증상이 나타나며 어떻게 치료해야 하나요?

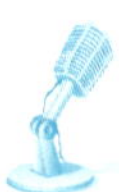

급성 장염의 경우에는 1~2일간 절식하고 변의 상태를 관찰하면서 유동식(미음 · 죽 · 수프) → 전유동식(상온, 체온에서 액체

상태인 모든 음식: 서늘하게 먹인다) → 연식(액체와 반고형인 식품) → 경식(연식에서 일반식으로 옮기기 전에 주는 식사)으로 이행하고 부식으로는 부드러운 야채, 흰살 생선, 반숙란 등을 추가해서 먹는 것이 좋습니다. 장에 기계적·화학적 자극을 피하고, 섬유가 많은 야채나 발효되기 쉬운 식품 그리고 뜨겁거나 찬 음식은 피하는 것이 좋겠습니다. 우유는 영양가가 높은 식품이지만 설사를 촉진하기 쉬우므로 초기에는 조심하는 것이 좋습니다. 증상이 심하지 않을 경우에는 식단조절만으로도 충분히 완치가 가능합니다. 단, 심한 경우에는 당연히 병원에 가서 치료를 받는 것이 좋겠습니다. 한의학에서는 '삼령백출산'이나 '계비탕'과 같은 처방을 활용하여 치료하거나, 배꼽 주위에 있는 중완, 천추, 관원과 같은 중요한 경혈에 뜸을 뜨거나 침을 놓는 치료를 하기도 합니다.

Q6-1 식이요법이 중요할 것 같은데요?

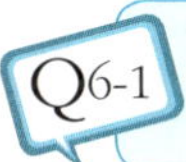

식이요법이 장염 치료와 회복에 결정적으로 중요한 경우가 많은데요. 우선 충분한 열량 및 단백질의 섭취가 필요합니다. 충분한 열량이란 하루에 체중 kg당 35~45kcal 정도를 말합니다. 또한 양질의 단백질 식품을 하루에 체중 kg당 1.5~2.5g 정도를 공급해 주는 것이 좋겠습니다. 어류와 육류를 먹는 경우에는 결체 조직이나 지방이 많은 부위는 가급적 먹지 않는 것이 좋습니다. 채소류는 부드러운 것을 선택하고 되도록 푹 익혀서 먹는 것이 좋고, 곡류는 완전히 껍질이 벗겨진 형태의 곡류를 선택하는 것이 좋겠습니다. 비타민제와 무기질 제제를 보충하는 것도 괜찮습니다. 그리고 우유나 유제품 그리고 과일주스나 야채주스는 당분간 제한하는 것이 좋겠습니다.

Q1 요즘처럼 건조한 초봄이 되면 어린아이를 둔 부모들의 걱정이 많은데요. 감기 다음으로 장염에 걸리는 어린이들이 많기 때문입니다. 이 가운데 로타 바이러스 장염이 영유아들 사이에서 많이 나타나고 있다고 하죠?

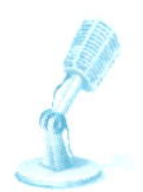

그렇습니다. 장염은 감기 다음으로 어린이들에게 있어 흔한 질환인데요. 이 중에서 로타 바이러스 장염은 영유아 급성 설사증의 가장 흔한 원인이 됩니다. 전 세계적으로 매년 5세 이하의 소아 1억 2500만 명이 감염되고 있으며 위생 상태가 좋은 미국 같은 나라에서도 매년 100만 명 이상의 소아가 로타 바이러스로 인해 어린이들이 심한 설사를 일으킨다고 보고되어 있습니다.

Q2 로타 바이러스 장염이란 무엇인가요?

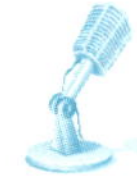

보통 '장염'이라고 하는 것은 말 그대로 장에 염증이 생기는 질병인데, 발병 원인에 따라 크게 바이러스성과 세균성으로 나눌 수 있습니다. 아기들이 걸리는 장염은 대개 바이러스성이며, 그 중에서도 가장 잘 알려진 것이 바로 '로타 바이러스'에 의한 장염입니다. 로타(Rota)라는 생화학자가 처음 바이러스를 발견했기 때문에 발견자 이름을 따서 로타 바이러스라고 하는데요, 로타 바이러스 장염은 흔히 우리가 '가성 콜레라'라고 부르기도 합니다. 그런데 열이 나고 설사를 하는 증상 때문에 가성 콜레라라고 부르기도 하는 것이지 실제 진짜 콜레라와는 전혀 상관이 없습니다.

Q3 로타 바이러스 장염의 증상은 무엇인가요? 흔히 볼 수 있는 설사증세가 나타나나요?

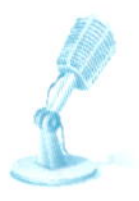

초기에는 열, 콧물, 기침과 같은 가벼운 감기 증세가 먼저 나타나다가 급작스럽게 심한 구토와 설사 증세가 나타나게 되는데요, 이렇게 한번 감염되면 심한 설사가 지속되고 탈수 현상이 생기게 됩니다. 열성경련을 동반하는 경우도 5% 정도 되구요. 로타 바이러스 장염이 일반 장염과 다른 것은 전염성이 매우 강하고 탈수 합병증이 생길 수 있어서 로타 바이러스에 걸리면 입원치료가 필요한 경우가 많다는 것입니다. 설사의 양상은 쌀뜨물과 같은 흰색이 많고 녹색과 황색의 경우도 있습니다. 설사의 양은 많은 편이고 횟수는 하루 2~3회에서 수십 회까지 다양한데 평균 7~10회 정도 하게 됩니다.

Q3-1 흔히 감기 증상으로 시작되기 때문에 감기로 혼동하기가 쉽다고 하죠?

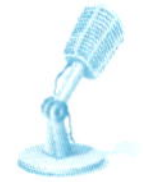

주로 감기와 아주 비슷한 증상으로 병증이 시작되기 때문에 감기가 걸린 것으로 오해되는 경우가 매우 많습니다. 그러다가 갑자기 심한 설사와 구토가 나타나기 때문에 당황하는 부모님들이 매우 많으시구요. 그러면서도 병원에 방문하지 않고 그냥 단순한 소화불량이라고 생각하면서 죽을 주면서 집에서 돌보다가 탈수 증세가 악화되어 응급실로 가는 경우가 흔합니다.

흔하게 감염될 수 있는 병인가요? 로타 바이러스 장염은 어떤 경로로 감염되나요?

병세 정도의 차이는 있겠지만 로타 바이러스는 전 세계 영유아에게 발생하는 급성 장염의 가장 흔한 원인으로, 5세 이하 영유아의 대부분이 한 번 정도는 감염된다고 보시면 됩니다. 그만큼 흔한 병이지요. 또한 위생환경이나 사회경제적 수준에 크게 상관없이 선진국과 후진국의 로타 바이러스 질환 발생률은 비슷하다고 알려져 있습니다.

로타 바이러스 장염은 주로 호흡기와 손으로 전염됩니다. 따라서 산후 조리원, 유아방, 소아과 병원 등 사람들이 많은 곳에서 주로 감염되기 쉬우며 오염된 식수나 음식물의 섭취, 장난감 등 오염된 표면을 접촉할 때도 감염될 수 있습니다.

학생들의 감염은 보통 영유아들의 유행시기(11월 ~ 2, 3월)보다 늦은 요즘 같은 봄철에 많이 발생하는 경향이 있으므로 학생을 자녀로 두신 부모님들의 보다 깊은 주의가 필요할 것 같습니다.

공기를 통해서도 감염될 수 있나요?

로타 바이러스는 전염력이 매우 강하기 때문에 공기 중 호흡기를 통해서도 충분히 전파될 수 있습니다. 또한 로타 바이러스는 생존력이 매우 뛰어나기 때문에 사람 손에서는 수 시간, 상대습도가 50% 이하인 공기 중에서는 수일간, 물속에서는 수 주간 생존하며 감염을 일으킵니다.

로타 바이러스 장염에 걸리면 영유아의 생명에 위협이 될 정도로 무서운 병인가요?

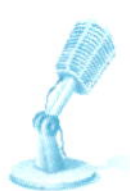

설사로 인한 탈수증이 심해지면 전해질 불균형이 초래되고 항상성이 깨어지면서 사망에까지 이르기도 하는 의외로 무서운 병입니다. 우리나라에서도 실제로, 2009년 4월 초에 제주시에서 생후 3개월 된 남자 아이가 로타 바이러스에 감염되어 탈수 증세로 숨졌다는 뉴스가 있었습니다. 평소에 면역력이 떨어진 경우에는 설사와 탈수 증세가 더 심할 수 있으니 평상시에 아이의 체력과 면역력을 충분히 보완해 주는 것이 중요하다고 할 수 있겠습니다.

아이가 장염에 걸렸을 경우, 집에서 할 수 있는 최선의 방법은 무엇인가요?

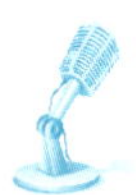

사실 아이가 장염에 걸렸을 때에는 집에서 해결하려고 하기보다는 바로 가까운 병원으로 아이를 데리고 가서 수분 공급을 충분히 해주는 것이 가장 좋습니다. 심한 탈수는 아이의 신장에 큰 손상을 줄 수도 있기 때문에 탈수증을 막는 것이 무엇보다 중요하기 때문입니다. 가까운 곳에 병원이 없는 경우에는 집에서 보리차나 미음을 먹이는 것도 한 가지 방법일 수도 있겠지만, 보다 근본적인 것은 병원으로 빨리 가서 전해질 용액을 공급해 주는 것입니다.

또한 아이가 심하게 토하거나 설사한다고 해서 무조건 굶기는 것은 좋지 않습니다. 설사하거나 토한다고 계속 굶기면 아이가 너무 힘이 없어 오히려 입원을 해야 할 경우가 생길 수도 있습니다. 먹는 음식은 특별한 제한은 필요 없이 소량씩 자주 먹이는 것이 좋지만, 우유나 생과일, 주스와 같이 설사를 악화시킬 수 있는 음식은 당분간 피하는 것이 좋습니다. 설사하는 아이에게 수분을 보충해 준다며 청량음료나 시중에 파는 이온음료를 주는 것은 바람직하지 않으며 오히려 굉장히 위험할 수도 있는데, 이런 음료수의 전해질 성분이 설사하는 아이가 필요로 하는 전해질과 많이 다를 수 있기 때문입니다.

일단 탈수가 멎으면 2-3일 동안 서서히 미음이나 죽, 모유 등을 조금씩 먹이면서 양을 증가시키면 됩니다. 모유는 특별한 제한 없이 계속 먹이면 되지만, 분유는 조금 희석해서 먹인 후 설사가 없으면 정상 농도로 올리는 것도 한 가지 방법이 됩니다. 그러나 설사가 심하게 지속되는 경우는 급성 설사용 분유를 먹이는 것이 바람직합니다.

Q6-1 수분 공급을 하는 것은 좋지만, 과일이나 주스처럼 당분이 많은 음식은 좋지 않다고 하죠?

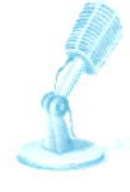

위에서 말씀드린 것처럼 과일이나 주스처럼 장의 연동운동을 촉진시켜서 설사를 더 유발할 수 있는 음식은 설사를 하는 동안에는 피하는 것이 좋겠습니다.

Q7 로타 바이러스 장염에 걸리지 않으려면 어떻게 해야 하나요?

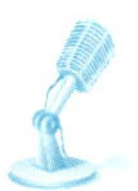

특별한 본질적 치료법이 없는 로타 바이러스 장염의 경우에는 예방접종으로 미리 대비하는 것이 중요합니다.

생후 6~12주 사이에 접종을 시작해야 하며, 생후 32주 이내에 3차 접종까지 완료해야 합니다.

외출 후에 아이는 물론 어른들도 순한 비누나 전용 세정제로 손발을 깨끗하게 닦는 습관을 들이는 것도 중요합니다.

아이가 장염에 자주 걸리고 설사 증세가 또래에 비해서 심하고 오래 가는 경우에는 평상시의 소화기 계통 면역력을 강화시켜 줄 수 있는 양위탕과 같은 한약 처방을 받는 것도 한 가지 방법이 될 수 있겠습니다.

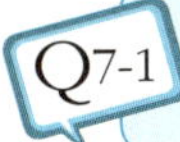

Q7-1 손을 잘 씻는다고 해도 100% 예방이 어렵다고 하죠?

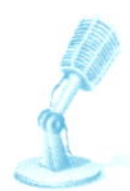

그렇습니다. 로타 바이러스는 물과 비누, 세정제 심지어는 알코올로 손을 깨끗이 씻더라도 완전히 없앨 수는 없습니다. 하지만 그래도 최선의 예방법은 손씻기입니다. 아이를 돌보는 어린이집이나 유치원 선생님, 산후조리원에서 근무하는 직원들, 엄마를 포함한 가족 분들 모두가 손씻기를 최선을 다해 잊지 말고 자주 실천해야 합니다.

A형 간염

2010. 4. 5. 방송분

Q1 최근에 A형 간염 환자가 급증하고 있다고 하죠. 대한의사협회에서는 올해 A형 간염이 대유행할 가능성이 있다고 경고하기도 했는데요. 올봄부터 유의해야 하겠어요?

많은 분들이 소식을 접하셨겠지만, 얼마 전 뉴스에 기부와 선행 활동을 많이 하고 연기력도 탁월해서 국민여동생 칭호를 받고 있는 유명한 여배우 한분이 A형 간염으로 드라마 촬영이 중단되었다는 보도가 있었는데요, 질병관리본부에서는 이번 4월부터 A형 간염의 유행이 본격적으로 시작될 것으로 예상된다며 국민들에게 주의를 당부하기도 하였습니다. 우리나라 20~30대 A형 간염 항체 보유율은 20%에 못 미치고 있고 특히 위생적인 현대적 환경 속에서 성장한 20대의 A형 간염 항체보유율은 4%에도 못 미치고 있습니다. 따라서 이러한 젊은이들이 올 한 해 동안 한층 더 건강관리에 신경을 써야 할 것으로 보입니다.

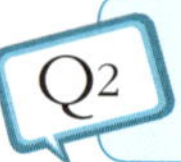

Q2 그렇다면 먼저, A형 간염은 무엇인지 설명 좀 해주시죠.

A형 간염은 한마디로, 바이러스의 한 종류인 A형 간염 바이러스(hepatitis A virus: HAV)에 의해서 간의 염증과 간조직의 파괴가 일어나는 질환입니다. 주로 급성 간염의 형태로 나타납니다.

A형 간염은 흔히 많이 알고 계시는 B형 간염이나 C형 간염처럼 혈액을 통해 전염되는 것이 아니라 주로 A형 간염 바이러스에 오염된 음식이나 물을 섭취함으로써 전염됩니다.

개인위생 관리가 좋지 못한 저개발 국가에서 많이 발병되지만, 최근에는 위생적인 환경에서 자란 20~30대에서도 발병률이 급증하는 양상을 보이고 있습니다. 흔히 A형 간염 바이러스에 감염된 환자와 접촉한 경우에 많이 감염되고 있으며, 직접적인 원인은 아니지만 A형 간염을 가지고 있는 어머니가 출산하는 과정에서 태아에게 전염시킬 수도 있고, 수혈을 통해서 또는 남성 동성애자들 사이에서 비경구적인 감염에 의해서도 병이 올 수 있습니다.

사실 대부분의 경우는 감염자의 대변에 오염된 물이나 음식 등을 섭취하면서 경구를 통해 감염되며, 집단적으로 발병하는 경우는 오염된 식수원이나 급식 등으로 인한 경우라고 할 수 있습니다.

Q3 간질환의 하나라고 볼 수 있겠는데요. 증상이 심각할 경우 생명에 위협을 가할 수도 있나요?

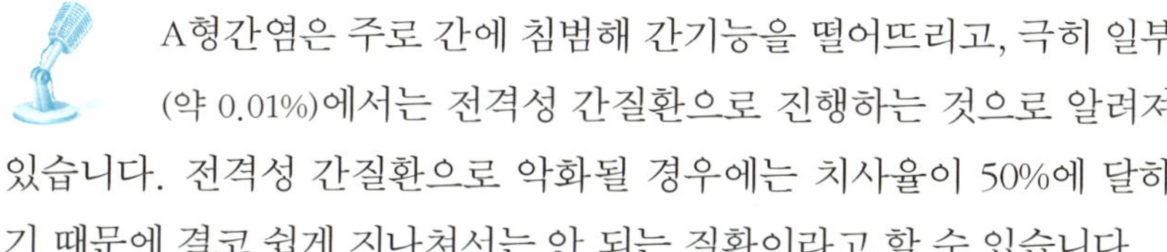

A형간염은 주로 간에 침범해 간기능을 떨어뜨리고, 극히 일부(약 0.01%)에서는 전격성 간질환으로 진행하는 것으로 알려져 있습니다. 전격성 간질환으로 악화될 경우에는 치사율이 50%에 달하기 때문에 결코 쉽게 지나쳐서는 안 되는 질환이라고 할 수 있습니다.

Q4 A형 간염의 증상은 주로 어떻게 나타나나요?

A형 간염 바이러스에 감염되면 30일 정도의 잠복기 후에 피

로감이나 메스꺼움, 구토, 식욕부진, 발열, 우측 상복부의 통증과 같은
일차적인 전신 증상들이 나타나게 됩니다. 그 후 일주일 이내에 특징
적인 황달 징후가 나타나는데, 검은색의 소변(콜라색 소변), 탈색된 대변
등의 증상과 전신이 가려운 증상이 여기에 해당됩니다. 보통 황달이
발생하게 되면 이전에 나타났던 일차적인 전신 증상들은 대부분 사라
지게 되며, 황달 증상은 대략 2주 정도 지속됩니다. 소아에서는 무증상
이거나, 가벼운 증상이 나타나더라도 부모들이 잘 인식하지 못하고 그
냥 지나가는 경우가 많습니다.

Q4-1 합병증도 동반한다고 하던데요?

위에서 말씀드린 것처럼 어린이의 경우 A형 간염에 걸리면
대부분 감기처럼 앓고 지나가는 가벼운 증상을 보이지만, 20
세 이상의 성인에서는 급성 간염이 유발되고 한 달 이상 입원이나 요양
을 해야 하는 심각한 증상이 나타날 수 있습니다. 최근 성인에서 나타
나는 A형 간염의 증상은 심각한 경우가 많기 때문에 더욱 주의가 필요
합니다. 급성 A형 간염의 경우 85%는 3개월 이내에 임상적, 혈액학적
으로 회복되며, 이후 B형 간염이나 C형 간염과 달리 만성화되지 않고
대부분 완전히 회복됩니다. 그러나 연령이 증가하거나, B형 간염, C형
간염 등의 만성 간질환을 보유하고 있던 경우에는 A형 간염 증상이 급
속도로 악화되어 전격성 간염으로 진행될 수 있으며 사망을 초래하기
도 합니다.

Q5 대유행이 우려된다고 하던데요. A형 간염은 전염이 빠른 속도
로 이뤄지나요?

 2004년에는 355명에 불과하던 A형 간염 환자가 2009년에는 1만 4826명으로 무려 42배가 넘게 증가한 것으로 조사되었습니다. 매년마다 감염자 수가 굉장히 빠른 속도로 급증하고 있기 때문에 올 한해에는 2009년보다 더 많은 전염이 되어 2만 명 이상의 환자가 발생할 것으로 크게 우려하고 있는 실정입니다.

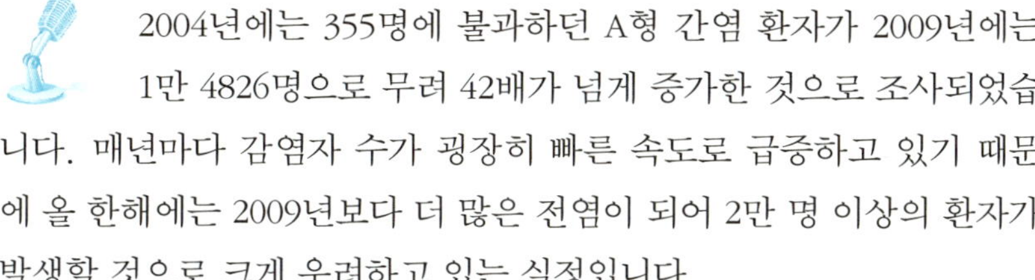

주로 많이 발병하는 연령대는 어떻게 되며, 그 이유는 무엇인가요?

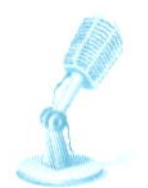 A형 간염에 걸린 환자들의 연령대를 살펴보면, 노년층이나 어린이보다 20~30대 청년층 발병률이 압도적으로 높습니다. 대부분 A형 간염은 어렸을 때 감염되면 무증상이나 경미한 감염증을 보인 후 면역을 획득하게 되지만 국내의 경우 위생환경이 개선됨에 따라 A형 간염에 노출될 기회가 없었던 40세 이하 성인의 항체 보유율이 낮은 편입니다. 따라서 20~30대 젊은 층에서 감염 증상이 집중적으로 나타나는 경우가 많습니다.

특히 대학생들의 경우 3월 개강과 함께 신입생 환영회와 개강파티, 단체 모꼬지, 동아리 환영회 등이 봄철 시기에 집중되어 있어 각별한 주의가 요구된다고 할 수 있습니다. 우리나라 대학생들의 모임은 대부분 술자리로 이어지고 있고 술자리에서는 술잔을 돌리는 문화가 아직도 여전히 성행하고 있어서 감염자의 타액을 통한 전염 우려가 상당히 높기 때문입니다.

치료제가 아직 개발되지 않았다고 하죠?

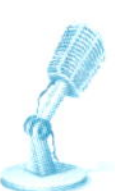

안타깝게도 A형 간염 바이러스를 치료하는 약은 아직 개발되지 않고 있습니다. 일반적으로 증상을 완화시키기 위한 대증요법이 주된 치료법이며, 고단백 식이요법과 간에 휴식을 주는 것이 보조적 치료법입니다. A형 간염에 걸리면 집중 치료를 위해 입원을 해야 하는데, 입원의 목적은 위에서 말씀드린 것처럼, 증상을 최대한 완화시켜 주고 열이 나면 열을 내리게 하고 단백질 위주의 식사로 속을 편하게 해주는 정도입니다. 이런 실정이기 때문에 A형 간염은 병에 걸리기 전에 예방을 하는 것이 제일 좋은 방법이라고 할 수 있겠습니다. 병에 걸렸을 때에는 특히 수분을 많이 섭취하고, 당연히 술을 끊을 것을 권장받게 됩니다. 또한 아세트아미노펜[acetaminophen, 상품명: 타이레놀(Tylenol)]과 같이 간독성이 있는 약을 먹지 않는 것도 아주 중요합니다.

치료제가 없다고 하니 무엇보다 예방이 중요하겠는데요. 올바른 생활습관에 대해 알려 주시죠.

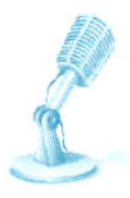

A형 간염은 일반적으로 대변으로부터 경구로 감염되는 질환이기 때문에 개인위생 관리가 가장 중요합니다. 일반적으로 A형 간염 바이러스는 85도 이상에서 1분만 가열해도 사라지기 때문에 끓인 물을 마시거나 충분히 익힌 음식을 섭취하는 것으로 어느 정도 예방이 가능하다고 알려져 있습니다. 음식물을 다루고 난 후, 화장실을 이용한 후, 식사를 하기 전에는 비누로 충분하게 손을 씻는 것이 좋겠습니다. 혹시 A형 간염이 유행하는 곳으로 여행을 가거나 집단 활동

을 해야 하는 경우에는 면역 글로불린 주사를 미리 접종하는 것이 예방
에 도움이 됩니다. 미처리 하수(raw sewage)가 흘러 들어오는 하천에서
잡은 조개를 먹은 사람들에게 A형 간염이 많이 발생된다는 보고가 있
기 때문에 조개를 사서 먹을 때에는 안전성이 보장된 이름 있는 식품점
이나 음식점에서 구입하도록 해야 하며, 직접 조개를 잡는다면, 그곳이
보건위생관리를 위한 정기적인 검사가 이루어지는 곳인지를 확인하는
것도 중요합니다.

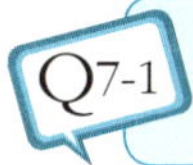

Q7-1 식이요법도 도움이 되겠죠?

A형 간염에 감염된 경우에는 위에서 말씀드린 것처럼 고단백
식이가 도움이 됩니다. 우유를 비롯한 유제품이나, 콩류, 두
부, 닭고기, 쇠고기, 흰살생선, 계란이 도움이 되며, 녹황색 채소나 과
일과 같은 비타민 B1과 B2, 비타민 C 함유식품, 그리고 쌀밥, 국수, 빵,
감자, 고구마, 면류와 같은 탄수화물 그리고 마늘이 도움이 됩니다. 반
대로 베이컨과 같은 가공육류나 동물성 기름, 소금기가 많은 음식이나
설탕, 고추 등은 피하는 것이 좋습니다. 한의학에서 사용되는 약재 중
에서는 인진쑥이나 시호가 증세 개선에 도움을 줄 수 있습니다.

B형 간염

2010. 8. 30. 방송분

Q1 중국, 베트남과 같은 제3국을 통해 입국하는 북한 이탈주민 가운데 상당수가 B형 간염에 시달리고 있는 것으로 나타났는데요. 먼저, B형 간염이란 무엇인가요?

우선 B형 간염은 'B형 간염 바이러스(hepatitis B virus: HBV)'에 감염된 경우, 이로 인한 우리 몸의 면역 반응으로 인해서 간에 염증이 생기는 질환을 말하고 있는데요, 전 세계적으로는 약 3억 명 이상의 인구가 'B형 간염 바이러스' 보유자이며, 이로 인한 만성 간염·간경변·간암 등으로 연간 100만 명 이상이 사망하고 있어서, 사망 빈도 순위 9위에 올라 있는 무서운 질병입니다. 아시아와 아프리카 국가들에게서 특히 더 많이 발생한다고 조사되고 있는데요, 우리나라의 경우, 만성 간질환의 여러 원인들 중에서 'B형 간염 바이러스(HBV)'가 전체 원인의 70%를 차지하고 있습니다. 우리나라 전체 인구의 5~8% 정도가 'B형 간염 바이러스(HBV)'를 보유하고 있다는 통계도 있습니다.

Q2 북한이탈주민 상당수가 B형 간염에 시달리는 원인은 어디에 있다고 볼 수 있을까요?

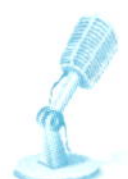

지난 7월에 발표된 보건 통계에 의하면, 2004년부터 현재까지 하나원에 입소한 북한이탈주민 13,124명 가운데 10.8%인

1,306명이 B형 간염 양성 반응을 나타냈다는 보도가 있었습니다.

1990년대 중반 이후 소위 '고난의 행군' 시기를 거치면서, 북한 지역 전체가 기본적으로 영양 공급이나 사회적인 위생상태가 매우 좋지 못하고, 체계적인 간염 예방 접종과 조기 검진과 같은 국가 보건의료 정책이 제대로 시행되지 못하고 있기 때문이라고 생각됩니다.

또한 탈북 과정에서 받은 많은 정신적 스트레스와 정착 과정에서의 스트레스, 그리고 남북한 문화적인 차이에서 오는 심리적 혼란에서 유발되는 정신보건상의 문제들이 중요한 증폭 요인으로 작용할 수 있다고 생각합니다.

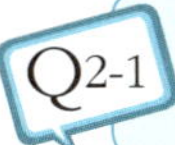

Q2-1 그렇다면 일반적으로 B형 간염에 걸리는 원인은 무엇인가요?

B형 간염 바이러스에 감염된 혈액이나 체액(정액, 질 분비물, 모유, 눈물, 침)에 의해서 전파되는 것이 가장 대표적인 원인이 됩니다.

즉, 감염자와의 성적 접촉이나 오염된 주사 바늘을 같이 사용하는 경우와 B형 간염 양성인 혈액 및 혈액 제제의 수혈을 통해서 흔히 병에 잘 걸리게 되는데요, 특히 우리나라를 포함한 B형 간염 바이러스 유행 지역에서는 '모자간(母子間) 수직 감염(=아기가 태어날 때 B형 간염이 있는 어머니로부터 전염되는 것)'이 아주 중요한 감염 경로로 알려져 있습니다.

이러한 여러 경로를 통해서 B형 간염 바이러스가 일단 우리 혈액 안으로 침입한 후에는 주로 간세포 속에 자리잡게 되는데, 우리 몸은 이 바이러스를 제거하기 위해 면역 반응을 일으키고, 이로 인해 바이러스에 감염된 간세포들이 파괴되면서 간에 염증이 생기게 되어 간염이 유발되는 것입니다.

그러나 일상적인 사회생활 과정(=악수나 가벼운 뽀뽀, 같이 찌개를 먹거나 술잔 돌리기 등)을 통해서는 B형 간염의 전파가 전혀 이루어지지 않기 때문에, 즉 B형 간염 보유자를 일상적인 사회생활에서 소외시킬 만한 합리적인 근거나 필요는 전혀 없다는 말씀을 꼭 드리고 싶습니다.

Q3 어떤 증상이 나타나면, B형 간염을 의심해야 할까요?

B형 간염의 대표적인 증상은 별다른 일을 하지 않았는데도 주체할 수 없는 전신쇠약감과 피로감이 장기간 지속되는 것입니다. 입맛이 없어지고 구역감이나 구토 증상이 생길 수도 있습니다. 또한 근육통이나 미열이 발생할 수도 있고, 소변 색깔이 평소보다 진해질 수도 있습니다. 병증이 심할 경우에는 피부나 눈이 노랗게 변하는 황달이 나타나기도 합니다.

Q3-1 합병증은 무엇인가요?

성인이 B형 간염 바이러스에 감염된 경우에는 증상이 수주일간 지속되다가 95% 이상에서 자연적으로 호전되는데요, 이 경우에는 B형 간염 바이러스를 막아낼 수 있는 '표면항체(HBV surface antibody: HBsAb)'가 체내에 생성되어서 B형 간염에 대한 면역력이 생기는 것이므로 이후에는 다시 감염되지 않게 됩니다. 그러나 드물게는 B형 간염이 진행되어 간이식이 필요한 상황이 되거나 사망에 이르는 경우도 있습니다.

그러나 신생아가 출산 과정 중에 산모에 의해서 B형 간염에 수직 감염된 경우에는 95% 이상에서 B형 간염 바이러스를 제거해내지 못하여 만성 B형 간염으로 진행되며, 대부분의 경우에는 30~50년 후에 간경변증 및 간세포암종(간암)이 발생하여 사망에 이를 수 있게 됩니다.

Q4 치료방법은 무엇인가요?

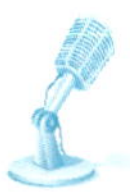

가장 대표적인 치료 방법은 B형 간염 바이러스의 증식을 억제할 수 있는 '항바이러스제'를 사용하는 것입니다. 일부의 환자들에게는 '인터페론(interferon)'의 사용이 필요할 수도 있는데요, 워낙 유명한 치료법이긴 하지만 실제로 임상 현장에서 보면 서양인에 비해 동양인들에게는 별로 효과가 뚜렷한 것 같지 않습니다. 더욱 심각한 경우에는 간이식이 필요할 수도 있습니다. 한의학에서는 간에 울체된 습열을 풀어주고 간기능을 회복시키는 데 도움이 되는 생간건비탕(生肝健脾湯)과 같은 처방을 주로 활용하게 됩니다.

Q4-1 성인의 경우엔 특별한 치료 없이도 저절로 회복되기도 한다죠?

그렇습니다. 성인이 B형 간염에 걸린 경우에는 특별한 치료 없이도 대부분(95%) 저절로 회복되는데요, 충분한 휴식을 취하고 단백질이 많은 음식을 섭취하게 되면 회복 과정이 더욱 빨라질 수 있습니다.

Q5 무엇보다 예방 방법이 궁금한데요?

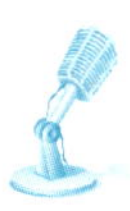

많은 질병이 그렇듯이, B형 간염에서도 예방이 가장 중요합

니다. 특히 B형 간염이 있는 산모가 아기를 출산하는 경우에는 출산 전
에 반드시 B형 간염 백신과 면역 글로불린을 투여받아서 신생아가 B형
간염에 걸리지 않도록 주의해야 합니다.

B형 간염에 대한 면역 글로불린(immunoglobulin)과 간염 백신이 나오기
전 세대에서는 출생시의 수직 감염을 피할 방법이 전혀 없었지만, 현재
우리나라에서는 산모가 B형 간염 바이러스 보유자인 경우에는 산부인
과에서 알아서 출생 12시간 이내에 신생아에게 면역 글로불린 및 예방
백신을 접종해 주고 있습니다. 이 방법을 통해서도 감염을 차단할 수
있는 비율이 90%를 상회합니다.

우리나라는 B형 간염이 매우 많이 발생하는 지역으로 모든 국민이 B형
간염 백신 주사를 접종해야 하는데요, 백신을 투여받은 후에는 체내에
항체가 잘 형성되었는지 여부도 꼭 확인받아야 하겠습니다.

Q5-1 회복에 도움이 되는 음식은 어떤 건가요?

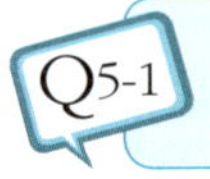

손상된 간기능을 회복시키려면 우선 하루에 필요한 열량을
충분히 섭취해야 합니다. 다만, 칼로리를 너무 많이 과잉 섭
취하게 되면 오히려 간기능을 떨어뜨리게 되기 때문에 지나친 과식과
폭식을 삼가는 것이 바람직합니다. 특히 두부와 흰살생선, 닭고기와 같
이 단백질이 많고 소화가 잘되는 음식과 녹황색 채소와 과일을 적절히
섭취하면 회복에 많은 도움이 됩니다.

반대로 베이컨과 같은 가공육류나 동물성 기름 그리고 설탕이나 소금,
고추가 많이 들어간 음식 등은 가급적 제한하는 것이 회복에 도움이 됩
니다.

비브리오 패혈증

Q1 해마다 여름 휴가철이면 '비브리오 패혈증' 감염주의보가 내려지는데요. 먼저, 비브리오 패혈증이란 무엇인지 알려주시죠.

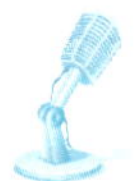

비브리오 패혈증은 그 원인균인 '비브리오 불니피쿠스균 (Vibrio vulnificus, 비브리오 패혈증균)'에 감염되어 상처 감염증 (wound infection) 또는 1차성 패혈증(primary septicemia)이 유발되어 오한, 발열과 같은 전신 증상과 설사, 복통, 하지 통증 같은 국소적 증상 그리고 다양한 병리적 피부 증상이 나타나는 매우 위험한 감염성 질환으로 정의할 수 있겠습니다.

우리나라에서는 주로 서남 해안 지역에서 많이 발생하고 있다고 보고되어 있는데요, 그 이유는 서남 해안의 갯벌과 갯벌에 사는 어패류(조개류, 게, 낙지 등)에 원인균이 많기 때문입니다.

또한 일반적인 해수보다 염도가 낮은 강하구에 원인균이 많이 분포하는데요, 우리나라 대부분의 큰 강물은 서남 해안으로 흘러 들어가기 때문에 서남 해안지역이 동해안보다 비브리오 패혈증이 더 많이 발생하는 것으로 조사되어 있습니다.

Q2 어떤 증상이 나타나나요?

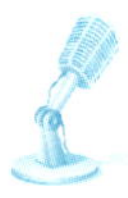

비브리오 패혈증의 증상은 비브리오 불니피쿠스 균이 신체에

침입하는 경로에 따라 상처 감염증과 패혈증의 두 가지 양상으로 크게 구별할 수 있겠습니다.

우선 상처감염증은 해안에서 조개껍질이나 생선 지느러미 등에 피부가 긁혀서 생긴 상처를 통해서 바닷물에 있던 균이 인체에 침입하여 상처 부위에 부종과 홍반이 발생하는 것으로서, 증상이 급격히 진행되며 대부분의 경우 수포성 괴사 현상이 생깁니다. 기존에 앓던 병이 없는 성인의 경우에는 페니실린(penicillin)이나 테트라사이클린(tetracycline), 클로람페니콜(chloramphenicol) 같은 항생제를 투여하고 절제, 배농, 절개와 같은 외과적 치료에 의해서 대부분 회복됩니다. 그러나 치료 후에도 상처 부위 괴사로 인해서 피부 이식이나 절단을 해야 하는 경우도 드물지만 발생합니다.

패혈증은 기존에 간 질환을 앓고 있던 사람이 균에 오염된 해산물을 익히지 않고 날것으로 먹었을 경우에 발생하는 1차성 패혈증으로서, 급작스런 발열, 오한, 전신 쇠약감 등의 증상이 나타나기 시작하고, 구토와 설사가 동반되기도 합니다. 증상이 발생한 뒤 30시간 이내에 대부분의 환자에서 피부에 병리적 변화가 나타나는데, 특히 다리에서 부종, 발적, 반상 출혈(피부에 검보랏빛 얼룩점이 생기는 피하출혈), 수포 형성, 궤양, 괴사 같은 이상 증상이 나타납니다. 1차성 패혈증은 상처 감염증에 비해서 사망률이 훨씬 더 높은 편입니다.

Q2-1 치사율은 어느 정도나 되나요?

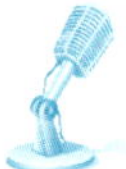

국내에서는 기존에 간 질환을 앓고 있어 감염 위험성이 높은 고위험군에서 매년 20~40명 정도의 환자가 발생하며 치사율은 40~50%입니다. 특히 쇼크에 빠지는 경우에는 회복이 매우 힘들고 쇼크에 빠진 상당수의 환자들이 발병 후 48시간 이내에 사망하게 되는

무서운 질병입니다.

여름에 잘 걸리는 이유가 있을 텐데요. 비브리오 패혈증, 원인은 무엇인가요?

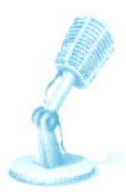

말씀하신 것처럼 비브리오 패혈증은 주로 여름철에 집중적으로 발생하는데요, 이는 한마디로 바닷물의 온도가 높기 때문입니다. 즉 비브리오 패혈증의 원인균은 수온이 17도 이하일 때에는 바닷물에서 검출이 매우 어려운 반면에 20도 이상에서는 아주 쉽게 검출됩니다.

이 세균은 갯벌에서 겨울을 지낸 후에 날씨가 따뜻해져 수온이 섭씨 20도 이상으로 올라가면 왕성하게 번식하고, 육지와 가까운 연안의 생선과 조개류를 오염시킵니다.

비브리오 패혈증을 일으키는 비브리오 불니피쿠스 균은 바다에 살고 있는 그람 음성 세균으로서, 소금(NaCl) 농도가 1~3%인 배지에서 잘 번식하는 호염균(증식을 하기 위해서는 고농도의 염분이 필요하고 어느 정도 이하의 염분 농도에서는 증식하지 않는 균)입니다.

비브리오 패혈증은 주로 바닷물의 온도가 18~20°C 이상으로 상승하는 여름철의 해안 지역을 중심으로 발생하게 되는데요. 만성 간질환을 앓고 있어서 면역 기능이 떨어진 사람들에게 주로 많이 감염된다고 알려져 있습니다.

직접적인 원인으로는 어패류를 익히지 않고 날것으로 먹거나 어패류나 바닷물 또는 갯벌에 있는 비브리오 불니피쿠스 균이 피부에 난 상처에 접촉하는 것입니다.

잠복기는 어느 정도나 되나요?

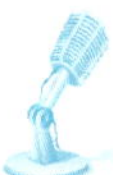

상처 감염증의 잠복기는 12시간이며, 1차성 패혈증의 잠복기는 16~24시간 정도입니다.

감염 위험성이 높은 고위험군은 구체적으로 어떤 경우인가요?

비브리오 패혈증의 고위험군은 간질환 환자(간경화, 만성간염, 간암, 혈색소증)나 알코올중독자, 매일 술을 마시는 사람, 만성 질환 환자(당뇨병, 폐결핵, 만성신부전, 만성골수염), 재생불량성 빈혈 환자, 악성종양 환자, 백혈병 환자, 위 절제술을 받은 사람, 위장관 질환(무산증, 위궤양, 췌장염, 국한성 장염, 허혈성 장질환 등) 환자, 장기간 부신피질 호르몬제를 투여받은 사람, 항암제나 면역 억제제를 복용 중인 사람, 제산제나 위산분비 억제제를 복용 중인 사람, 면역 결핍 환자(AIDS나 백혈구 감소증 환자) 등으로 알려져 있습니다. 이런 분들은 여름철 휴가 기간 동안에 특히 바닷가에서의 건강관리에 많은 주의가 필요하겠습니다.

치료보다는 예방이 급선무일 듯한데요. 어떻게 예방해야 할까요?

비브리오 패혈증 예방 백신이 아직 개발되지 않았기 때문에 생활상의 주의를 통해서 예방하는 것이 중요하겠는데요. 우선 여름철에 해변에 갈 때에는 피부에 상처가 생기지 않도록 미리부터 주의해야 합니다. 만일 바닷가에 가서 예기치 않게 상처가 났을 때에는 빨리 깨끗한 물로 상처 부위를 씻고 소독해 주어야 합니다.

그리고 어패류를 포함한 해산물을 먹을 때에는 반드시 익혀 먹는 것이 중요하겠는데요, 특히 간질환 환자나 술을 많이 마시는 사람들은 비브리오 패혈증이 잘 발생하는 여름과 가을(보통 6~9월)에는 생선을 날것으로 먹지 않도록 주의해야 합니다.

Q5-1   식이요법이 가장 중요하겠죠?

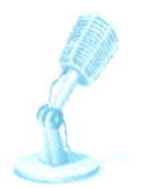

그렇습니다. 특히 여름철 어패류는 가급적 –5℃ 이하로 저온 보관하고, 어패류를 먹을 때에는 최소한 60도 이상의 열로 가열하여 충분히 조리한 후 섭취해야 하겠는데요, 어패류는 껍질이 열리고 나서 최소한 5분 동안은 더 끓이시고, 증기로 익히는 경우에는 10분 이상 더 요리해야 합니다. 만성 질환자 분들의 경우에는 가급적 생선회는 안 드시는 것이 좋겠구요.

특히 굴은 스스로의 영양 섭취를 위해 바닷물을 많이 빨아들이고 있는데요, 결과적으로 원인균이 농축되어 임상적으로 가장 많은 감염원으로 작용할 수 있으니 굴을 드실 때에는 보다 면밀한 주의가 필요하겠습니다.

Q5-2   피부에 상처가 난 사람도 주의해야겠죠?

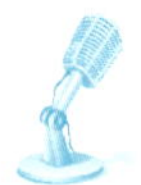

피부에 상처가 있는 사람은 가급적 바닷물에 들어가지 말고, 날생선을 요리한 도마나 칼 등은 곧바로 씻어서 다른 음식이 오염되지 않도록 위생 관리에 신경을 써야 하겠습니다. 또한 해산물을 다룰 때는 장갑을 착용하는 것이 좋겠습니다.

변비

2010. 5. 3. 방송분

Q1 주변에서 보면 신문이나 잡지, 책을 들고 화장실 가는 경우가 적지 않거든요. 변비라고 하면 단순한 화장실 문제로 치부하기 쉬운데요. 오늘은 이 문제에 대해 이야기 나눠볼까 합니다. 생각보다 변비에 시달리는 이들이 적지 않다고 하죠?

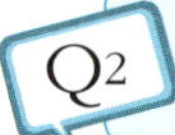

최근의 연구 조사에서 보면, 일주일에 2회 이하의 배변을 변비라고 정의할 때, 우리나라 전체 인구의 약 8%가 변비 환자인 것으로 보고했습니다. 열 명 중 한명이 변비 환자인 셈이니까 굉장히 높은 수치입니다. 더구나 변비 증상이 있는 분들이라 하더라도 수치심이나 번거로움 등을 이유로 해서 전문 병원을 찾지 않고 증상을 키워나가는 경우가 많고, 변비 자체를 당장 치료해야 하는 심각한 질병으로 생각하지 않고 가볍게 생각하는 경향이 높기 때문에 숨어 있는 변비 환자는 더욱 많이 있을 것으로 생각됩니다. 사회적으로도 인구의 고령화가 급격하게 진행되고 있고, 자동차 문화가 확산되고, 서구적인 식습관이 퍼지고, 운동부족이 심화되면서 변비 환자 수는 앞으로 더욱 크게 늘어날 것으로 예상됩니다.

Q2 한의학적으로 변비를 분류하는 기준은 무엇인가요?

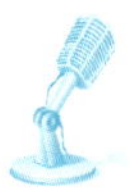

변비를 분류하는 한의학적인 기준은 의가에 따라서 조금씩

차이가 있지만, 보통 열비(熱秘)와 한비(寒秘)로 크게 나눌 수 있습니다. 熱과 寒, 즉 뜨거워서 생기는 경우와 차가워서 생기는 경우가 있다는 것입니다. 뜨겁다는 것은 체내에 열이 많다는 것인데, 특히 위와 대장에 열이 많이 뭉쳐 있을 때 변비 발생의 확률이 높아집니다. 위와 대장에 열이 많이 쌓여 있으면 대장 안의 진액이 말라 버리게 됩니다. 뙤약볕이 쏟아지는 한여름에 도랑이 가물어서 땅바닥이 갈라지듯이 대장도 말라 버려서 그 안의 대변 역시 수분이 없어지고 딱딱하게 굳어지게 되는 것을 열비(熱秘)라고 합니다. 열비가 대장 안이 뜨거워서 수분이 말라버려 생긴 변비라면 한비(寒秘)는 그와 정반대로 대장 안이 차가워서 대장이 말라 버린 경우입니다. 열비는 보통 어린이들에게 많이 발생하고, 한비는 보통 노인 분들에게 많이 발생합니다.

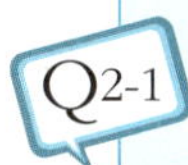

Q2-1 변비증상을 그대로 방치할 경우 일상생활에 문제가 되는 경우도 적지 않죠?

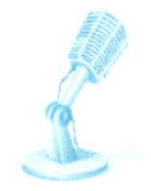

변비를 적극적으로 치료하지 않고 그대로 방치할 경우에 가장 흔하게 나타나는 문제가 바로 치질(특히 치핵)인데, 이렇게 치질이 한번 생기게 되면 일상생활에서 많은 문제가 나타날 수 있습니다. 변비 증상으로 인해서 대변을 보는 시간이 오래 걸리게 되면 항문에 장시간 동안 힘을 주게 되고, 이는 항문 주변의 정맥에 과도한 혈액순환을 가져와서 정맥이 늘어나게 됩니다. 이런 과정이 반복되면서 치질(치핵)로 발전하게 되는 것입니다. 또한 변비 환자들은 대부분 수분이 적은 변을 배출하게 되는데, 이 때문에 휴지를 쓰는 경우라면 뒷처리가 쉽지 않습니다. 휴지로 항문 주변을 닦아내는 과정에서 휴지가 항문 주변을 민감하게 자극하게 되는데, 이러한 것도 치질의 한 가지 원인이 됩니다. 따라서 치질이 나타나기 전에 미리미리 변비를 해결하는 것이 중요하겠습니다.

합병증을 유발하기도 한다죠?

오랜 시간 변비에 시달리게 되면 면역력이 약해져서 다른 질병에도 쉽게 노출될 뿐만 아니라, 만성 변비는 장부 기능을 떨어뜨릴 수 있으므로 반드시 빠른 시일 내에 적절한 관리를 받아야 합니다. 또한 만성 변비가 있으면 장 안에 있는 노폐물에서 발생되는 유해 가스와 유해 물질이 체내에 흡수되어서 기미, 주근깨, 여드름, 뾰루지 등 각종 피부 트러블을 유발시키거나 악화시키는 것으로 알려져 있습니다

너무나 흔한 증상인데요. 생각만큼 그 치료법이 간단하지 않다고 하던데요. 먼저, 변비에 걸리는 원인부터 짚어 보죠.

가장 대표적인 원인으로는 섬유질이 적은 식사 패턴과 영양 부족입니다. 인스턴트 식품과 가공 식품을 많이 먹거나 섬유질이 적은 음식을 계속 먹으면 장이 충분한 운동을 하지 못하게 되어 변비가 잘 생깁니다. 그리고 다이어트를 한다고 음식을 너무 적게 먹으면 충분한 양의 변을 만들 수가 없고 장이 무력해져서 변비가 잘 생깁니다. 물을 너무 적게 마실 때에도 변비가 잘 생깁니다. 불규칙한 배변습관도 변비의 원인인데, 변을 억지로 참거나 어릴 때부터 배변 습관이 잘못된 사람, 비위생적이라고 하여 집 밖에서는 대변을 잘 보지 못하는 예민한 성향을 지닌 사람들은 변비에 걸리기 쉽습니다. 스트레스와 정신적 긴장도 변비의 중요한 원인입니다. 스트레스를 받으면 대장의 장벽이 긴장되어 수축되고 장이 운동을 잘할 수 없어서 변비가 흔히 잘 생기게 됩니다. 중풍, 파킨슨병과 같은 만성적인 질병이나 갑상선 기능 저하증, 당뇨병 같은 내분비 질환, 임신 중의 호르몬 불균형 등도 변비에 있어서의 신체적 원인이 될 수 있습니다. 또한 변비약을 지나치게 많이 먹어서 장신경이 손상을 입은 경우이거나, 진통제, 수면제, 우울증 치료제, 칼슘이나 철분제, 고혈압 치료약 같은 약물로 인해서 변비가 잘 생길 수 있으니 주의할 필요가 있겠습니다.

Q3-1 여성들의 경우, 장거리 여행을 할 경우에 변비에 시달리기도 하는데요. 그건 왜 그런 건가요?

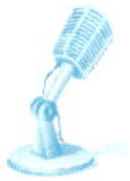

여성들은 일반적으로 남성들에 비해서 예민하고 스트레스로 인한 신체 반응이 쉽게 잘 나타나는데, 장거리 여행과 같은 낯선 환경에의 적응 스트레스가 여성들에게 변비를 잘 유발시키게 됩니다. 또한 여성들이 여행을 할 때에는 흔히 옷맵시를 위해서 거들과 같은 꽉 끼는 속옷 등을 착용하게 되는데, 너무 꽉 끼는 옷을 입게 되면 부교감신경의 작용을 둔화시켜서 소화액 분비도 줄고 음식물을 분해해 밀어내는 힘이 약해져서 음식물 찌꺼기가 대장에 남아 있는 시간이 길어지고 배변량이 줄면서 변비가 잘 생기게 됩니다. 또한 여행을 하면서 탄산음료나 주스, 커피 등을 많이 마신다면 변비가 더 심해질 수 있습니다.

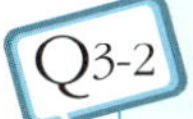

Q3-2 현대인들의 경우, 스트레스로 인한 변비도 많은데요?

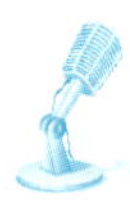

그렇습니다. 변비는 두려움이나 분노, 우울, 스트레스, 긴장,

걱정, 강박관념과 같은 정신적이거나 정서적인 문제로 인해서도 아주 잘 생겨날 수 있습니다. 경쟁적 분위기에 있는 직장인들은 물론이고 시험 스트레스를 많이 받는 학생들에게서도 변비는 매우 흔한 증상입니다.

Q4 변비를 앓고 있었던 기간, 증상의 정도, 연령 등에 따라 치료법도 달라진다고 하죠?

그렇습니다. 변비를 앓고 있었던 기간, 증상의 정도, 유발 인자, 연령, 환자의 개인적 기대치 등에 따라 치료가 조금씩 달라질 수 있습니다. 변비가 별로 심하지 않고 이환기간이 짧은 경우라면 약물 치료 없이도 고섬유소 식이요법과 물 공급 같은 영양관리나 수분관리 또는 배변습관 교정과 같은 행동요법만으로도 좋은 효과를 낼 수 있습니다. 하지만 증상이 심하고 이환 기간이 길고 환자가 많이 불편해하고 연령이 많을수록 적극적인 치료를 하는 것이 좋습니다.

Q4-1 무엇보다 식이섬유를 많이 섭취해야 할 텐데요. 권장되는 식이섬유의 양은 어떻게 되나요?

권장되는 식이섬유소의 양은 1,000kcal당 14g 정도로 하루에 성인 여성은 25g, 성인 남성은 38g 정도를 필요로 합니다. 식이섬유와 관련된 곁가지 말씀을 한 가지 드려보자면, 인류학자들은 수렵 채집 생활을 하던 우리의 원시 조상들이 하루에 12시간가량을 식량을 찾아 헤매면서 돌아다녔고, 하루에 5.4kg의 식물성 음식과 100g의 식이 섬유를 섭취한 것으로 추정하고 있습니다. 그러나 현재 우리나라를 비롯하여 서구적 식단을 가진 많은 나라의 국민들의 식이 섬유 실제 섭취량은 일일 권장 섭취량인 25~40g에도 턱없이 부족한 것으로 나타나고 있습니다.

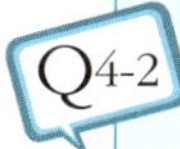

Q4-2 섬유소 섭취가 갑자기 늘어날 경우에도 부작용이 일어날 수 있다고 하던데요. 어떤 부작용이 있나요?

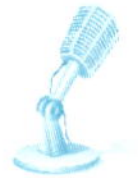

섬유소 섭취가 갑자기 증가하면 복부 팽만감과 가스 생성, 그리고 잦은 복통과 설사와 같은 부작용이 나타날 수 있기 때문에 변비 환자의 경우에는 무작정 식이섬유를 많이 먹지 말고 전문가로부터 진찰과 상담을 받고 본인의 상황에 맞게 늘려나갈 필요가 있겠습니다.

Q4-3 그렇다면 단계적으로 차차 양을 증가시켜야겠네요?

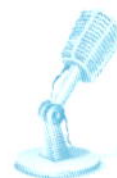

그렇습니다. 보통 약 2~4주간에 걸쳐서 서서히 증가시켜 나가야 합니다.

Q5 섬유소가 많은 식품은 어떤 것들이 있나요?

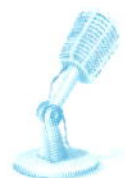

우리 주변에서 흔히 구할 수 있는 것은 우엉, 양배추, 복숭아, 키위, 시금치, 감자, 요구르트, 미역, 다시마, 버섯, 곤약, 브로콜리, 매실, 메밀, 된장, 꿀, 배, 마늘, 검은깨, 보리 등이 있습니다.

흔히 고구마를 먹으면 만성변비에 특효라고 하던데요. 고구마를 먹더라도 어떻게 먹는 게 가장 좋은가요?

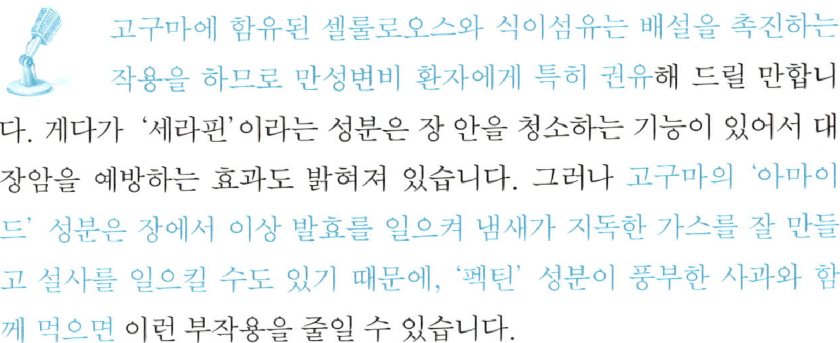

고구마에 함유된 셀룰로오스와 식이섬유는 배설을 촉진하는 작용을 하므로 만성변비 환자에게 특히 권유해 드릴 만합니다. 게다가 '세라핀'이라는 성분은 장 안을 청소하는 기능이 있어서 대장암을 예방하는 효과도 밝혀져 있습니다. 그러나 고구마의 '아마이드' 성분은 장에서 이상 발효를 일으켜 냄새가 지독한 가스를 잘 만들고 설사를 일으킬 수도 있기 때문에, '펙틴' 성분이 풍부한 사과와 함께 먹으면 이런 부작용을 줄일 수 있습니다.

물을 많이 먹는 것도 중요하겠죠? 특히 아침에 먹으면 좋다고 하던데요. 사실인가요?

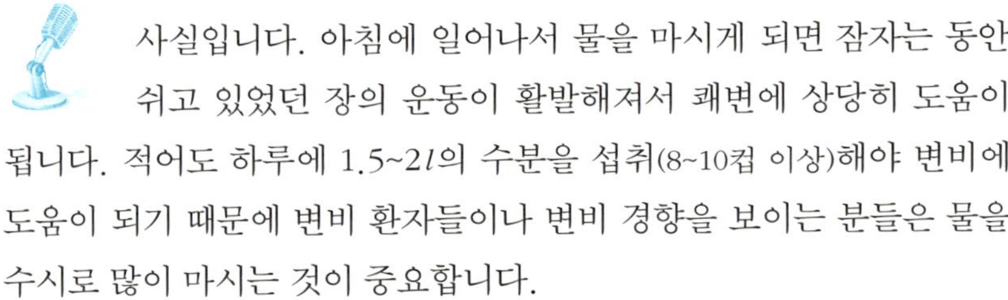

사실입니다. 아침에 일어나서 물을 마시게 되면 잠자는 동안 쉬고 있었던 장의 운동이 활발해져서 쾌변에 상당히 도움이 됩니다. 적어도 하루에 1.5~2*l*의 수분을 섭취(8~10컵 이상)해야 변비에 도움이 되기 때문에 변비 환자들이나 변비 경향을 보이는 분들은 물을 수시로 많이 마시는 것이 중요합니다.

생활습관에도 변화가 있어야 할 텐데요. 어떤 변화가 필요한가요?

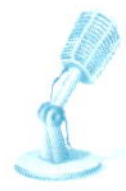

변비의 원인은 사실 대부분 불규칙한 생활습관에서 비롯됩니

다. 이라고 할 수 있습니다. 변의를 느껴도 그 신호를 계속 무시하게 되면 직장벽의 지각이 둔화되어 변의를 느끼는 감각도 둔해지게 됩니다. 이 때문에 변을 내보내야 하는 순간에도 변을 못 보게 되는데 이런 현상들이 반복되면 변비가 생기게 됩니다. 또 화장실에 갈 때는 되도록 빈손으로 가야 합니다. 수험생은 문제집이나 암기용 노트를, 남성들은 신문이나 책을 들고 용변을 보는 경우가 많은데 이런 습관은 배변에만 집중하기 어렵게 만듭니다. 다른 것에 신경을 쓰다 보면 변의가 사라지게 되고 완전하게 용변을 끝내기 어렵습니다. 게다가 변기 위에 오래 앉아 있는 것은 치질 등 다른 항문 질환을 유발하기도 하기 때문에 주의해야 하겠습니다.

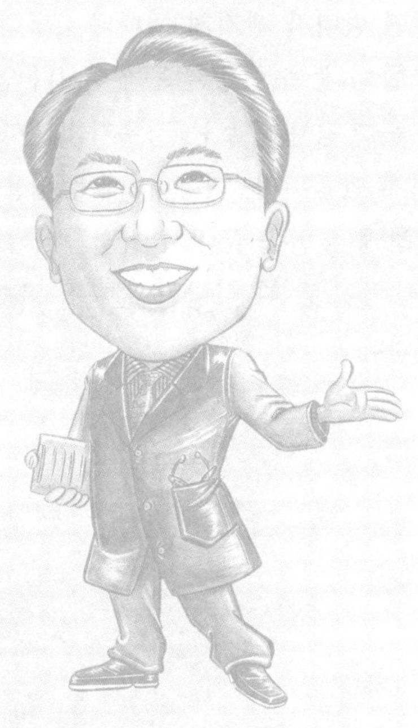

咳嗽雖屬肺亦有臟腑之異

기침은 기본적으로 폐장과 연관되어 있지만 다른 장부와 연관되어

나타날 수도 있으니 그 차이점에 유의해야 한다 _ 허준

기침 증세

2010. 1. 18. 방송분

Q1 기침에도 여러 종류가 있지 않나요?

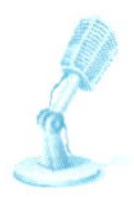

동의보감에서는 기침을 16가지(풍수, 한수, 열수, 습수, 울수, 노수, 식적수, 기수, 담수, 건수, 혈수, 주수, 구수, 화수, 야수, 천행수)로 구분을 하고 있는데요. 이 중에서 제일 흔하게 볼 수 있는 기침은 가래가 없는 마른기침인 '건수'와 가래가 많이 끼는 기침인 '담수'입니다.

Q2 기침 증세가 나타나는 원인은 어디에 있다고 볼 수 있을까요? 기침하는 걸 보면, 우리 몸의 상태를 알 수 있을 것 같은데요?

만성적인 기침의 가장 흔한 원인은 담배이구요. 공기 중의 자극물들, 즉 예를 들어서 연기나 화학 물질, 자극적인 증기, 꽃가루, 먼지, 동물에서 떨어진 비듬, 새로운 환경의 사무실이나 카펫 등도 기침을 직접 일으키는 유발인자로서 많이 작용하고 있습니다. 물론 기관지염이나 폐렴 등을 일으키는 세균이나 바이러스 곰팡이들도 호흡기를 자극하게 되면 기침이 나기도 합니다. 위식도역류 같은 소화기 증상도 기침의 원인이 되기도 합니다.

Q3 기침증세가 심각해질 경우, 어떤 문제가 발생할 수 있을까요?
일상생활에도 지장이 적지 않을 것 같은데요.

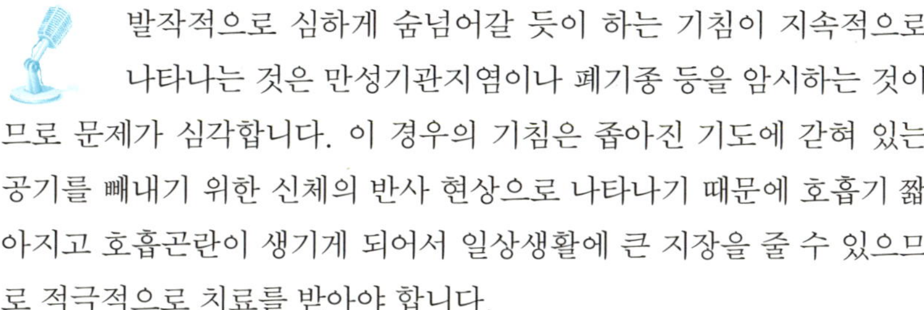

발작적으로 심하게 숨넘어갈 듯이 하는 기침이 지속적으로
나타나는 것은 만성기관지염이나 폐기종 등을 암시하는 것이
므로 문제가 심각합니다. 이 경우의 기침은 좁아진 기도에 갇혀 있는
공기를 빼내기 위한 신체의 반사 현상으로 나타나기 때문에 호흡기 짧
아지고 호흡곤란이 생기게 되어서 일상생활에 큰 지장을 줄 수 있으므
로 적극적으로 치료를 받아야 합니다.

Q4 기침 증세를 치료하기 위해선 어떤 방법이 있을까요? 집에서
쉽게 할 수 있는 방법을 소개해 주시죠.

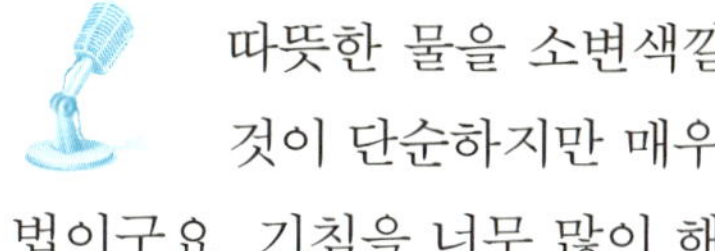

따뜻한 물을 소변색깔이 투명해질 때까지 최대한 많이 먹는
것이 단순하지만 매우 중요한 기침 증세를 덜어줄 수 있는 방
법이구요. 기침을 너무 많이 해서 목이 아픈 경우에는 소금물로 목 안
을 헹궈주는 것이 도움이 됩니다. 오미자차를 꾸준하게 마시는 것도
상당히 좋습니다.

Q5 치료도 중요하지만, 예방법 또한 중요할 텐데요. 기침 증세를
사전에 예방하기 위해선 평소에 어떻게 해야 하나요?

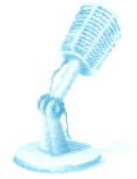

건조한 공기는 폐를 자극하여 기침을 악화시키므로 집에서는
항상 가습기를 사용하거나 빨래를 널어놓아서 공기를 약간
습하게 만들어주는 것이 좋습니다. 사실 성인의 경우 가장 중요한 예

방법은 담배를 끊는 것이구요. 청소년이나 아이들에게 있어서는 규칙적으로 운동을 하게 하고, 잠자리에 들기 전에 기름기가 많은 음식이나 카페인이 들어간 음식을 먹이지 않게 하는 것이 중요합니다. 또한 숨을 내쉴 때 입을 오므려 내쉬는 것이 기침 증세 예방에 도움이 됩니다. 즉 숨을 깊게 들이쉰 다음에 내쉴 때는 윗입술과 아랫입술을 붙이는 식으로 마치 키스하려는 듯이 천천히 내쉬는 방법입니다.

반복되는 재채기 증세

2010. 2. 8. 방송분

Q1 반복되는 재채기 증세라고 하면 … 감기증상과 동반한 증세인가요? 아니면 재채기만 나타나는 증세를 말씀하시는 건가요?

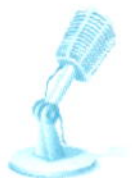

감기가 와서 하는 재채기도 있겠지만 오늘은 주로 알레르기성 비염의 수반 증상으로 나타나는 반복적 양상의 재채기에 대해서 말씀드려 보겠습니다.

Q2 최근엔 쉴 새 없이 재채기를 하는 미국 버지니아에 사는 한 소녀의 사연이 외신에 소개되기도 했습니다. 심한 감기를 앓은 뒤부터 재채기가 시작됐다고 하던데요. 재채기가 일상생활에 미치는 영향이 적지 않죠?

재채기는 사실 어떤 알레르기 유발 물질이나 자극성 물질에 의해서 신체가 반응하는 양식 중의 하나입니다. 대부분의 사람들은 이번 자극들을 무시할 수 있지만 일부의 사람들, 즉 알레르기 체질을 가진 사람들은 이런 자극성 물질을 재채기로 뱉어내고 배출해 내야 합니다. 최근 들어서는 이런 알레르기 체질을 가진 사람들이 점점 늘어나고 있는 추세입니다. 재채기를 발작적으로 계속하는 증세가 오래 가게 되면 사람들이 많이 모이는 장소에서 일을 지속적으로 수행하기가 어렵고 껄끄럽게 되기 때문에 특히 영업 파트에서 비즈니스를 하는 분들에게는 굉장히 곤혹스러운 문제라고 할 수 있겠습니다.

Q3　계절이나 시기와도 특별히 관계가 있나요?

맞습니다. 특히 추위가 계속되는 겨울철이나 환절기의 기후 변화가 재채기 증세를 악화시키는 인자로서 작용합니다. 특히 한랭 알레르기 경향이 있는 분들은 겨울철에 재채기로 더욱 고생하게 됩니다.

Q4　반복적인 재채기가 나타나는 원인은 어디에 있습니까?

위에서도 설명한 바대로 알레르기 체질이 기본적인 소인으로서 작용하고 있구요. 꽃가루나 풀, 곰팡이, 애완동물의 비듬, 집먼지 진드기, 담배연기와 향수 등이 흔한 유발인자로서 작용합니다. 일부의 사람들은 밝은 햇빛을 보았을 때에도 재채기를 하고 있구요. 임신한 여성 분들 중에서는 호르몬 변화가 있는 시기에 종종 재채기 증세가 나타나는데 이런 경우는 임신성 비염이라고 부릅니다.

Q5　반복되는 재채기를 완화시키기 위해서는 집에서 할 수 있는 방법은 어떤 것이 있을까요?

재채기를 다루는 가장 중요한 방법은 재채기를 유발하는 원인물질을 찾아내어서 그것을 피하는 것입니다. 회피 요법이라고 하지요. 또한 마스크를 착용하는 것이 도움이 됩니다. 마스크가 여과 작용을 통해 알레르기 물질을 어느 정도 차단해 줄 수 있기 때문입니다. 또한 공기 중에 꽃가루 양은 아침에는 많고 오후에는 적기 때문에 재채기 증상이 심한 분들은 조깅이나 볼 일을 오후에 하도록 하는 것도 좋을 것 같습니다. 또한 목련꽃봉오리인 〈신이〉라는 한약재를 꾸준하게 차로 마시게 되면 도움이 됩니다.

> **Q1** 요즘 독감에 걸려서 고생하시는 분들이 주위에 많이 계신데요, 감기와 독감이 (표면적인 증상으로 보았을 때에는) 얼핏 비슷하게 보여도 사실은 전혀 다른 병이라고 하는 말을 또 전문가들로부터 많이 듣게 되는데, 감기와 독감을 원인적으로는 어떻게 구별할 수 있을까요?

사실 독감을 독한 감기로 알고 계신 분들도 상당히 많이 계시는데요, 일반 감기와 독감은 원인과 증상 그리고 치료법이 완전히 구분되는 별개의 질환이라고 인식하는 것이 중요합니다.

즉 감기는 100여 종이 넘는 감기를 일으키는 바이러스(ex. 리노 바이러스, 로타 바이러스, 아데노 바이러스, 코로나 바이러스, 콕사키 바이러스, 파라인플루엔자 바이러스 등)가 유발하는 질병인 반면에, 독감은 '인플루엔자 바이러스'라는 특정한 바이러스가 원인이 되는 질병입니다. 한마디로 종자부터 다르고 뿌리부터 다른 질병이라는 이야기입니다.

주변에서 '나는 독감 예방 접종을 받았는데 왜 이렇게 감기에 자주 걸릴까?' 하고 의아해 하시는 분들이 종종 있는데요, 이렇게 전혀 다른 질병이라는 개념을 가지게 되면 그러한 현상에 대해서 이해하기가 한결 편할 것 같습니다.

그럼 독감이란 도대체 어떤 질병이고 또 어떤 증상이 주로 나타나나요? 독감에 대해서 간략하게 설명을 좀 해주시죠.

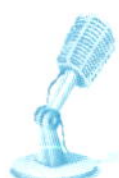

위에서도 말씀드린 것처럼 독감은 한마디로 '인플루엔자 바이러스'에 의한 '급성 호흡기 질환'이다라고 먼저 정의할 수 있을 것 같습니다. 독감은 상부 호흡기계(코, 목)나 하부 호흡기계(폐)를 침범할 수 있는데, 39도 이상의 갑작스러운 고열이나 심한 두통, 근육통, 전신 쇠약감과 같은 전반적인 신체 증상과 함께 마른기침, 오한, 눈이나 목의 통증 등을 동반합니다.

독감은 우리나라를 비롯하여 전 세계에서 발생하고 있는데, 우리나라처럼 사계절 구분이 있는 지역에서는 매년 겨울에 특히 유행하고 있습니다. 독감은 전염성이 매우 강하고, 노인이나 소아, 다른 질환을 앓고 있는 사람이 걸리면 사망률이 증가하고 합병증의 발생이 증가하기 때문에 매우 주의가 필요한 질병입니다. 또한 일부 지역에 한정된 발병이 아닌, 새로운 종류의 독감 바이러스에 의해서 짧은 시간에 넓은 지역에 유행하게 되면 젊은 사람들도 사망할 수 있을 정도로 위험한 질병입니다. 예전에 크게 유행했던 스페인 독감이나 소련 독감, 홍콩 독감 등을 떠올리면 얼마나 전 세계적으로 광범위하게 인명 피해를 입히는 질병인지 짐작할 수 있을 것 같습니다.

독감에 걸리면 대개 독감 합병증 때문에 생명이 위험하게 된다고 얘기하는데요, 주로 어떤 합병증이 나타나게 되는 건가요?

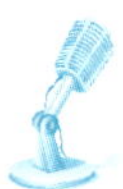

65세 이상의 노인과 심장과 폐 관련 만성 질환, 당뇨병, 응고장애, 만성 신장 질환을 지병으로 가지고 있는 환자들에게서

독감 합병증이 많이 발생하게 됩니다. 또한 임신 2기나 임신 3기의 산모들이나, 2세 미만 어린이들에게서도 합병증이 발생할 위험성이 큽니다. '폐렴'이 가장 심각한 독감의 합병증이라고 할 수 있는데, '인플루엔자 바이러스' 자체에 의해서도 발생할 수 있지만 이차적으로 세균에 감염되어 '세균성 폐렴'이 생기면서 나타나기도 합니다.

어린이들에서는 독감 증상이 좋아질 무렵에 갑자기 구토나 흥분 상태가 나타나서 경련과 같은 중증의 뇌장애 증상이 나타나고 심하면 사망할 수도 있는데, 이를 '라이 증후군(Reye's syndrome, acute toxic encephalopathy with hepatic dysfunction)'이라고 합니다. 이는 아스피린 복용과 밀접한 관련이 있다고 알려져 있기 때문에 감기 증상이 있는 어린이들에게 함부로 아스피린을 먹이면 안 되겠습니다.

독감을 비롯한 바이러스성 질환은 결국 몸의 면역력을 강화해서 이겨내야 할 것 같은데요, 어떻게 하면 몸의 저항력을 튼튼하게 만들어 줄 수 있을까요? 음식이나 한의학을 통한 면역 증진을 위한 방법을 좀 알려 주시죠.

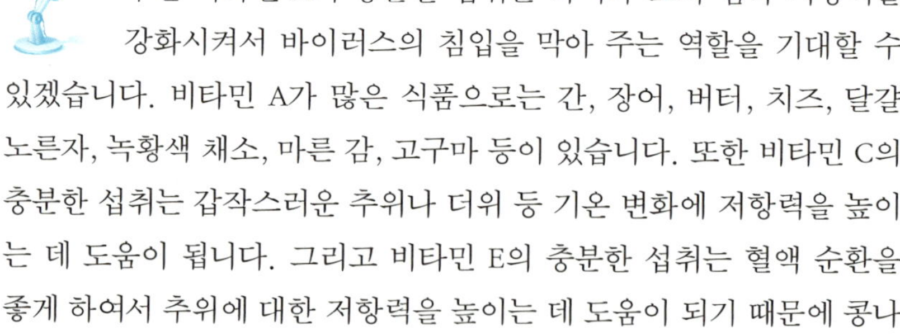

우선 비타민 A의 충분한 섭취는 목이나 코의 점막 저항력을 강화시켜서 바이러스의 침입을 막아 주는 역할을 기대할 수 있겠습니다. 비타민 A가 많은 식품으로는 간, 장어, 버터, 치즈, 달걀 노른자, 녹황색 채소, 마른 감, 고구마 등이 있습니다. 또한 비타민 C의 충분한 섭취는 갑작스러운 추위나 더위 등 기온 변화에 저항력을 높이는 데 도움이 됩니다. 그리고 비타민 E의 충분한 섭취는 혈액 순환을 좋게 하여서 추위에 대한 저항력을 높이는 데 도움이 되기 때문에 콩나물, 녹두나물, 땅콩, 식물성 기름, 시금치, 양배추, 쇠고기 등을 많이 먹는 것이 도움이 되겠습니다.

한의학에서는 폐의 면역 능력을 강화시키는 밤을 많이 먹을 것을 권장하고 있는데요, 특히 어린이들에게 도움이 됩니다. 또한 폐는 건조한 것을 싫어하므로(肺惡燥) 충분한 수분 섭취를 통해서 늘 호흡기 점막을 촉촉하게 유지하는 것이 중요합니다. 또한 유자차, 생강차, 둥굴레차 등을 많이 먹어서 폐의 진액을 보충해 주는 것도 효과적입니다.

독감을 예방하기 위해서 생활 속에서 평상시 주의해야 할 사항은 어떤 것이 있을까요?

가장 중요한 것은 개인위생이라고 할 수 있겠는데요, 비누와 물 또는 알코올 성분의 손 세정제로 손을 자주 자주 씻는 것이 무엇보다 중요합니다. 또한 아픈 사람과의 접촉을 가급적 피해야 하며, 어쩔 수 없는 경우라 하더라도 최소한 1미터 이상 거리를 두는 것이 좋겠습니다. 그리고 눈과 코, 입을 손으로 만지지 않도록 주의해야 합니다. 기침이나 재채기를 할 때에는 당연히 휴지나 손수건 등으로 입과 코를 막고 해야 하는데, 만일 휴지나 손수건이 없으면 팔꿈치 안쪽에 입과 코를 대고 기침이나 재채기를 하는 것이 좋겠습니다. 또한 매년 독감 예방 주사를 접종하는 것이 필요합니다. 우리나라에서는 독감이 1월에서 3월 사이에 유행하는 경우가 가장 많습니다. 그러므로 항체가 생기는 기간과 예방효과가 지속되는 기간을 고려할 때 9월 하순에서 10월 중순 사이, 아무리 늦어도 11월달까지는 독감 예방 주사를 맞는 것이 좋겠습니다.

Q1 주변에 감기 환자가 많은데요. 폐렴으로 이어지는 경우도 있죠?

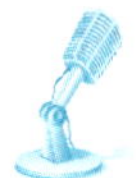

요즘처럼 감기가 잘 걸릴 수 있는 추운 계절에는 호흡기가 허약한 어린아이들이나 노인 분들에게 폐렴과 같은 합병증이 잘 나타날 수 있기 때문에 특별한 주의와 관리가 필요하다고 말씀드릴 수 있겠습니다.

폐렴(pneumonia)은 한마디로 세균이나 바이러스, 곰팡이와 같은 병원성 미생물 감염에 의해서 폐에 염증이 발생한 상태를 말합니다.

심한 감기나 기관지염의 합병증으로 생기게 되는 중증 호흡기 감염증으로서 경우에 따라서는 사망의 직접적인 원인이 될 수도 있는 무서운 질병입니다.

일반적으로는 감기에 걸린 다음에 1~2주 후에 고열과 심한 기침, 흉통, 가래와 같은 증상으로 드러나는데 간혹 피 묻은 가래(혈담)를 뱉기도 합니다. 따라서 감기가 10일 이상 계속되면서 고열이 지속되고 있을 때에는 반드시 흉부 X선 검사와 혈액 검사를 통해서 폐렴 유무를 확인하는 것이 좋습니다.

폐렴이 걸렸을 때에는 기침, 가래, 호흡 곤란과 같은 폐 관련 증상뿐 아니라, 구토, 구역감, 설사 등과 같은 소화기 증상도 나타나게 되며 두통이나 피로감, 근육통, 관절통과 같은 몸 전체에 걸친 전신 증상이 발생할 수도 있습니다.

폐렴이 진행하여 패혈증이나 쇼크가 발생할 수도 있고, 폐의 부분적인 합병증으로는 기흉이나 폐농양 등이 동반될 수도 있습니다.

폐에 염증이 광범위하게 발생하여서 폐의 1차적인 기능인 산소 교환에 심각한 장애가 발생하게 되면 호흡 부전으로 사망에 이르게 됩니다.

Q2 폐렴과 감기 증상, 어떻게 구분할 수 있을까요?

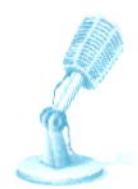

사실 병증의 초기에는 폐렴이 감기와 매우 비슷하게 보이기 때문에 감기와 명확하게 구별해 내는 것이 쉽지 않은 일입니다. 일반적으로 감기와 폐렴의 가장 큰 감별 포인트라고 할 수 있는 증상은 고열과 심한 기침 그리고 호흡곤란이라고 이해하면 좋습니다.

감기보다 훨씬 기침 증상이 심하게 나타나기 때문에 잠을 설치거나 토하는 일도 많이 나타나는데, 기침을 하는 동안에 삼켰던 가래를 토하거나 기침을 심하게 하면서 복압이 높아지기 때문에 위장 운동을 역류시켜서 토하기도 합니다.

열이 내렸다가 금세 다시 또 오르고 감기가 거의 다 나은 것 같다가도 식욕이 떨어지고 기운 없어 하거나 코를 벌름거리거나 숨쉴 때마다 가슴이 쑥쑥 들어가고 숨을 내쉴 때 그르렁거리는 소리가 심하게 난다면 반드시 폐렴을 의심해 보아야 합니다.

어린아이의 경우에는 수유량이 적어지거나 울음소리가 약해지고 호흡수가 빨라지거나 얼굴이 창백해지고, 입술이나 손, 발끝이 새파랗게 질리는 청색증을 보이면 거의 폐렴으로 생각해야 합니다.

주의해야 할 부분은 생후 2~3개월 미만의 신생아의 경우에는 열이 거의 없는 '무열성 폐렴'을 앓는 경우가 드물지 않기 때문에 요즘 같은 계절에는 아이들의 증상을 항상 주의해서 살펴보아야 할 것입니다.

고위험군 환자는 아무래도 노인과 유아일 것 같은데요. 어떤가 요?

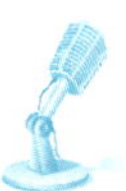

그렇습니다. 면역력이 약한 65~70세 이상의 노인 분들과 어린이들의 경우에는 단순한 감기 증상이 조금만 방심해도 자칫 폐렴으로 발전하여 증세가 급속도로 나빠질 수도 있고 심각한 합병증이나 사망을 초래할 수도 있기 때문에 매우 깊은 관심이 필요합니다.

특히 폐렴으로 인한 사망자를 연령별로 분류한 최근의 통계청 자료를 살펴보면, 14세 이하 어린이 폐렴 사망자는 1983년 2,108명에서 2006년 36명으로 상당히 많이 줄어든 반면에 70세 이상 노인 분들의 폐렴 사망자는 1983년 601명에서 2006년 3,449명으로 급증한 것을 알 수 있습니다.

노인 분들의 폐렴 사망률이 젊은이들보다 3~5배 정도 높고 폐렴으로 인한 사망자의 70%는 고령인이라는 통계청 자료는 앞으로 인구 고령화가 가속화되고 당뇨병이나 심혈관계 질환 또는 간질환과 같은 만성적인 질병을 가진 환자들이 더욱 늘어나면서 노인 분들의 폐렴 사망자 또한 함께 증가하리라는 것을 의미한다고 볼 수 있습니다.

폐렴, 어떻게 예방할 수 있을까요?

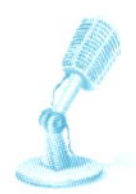

세균성 폐렴을 일으키는 여러 원인균 중에서 '폐렴 구균'은 백신을 통해서 예방이 가능합니다.

사실 폐렴 구균은 정상적인 생활을 하고 있는 일반인의 약 40%에서 발견될 정도로 흔한 세균인데요, 이것을 몸에 가지고 있다고 해서 모두 폐렴에 걸리는 것은 아닙니다. 하지만 여러 가지 이유로 해서 신체의 면역력이 떨어지게 되면 병증으로 활성화되어서 폐렴으로 진행되는 것입니다. 이와 같은 폐렴 구균으로 인한 질환은 흔히 패혈증이나 늑막염 또는 뇌수막염과 같은 2차적인 합병증을 함께 유발하기도 합니다. 따라서 고령인과 만성 질환자 또는 어린이와 같은 폐렴 고위험군은 폐렴 구균 백신을 접종하는 것이 바람직합니다.

물론 폐렴 구균 백신을 접종한다고 해서 100% 폐렴에 걸리지 않는 것은 아니지만, 폐렴으로 인한 치명적인 합병증과 사망률은 많이 낮추어 줄 수 있습니다. 무엇보다도 가장 근본적인 폐렴 예방대책은 역시 평소에 생활관리나 건강관리를 잘해서 기본적인 면역 기능을 높이는 것이라고 할 수 있습니다.

특히 호흡기 계통의 면역력을 강화시키는 한약[길경(桔梗), 과루인(瓜蔞仁), 맥문동(麥門冬), 소엽(蘇葉), 전호(前胡), 형개(荊芥), 패모(貝母) 등과 같은 호흡기 계통 한약]이나 한방차(칡차, 인삼차)를 본격적인 겨울에 들어서기 전에 복용하는 것이 질병 예방에 상당히 많은 도움이 됩니다.

손을 깨끗이 씻고 규칙적이고 영양 있는 식사와 하루에 최소한 6~8시간 이상의 수면을 취하는 것이 좋습니다. 또한 구강 내 세균이 폐로 들어가서 폐렴을 일으키는 경우도 있기 때문에 양치질과 같은 구강 청결에도 신경을 써주어야 합니다. 실내 온도는 25~28도, 습도는 50% 전후로 적절하게 유지하고, 실내외 온도차는 5도를 넘지 않도록 하는 것이 좋습니다. 수시로 창문을 열어서 실내 환기에도 신경을 쓰는 것이 필요합니다.

Q5 폐렴에 좋은 음식이나 생활태도는 무엇인가요?

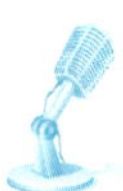

무엇보다도 평소에 따뜻한 물을 충분히 마시는 것이 폐렴 예방과 치료를 위한 가장 바람직한 생활태도라고 할 수 있겠습

니다. 또한 비타민이나 무기질이 풍부한 야채나 과일을 많이 먹고 가을에 많이 나는 나물류(ex. 배추나물, 시래기나물, 무말랭이, 고사리나물, 도라지나물, 토란대, 가지나물 등)도 적절하게 섭취해서 영양의 균형을 유지하는 것이 좋습니다. 추운 날씨에는 얇은 옷을 여러 겹으로 입어서 체온 조절을 하는 것이 좋고, 땀을 많이 흘린 경우에는 급격한 체온 변화가 생기지 않도록 잘 닦아 주고 젖은 옷은 바로 갈아입어야 합니다. 또한 먼지가 많은 곳은 가급적 피하는 것이 호흡기 건강을 위해 바람직합니다.

아데노 바이러스

Q1 요즘 뉴스를 보다 보면, 아데노 바이러스란 말이 자주 등장하던데요. 감기와 연관이 있는 바이러스인가요? 아데노 바이러스란 무엇인지 간략하게 설명 좀 해주시죠.

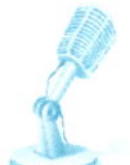

아데노 바이러스(Adenovirus, ADV)는 아데노 바이러스과에 속하는 바이러스의 총칭으로서, 1953년에 사람의 구개 편도와 아데노이드 조직 배양에서 처음으로 분리되었다고 하여 이러한 명칭이 붙여졌다고 합니다.

아데노 바이러스는 사실 장 바이러스의 일종으로서 아형(亞型)에 따라서 각기 다른 질환을 일으키는데, 특히 급성 장염이나 각종 호흡기 질환, 유행성 각결막염의 원인 바이러스로 많이 알려져 있습니다.

사람, 소, 개, 쥐, 돼지, 원숭이, 새 등에서 약 80종의 아데노 바이러스가 발견되었는데요, 각각 숙주 특이성이 있어서 일반적으로 다른 동물에게는 감염되지 않는 것으로 알려져 있습니다.

아데노 바이러스는 소아와 성인 모두에게 감기와 같은 가벼운 호흡기 질환부터 폐렴과 같은 중증 호흡기 질환을 일으킬 수 있는 바이러스라고 생각하면 좋을 것 같습니다.

Q1-1 예년에 비해 아데노 바이러스가 유행하는 데는 어떤 이유가 있다고 볼 수 있을까요?

최근 질병관리본부에서는 감기 등 급성 호흡기 증상을 보이는 환자에게서 아데노 바이러스가 예년에 비해 높은 비율로 유행하고 있으므로 손씻기와 같은 개인위생 관리에 주의를 당부했는데요, 자료에 의하면 최근 4년 간의 아데노 바이러스 연평균 검출률(2.3%)보다 8배 이상 증가한 20% 이상의 검출률을 보이고 있다고 합니다. 또한 2010년 1월부터 9월까지 총 36주간의 자료를 살펴보면 전체 검출된 바이러스의 54.2%가 아데노 바이러스로 확인되었다고 합니다. 이렇게 갑자기 아데노 바이러스가 급속히 유행하는 이유를 현재로서는 정확하게 알 수는 없지만, 지구 온난화에 따른 이상 기후 현상의 증가가 아데노 바이러스 유행에 있어서의 한가지 원인으로 상정할 수 있을 것 같습니다.

Q2 어떤 증상을 동반하나요?

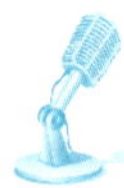

아데노 바이러스에 의한 감염은 연중 계절에 상관없이 발생하며 특정한 유행 시기 없이 상시적으로 발생하는데요, 증상은 사람에 따라서 조금씩 다르지만 38도 이상의 고열이 일주일 이상 지속되고, 목구멍이 아프고(인후통) 목구멍과 눈이 붉게 충혈되거나 설사 등의 증상이 나타나게 됩니다. 유행성 각결막염이 동반된 경우에는 한쪽 눈이 갑자기 붉어지고 눈꺼풀이 붓고 눈곱이 끼는 양상을 보이게 됩니다.

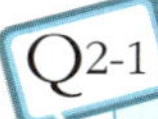
Q2-1 일반적인 감기와는 어떻게 다른가요?

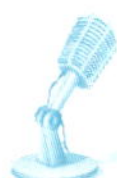
다른 호흡기 바이러스와는 조금 다르게 중증의 기관지염이나 폐렴 그 밖에 다른 합병증(장염, 유행성각결막염 등)을 쉽게 유발하는 것으로 알려져 있습니다. 특히 폐렴의 경우 증상이 매우 심하게 나타나고 악화되기 쉽기 때문에 매우 주의가 필요합니다. 또한 아데노 바이러스는 전염성이 매우 높아서 집단 발병이 많은 것도 일반적인 감기와 구별되는 특징이라고 할 수 있겠습니다.

Q2-2 호흡기 질환이라고 하면 대체로 가만히 놔두면 자연스럽게 낫는다고 생각하게 마련인데요. 아데노 바이러스의 경우엔 어떤가요?

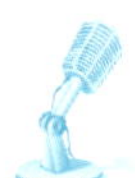
일반적인 감기와 같은 가벼운 호흡기 질환은 편안한 환경에서 충분한 휴식을 취하면서 특별한 치료 없이 가만히 놔두어도 시간이 지나면 저절로 좋아지는 병이라고 생각하는 경우가 많은데요, 아데노 바이러스에 의한 감염 증세는 치료 없이 그냥 오래 방치하는 경우에는 정말로 위중한 폐렴과 같은 심한 병으로 이행될 수 있기 때문에 빠른 시간에 전문가로부터 치료를 받는 것이 좋을 것 같습니다.

Q3 눈에 침투할 경우엔 위험할 수도 있다고 하죠?

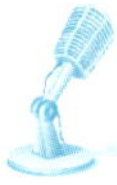
눈에 대한 침범은 보통 아데노 바이러스 8형의 감염으로 인해서 생기게 되는데요, 아데노 바이러스가 눈에 침범하게 되면

유행성 각결막염을 잘 일으킬 수 있습니다. 유행성 각결막염은 아데노 바이러스가 눈꺼풀과 눈동자 사이의 결막에 침투해서 발생하는 염증성 질환인데요, 보통 양쪽 눈 모두 발병하지만 한쪽에만 발병할 수도 있습니다. 양쪽 모두 발병하는 경우에는 일반적으로 먼저 발병한 눈에 증상이 더 심하게 나타나게 됩니다. 대부분 후유증 없이 치료가 되지만, 심한 경우에는 각막 상피하 혼탁 증세가 남게 되면서 시력 저하가 수반되는 경우도 있습니다.

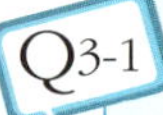 **Q3-1** 눈에 침투하면 어떤 증상들이 나타나나요?

 발병 초기에는 충혈과 함께 눈이 욱신거리고 눈물과 눈곱이 갑자기 많이 생기게 되는데요, 심해지면 각막 표면 상피 세포 손상으로 인해서 눈부심 증세와 함께 (위에서 잠시 말씀드린) 각막 상피하 혼탁(subepitelialopacity)을 남겨서 오랫동안 시력저하 증세가 지속될 수도 있습니다.

Q4 전염성이 매우 강한 모양이네요?

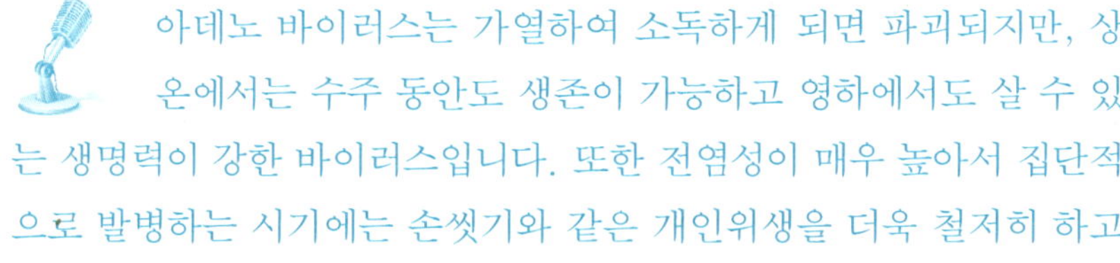 아데노 바이러스는 가열하여 소독하게 되면 파괴되지만, 상온에서는 수주 동안도 생존이 가능하고 영하에서도 살 수 있는 생명력이 강한 바이러스입니다. 또한 전염성이 매우 높아서 집단적으로 발병하는 시기에는 손씻기와 같은 개인위생을 더욱 철저히 하고 수건도 각자 따로 쓰는 것이 좋습니다.

치료방법은 무엇인가요?

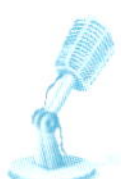

현재 아데노 바이러스에 직접 작용하는 약은 개발되어 있지 않은 실정입니다. 대증 요법과 합병증 예방을 위한 치료 중심으로 관리를 하는 것이 최선인데요. 즉 열이 있으면 열을 내리게 하고, 목이 아플 때에는 목의 점막을 보호해 주며, 결막염으로 눈이 충혈되면 안약을 넣어 주는 것과 같은 대증 요법이 중심이 되는 것입니다. 환자 스스로의 저항력을 강화시켜 주기 위해서 면역력을 증진시켜 주는 국화차나 둥굴레차 또는 진피차 등을 먹는 것도 도움이 됩니다. 또한 아데노 바이러스 감염 치료에 있어서는 안정과 탈수 예방을 위한 충분한 수분 공급이 중요합니다.

뚜렷한 치료 방법이 유감스럽게도 아직 없는 상황인데요. 그렇다면 무엇보다 예방이 중요하겠네요? 어떤 방법이 있나요?

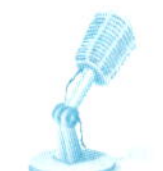

무엇보다도 손을 깨끗하게 자주 씻어 주는 것이 제일 중요합니다. 외출 후에는 반드시 비누로 30초간 손을 씻고, 양치를 하는 것이 좋습니다. 또한 호흡기 증세가 있는 사람과 어린이와의 접촉을 최대한 피하도록 하는 것이 중요합니다. 그리고 특히 어린이들의 경우에 있어서는 사람이 많이 모이는 환경이나 간접흡연과 같은 상황에 노출시키지 않는 것이 좋겠습니다. 또한 유아용 젖꼭지나 식기, 칫솔, 수건 등 개인 물품을 여럿이 함께 사용하지 않는 것이 필요하겠습니다.

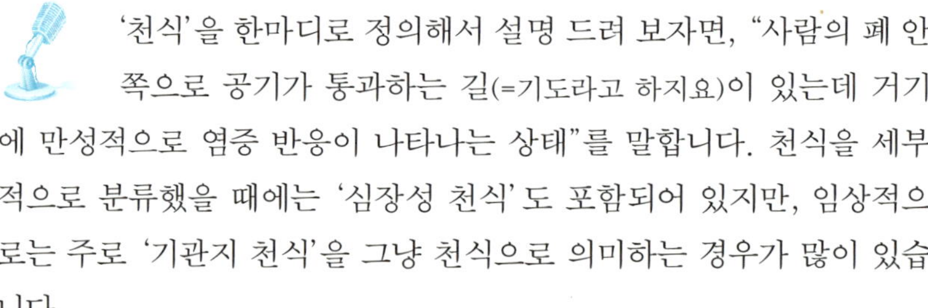

천식이란 매우 위험하고 어려운 병증이라고 할 수 있겠는데요. 생명이 위험해질 수 있다고 하던데요. '천식'이란 어떤 증세인지 설명 좀 해주시죠.

'천식'을 한마디로 정의해서 설명 드려 보자면, "사람의 폐 안쪽으로 공기가 통과하는 길(=기도라고 하지요)이 있는데 거기에 만성적으로 염증 반응이 나타나는 상태"를 말합니다. 천식을 세부적으로 분류했을 때에는 '심장성 천식'도 포함되어 있지만, 임상적으로는 주로 '기관지 천식'을 그냥 천식으로 의미하는 경우가 많이 있습니다.

천식 환자의 기도는 안쪽에 생긴 염증 때문에 정상인들에 비해서 확연하게 좁아져 있어서 숨쉬기가 매우 불편한 상태에 놓이게 되는데요.

염증 반응으로 인해 분비물이 증가하고 담배 연기나 먼지 등과 같은 특정한 자극이나 물질에 의해 민감하게 반응을 하게 되어 더욱 기도가 좁아지면서 경련을 일으키기도 합니다.

그 결과 기침이나 가래, 숨헐떡임 등과 같은 여러 가지 외부적인 증상들이 나타나게 되며, 일반적으로 밤에 더 심해집니다. 치료를 적극적으로 하더라도 매우 장기간 지속되며 때로는 영원히 지속되기도 합니다.

사실 천식은 전문 의료인들 입장에서도 아주 위험하고 어려운 병증입니다. 주위에서도 천식으로 고생하시는 분들을 많이 보셨겠지만, 천식은 올바른 방법으로 돌보지 않으면 자칫 생명이 위태로워질 수도 있는

엄중한 병이지요. 그러나 적절히 관리를 잘해 나간다면 일반인들과 거의 비슷한 정도의 무난한 정상 생활을 누릴 수도 있습니다.

Q2 어떤 증상이 있나요? 계절적으로 봄이 되면 증상이 더욱 심각해지나요?

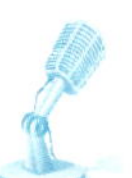

천식의 4대 증상이 있는데요. 숨이 가빠지면서 헉헉거리는 '호흡곤란' 증세와 '만성적인 기침' 그리고 쌕쌕거리는 숨소리를 나타내는 '천명음' 그리고 마지막으로 가슴이 답답해지면서 짓눌리는 느낌을 동반하는 '흉부압박감'이 바로 그것입니다. 말씀하신 것처럼 봄철에 갑자기 증세가 심해지는 분들도 많이 계신데요, 주로 꽃가루 알레르기가 있는 분들이십니다. 최근에는 주로 봄철에 중국 서부의 사막지방으로부터 중금속을 비롯한 인체 유해 물질이 섞인 황사가 많이 불어오는데요. 이런 황사로 인해서 천식환자들의 증세가 갑자기 확 심해지는 경우가 아주 많이 있기 때문에 천식 환자들은 특히 황사가 올 때에는 가급적 외출을 삼가야 하겠습니다. 또한 가을이나 겨울철에도 차가운 바람이 기도를 갑자기 수축시킬 수 있기 때문에 찬바람이 많이 부는 계절에도 역시 외출을 삼가야 합니다.

Q3 천식증상이 한순간에 발작이 일어날 수 있죠? 그럴 경우, 얼마나 위험한가요?

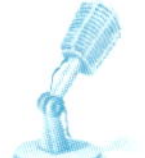

항상 천식 증상이 지속되어서 만성적으로 고생하는 분들도 있지만, 평상시에는 그런대로 지낼 만하다가 어느 순간 갑자기 증세가 확 심해질 수도 있습니다. 이러한 경우를 우리가 보통 '천식 발

작'이라고 부르는데요. 아주 심한 천식 발작의 경우에는 즉각적인 응급 치료를 받지 않으면 기도가 폐쇄되기 때문에 자칫 생명이 위태로울 수도 있습니다. 또한 조금 심한 정도의 천식 발작 상황에서도 사실 환자 입장에서는 스스로 '곧 죽을 것만 같은 엄청난 공포'를 느끼게 되지요. 하지만 천식 약물을 적절하게 사용하고 평소에 환경이나 스트레스 관리를 잘한다면 그런대로 건강하게 잘 생활해 나갈 수도 있습니다.

Q4 최근 천식으로 시달리는 이들이 점점 늘어나고 있다고 하던데요. 그 원인은 무엇인가요? 환경오염 때문인가요?

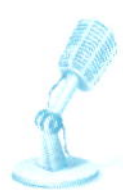

환경오염이 천식의 증가에 중요한 요인으로 작용하고 있다는 것은 각종 통계를 볼 때 틀림없는 사실입니다.

또한 집먼지 진드기나 바퀴벌레, 곰팡이, 꽃가루, 동물의 털이나 비듬 같은 배설물 등도 천식을 일으키는 원인으로 알려져 있구요. 찬 공기와의 접촉이나 축구, 마라톤 같은 격렬한 활동이나 운동, 담배 연기, 향수, 페인트 냄새, 유해 가스, 감기, 정신적인 스트레스 등도 천식의 유발인자로 많이 알려져 있습니다.

지금 현재 전 세계적으로 약 3억 명 가량의 천식 환자가 있는 것으로 보고되고 있는데요. 미국에서는 약 1500만 명 정도의 천식 환자가 있다고 하구요. 우리나라에서도 국민 10명 중에 1명 정도는 과거에 한 번쯤은 천식을 앓았던 적이 있을 정도로 최근 천식 환자가 급증하고 있는 추세입니다.

Q4-1 어릴 때는 천식이 없다가 성인이 돼 발생하는 경우도 있다고 하던데요?

맞습니다. 어릴 때는 전혀 또는 거의 천식 증상이 없다가도 청소년 또는 성인 이후가 되어서 갑자기 천식이 생기게 되는 경우도 임상적으로 드물지 않게 발생합니다. 아마도 이런 경우는 어린 시기에는 부모님들께서 아이들의 건강관리를 세심하게 아주 잘 해주셨기 때문에 알레르기 소인이 잠재적인 양상으로만 존재하고 있다가, 청소년이나 성인 이후에는 위에서 말씀드린 각종 환경적 유해 인자들에 지속적으로 노출이 되면서 천식이 증상적으로 활성화되기 때문에 그런 것으로 추정하고 있습니다.

Q5 완치가 가능한가요? 치료를 할 경우, 기간이 얼마나 걸리나요?

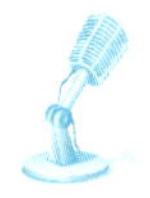

천식과 같은 알레르기 체질을 가진 분이, 천식 소인이 전혀 없는 비알레르기 체질로 바뀔 수는 없다는 의미에서, 완치란 단어를 사용할 수는 없다고 말씀드릴 수 있겠습니다.

하지만 설령 천식 소인이 어느 정도 남아 있다고 하더라도 적절한 관리와 치료를 통해서 일상생활을 수행함에 있어 거의 불편함이 없을 정도로 증상이 장기적으로 개선되고 완화된 상태를 의미하는 '관해 상태'로는 도달하게 할 수 있습니다. 면역학적 용어를 사용하자면, 아네르기(anergy) 상태를 바로 이러한 관해 상태라고 할 수 있는데요, 증상이 일어날 수 있는 유해 항원이 인체에 들어와도 인체가 알레르기 반응과 같은 과민 반응을 일으키지 않는 안정되고 건강한 체질개선 상태라고 표현할 수 있습니다.

사람과 병증에 따라서 많이 틀리겠지만 아네르기 상태와 같은 면역 안정 상태로 유도하기 위해서는 기본적으로는 최소한 3~5년 이상 꾸준하게 집중치료와 관리를 필요로 합니다.

천식발작을 가정에서 예방할 수 있는 방안은 무엇이 있나요?
일상생활에서의 예방법 좀 알려주시죠. 천식 환자가 있는 집에
서는 우선 천식 발작의 예방을 위해서 생활 관리가 중요한데
요.

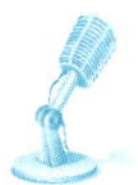

우선 바닥에 카펫을 깔지 마시고, 나무마루 바닥은 젖은 걸레
로 깨끗이 닦아 주는 것이 좋습니다.

또한 주름진 커튼이나 천을 입힌 가구 대신에 세탁이 가능한 커튼이나
비닐 칸막이 또는 물걸레질이 가능한 가구를 사용하는 것이 좋겠습니
다. 침대 시트나 담요, 베개 등을 뜨거운 물로 자주 씻어서 집먼지 진드
기를 없애 주도록 노력해야 하는 것도 중요합니다. 즉 이와 같은 가구
류 등은 7~10일에 1번씩 55도 이상의 뜨거운 물에 10~20분 정도 동안
담가 놓으면 집먼지 진드기를 효과적으로 제거해 낼 수 있습니다.

또한 실내 습도는 가능한 50% 정도로 유지하는 것이 좋습니다. 천식
유발 인자인 집먼지 진드기나 곰팡이는 습기 찬 곳에서 가장 잘 자라기
때문입니다.

욕실 표면을 표백제와 물로 닦아 주고, 바닥이나 그 외 다른 습기 찬 곳
도 표백제로 청소해서 곰팡이를 제거해 주는 것도 필요합니다.

가급적 털이 있는 애완동물은 기르지 않도록 하거나 최소한 침실에는
있지 않도록 해야 합니다. 만약 강아지나 고양이를 키우고 있다면 자
주 씻기고 잘 빗어 주어야 합니다. 또한 거실 내에 꽃이나 화분 같은 것
들을 치우는 게 좋습니다. 더불어서 꽃가루가 실내에 들어오지 못하도
록 침실 창문을 닫아 둡시다.

메밀이나 계란, 복숭아, 밀가루, 땅콩 등이 일부 천식 환자에게 천식을
일으키거나 악화시킬 수 있기 때문에 주의해야 합니다. 또한 음식이
상하고 색깔이 변하는 것을 막기 위한 보존제나, 산화방지제로 널리 사

용되는 아황산염은 일부 천식환자에서 천식 증상을 악화시킬 수 있는데, 특히 말린 과일이나 채소류, 과일농축액, 포도주, 맥주나 과즙 등에 많이 들어 있으니 유의할 필요가 있겠습니다.

이번에는 천식에 도움이 되는 추천 음식을 잠깐 말씀드려 보겠는데요, 연어나 고등어, 정어리 등 등푸른 생선에 포함된 오메가3 지방산은 염증을 가라앉히는 작용이 있기 때문에 천식 예방에 도움이 됩니다. 신선한 등푸른 생선을 일주일에 2~3번 정도 먹도록 해주시구요. 마늘, 양파, 생강과 신선한 과일, 야채에는 역시 염증을 가라앉히는 성분들이 다량 함유되어 있기 때문에 역시 많이 섭취하시는 것이 좋겠습니다. 특히 야채에 포함된 항산화제는 염증을 줄이고 증세진행을 막는 데 뛰어난 효과가 있다. 또한 토마토도 추천할 수 있는데, 토마토 안에 있는 리코펜 성분은 천식개선에 많은 도움을 줍니다. 날 토마토를 그냥 먹는 것도 좋겠지만 올리브 오일에 살짝 익히면 지방 성분인 리코펜을 더욱 많이 섭취할 수 있으니 더욱 좋겠습니다. 천식 환자가 여행할 경우에는 지역도 신중하게 선택해야 합니다. 어떤 사람은 특정 지역에 들어서면 천식이 발작되기도 하기 때문입니다. 천식은 흔히 밤에 발작하기 때문에 비상용으로 천식치료제를 준비하는 것은 필수입니다. 밤이 되면 미주신경의 흥분성이 높고, 기관지 분비물이 증가되며 평활근이 경련을 일으켜 발작을 할 가능성이 높아지기 때문인데요. 만일 밤에 준비된 천식 치료제를 먹은 후에도 효과가 뚜렷하지 않거나 예전과 다른 증상이 있을 경우에는 즉시 병원을 가야 하겠습니다.

Q7 천식에 걸린 경우, 은행을 볶아서 먹는 분들이 종종 계시던데요. 효과가 있는가요?

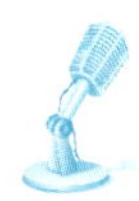

은행이 기침이나 천식 증세에 도움이 되는 것은 사실이지만,

모든 기침 천식 증세에 항상 사용되는 것은 아니며, 약간 유독한 성분이 들어 있으니까 무조건 장기적으로 많이 먹지는 마시고 적절한 용량을 지키시는 것이 중요합니다.

성인의 경우라면 하루에 10~20알 이내로 볶아서 먹는 것이 괜찮고, 만 3세 이상의 아이라면 좀 더 적은 용량으로, 하루 3~5알 이내로 복용해야 하며, 매일매일 장기간 먹는 것은 별로 권장하지 않습니다. 특히 나이 어린 천식 환자들은 은행과 같은 민간요법에 의존하기보다는 적절하게 진찰을 받게 하고 안전한 처방을 받도록 하는 것이 좋겠습니다.

한의학에서는 오미자나 길경(도라지) 천문동 같은 약재를 조합해서 천식증세 해소에 많이 사용해 왔습니다.

> **Q1** 북한에서는 결핵환자가 120만 명 이상으로 추정된다고 하던데요. 이 가운데 어린이도 30여만 명에 달한다고 하죠. 북한의 경우, 매우 심각한 상황입니다. 오늘은 결핵에 대해 이야기 나눠 보죠. 결핵이란 무엇인지 먼저 설명 좀 해주시죠.

결핵은 지금도 전 세계적으로 일 년에 약 2백만 명 이상을 사망시키는 무서운 병입니다. 결핵은 기원전 7천년 전 석기 시대 화석에서도 그 흔적이 발견되었을 정도로 인류 역사상 가장 많은 생명을 앗아간 감염성 질환으로 알려져 있습니다. 1882년 독일 세균학자 로버트 코흐(Robert Koch)가 결핵의 병원체인 결핵균(mycobacterium tuberculosis)을 발견하여 세상에 알려지게 되었습니다.

주로 폐결핵 환자로부터 나온 미세한 침방울 혹은 비말핵(droplet nuclei: 기침이나 재채기를 하면 결핵균이 들어 있는 입자가 공기 중에 나와 수분이 적어지면서 날아다니기 쉬운 형태로 된 것)에 의해서 직접적으로 감염되지만, 결핵균에 감염된다고 하여 모두 결핵에 걸리는 것은 아니며 대개 접촉자의 30% 정도만 감염되고, 또 감염된 사람의 10%정도만 결핵 환자가 되며 나머지 90%의 감염자는 평생 동안 건강하게 지내게 됩니다. 발병하는 사람들의 50%는 감염 후 1~2년 안에 발병하고 나머지 50%는 그 후 일생 중 특정 시기에, 즉 면역력이 감소하는 때 발병하게 됩니다.

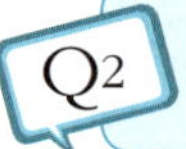

Q2 결핵에도 종류가 있죠?

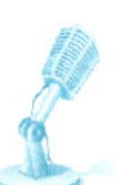

그렇습니다. 결핵균은 사실 머리카락과 손톱을 빼고는 인체 모든 부위에 침범할 수 있다고 생각하면 좋을 것 같습니다. 경부(頸部) 림프선 결핵, 장간막(腸間膜) 림프선 결핵, 급성 속립성 결핵, 결핵성 수막염(髓膜炎: 결핵균이 대량으로 핏속에 들어갔을 때 일어나며 사망률도 높다), 안결핵, 부신(副腎) 결핵, 골관절(骨關節) 결핵(척추 카리에스 등), 신장결핵, 부고환결핵, 결핵성 복막염, 후두결핵, 중이결핵(中耳結核), 장결핵, 결핵성 늑막염처럼 침범되는 부위에 따라서 매우 종류가 다양합니다.

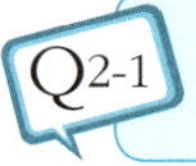

Q2-1 결핵은 어떤 증상을 동반하나요?

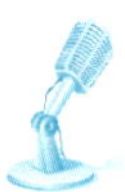

결핵 증상은 호흡기와 관련된 증상과 호흡기 이외의 전신 증상으로 크게 구분하여 볼 수 있습니다. 호흡기 증상으로는 '기침'이 가장 흔하며 가래 또는은 혈담(피 섞인 가래)이 동반되는 경우가 많이 있습니다. 혈담은 객혈(피를 토하는 것)로 나타나기도 하는데, 초기보다는 대체로 병이 진행된 경우에 나타납니다. 또한 병이 진행되어 폐 손상이 심해지면 호흡곤란이 나타나기도 하고 흉막이나 심막을 침범하였을 때는 흉통을 호소하기도 합니다. 전신 증상으로는 발열, 야간 발한, 쇠약감, 신경과민, 식욕부진, 소화불량, 집중력 소실 등과 같은 비특이적인 증상이 나타날 수 있으며, 특히 식욕부진이 심할 경우에는 급격한 체중감소도 함께 야기할 수 있습니다.

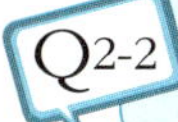

Q2-2 초기 증세는 어떻게 나타나나요?

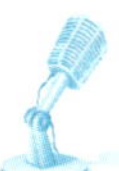

일반적으로 성인 폐결핵 환자의 흔한 초기 증상으로는 잦은 기침, 객혈, 발열, 전신적인 무력감과 미열, 체중감소를 꼽을 수 있습니다.

Q2-3 결핵은 발병하는 부위에 따라, 증상이 다르게 나타난다고 하죠?

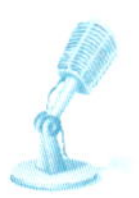

결핵은 발병하는 부위(폐, 흉막, 림프절, 척추, 뇌, 신장, 위장관 등)에 따라서 증상이 아주 다양하게 나타날 수 있습니다. 예를 들어 림프절 결핵이면 전신 증상과 함께 목 부위 또는 겨드랑이 부위의 림프절이 커지면서 동통이나 압통을 느낄 수가 있고, 척추 결핵이면 허리에 통증을 느끼며, 결핵성 뇌막염이면 두통과 구토, 의식 저하 등의 증상이 나타날 수 있습니다.

Q3 결핵에 걸리는 가장 큰 이유는 어디에서 찾을 수 있을까요?

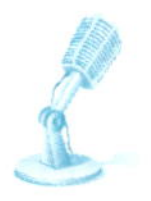

결핵은 그 정의상 결핵균에 의한 감염 때문에 발생하는데요, 현재까지 알려진 활동성 결핵 발생의 원인으로는 1년 이내의 감염, 흉부 X선상 섬유화된 병변의 존재, 에이즈, 규폐증, 만성 신부전 및 투석, 당뇨병, 면역 억제제 투여, 위장 절제술 및 공회장 우회술(소장의 일부를 우회시키는 수술) 등의 수술력, 특정 장기이식, 영양실조 및 심한 저체중 등이 있습니다.

다른 국가에 비해, 북한에서 결핵 환자가 많은 이유는 무엇인가요?

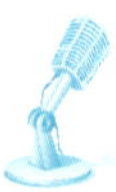

북한은 다른 나라들과 비교했을 때 영양 상태나 위생 상태가 매우 취약하고, 치료약도 넉넉지 않은 상태이기 때문에 결핵 환자가 상대적으로 매우 많은 편입니다.

각종 질병과 전염병들이 만연하면 결핵환자의 발병 빈도도 높아지나요? 그건 왜 그런 건가요?

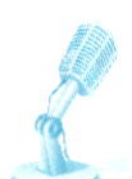

각종 질병과 전염병들이 만연하게 되었다는 것은 그만큼 해당 지역이 위생 상태나 영양 상태에 문제가 있고 또 그 지역에 있는 사람들이 전반적으로 면역력이 저하된 상황이라고 해석될 수 있기 때문에, 그런 상황에서는 당연히 결핵을 비롯한 감염성 질환이 쉽게 전파되고 병증화될 수 있는 병리학적 조건을 형성하기 때문입니다.

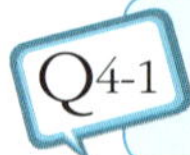

접촉에 의해 전염되나요?

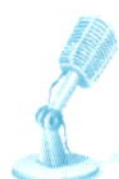

결핵균은 공기 중으로 사람과 사람 사이에서 전파됩니다. 즉 결핵 환자가 기침이나 재채기를 하면 눈에 보이지 않는 작은 가래 방울에 결핵균이 섞여서 공기 중으로 배출됩니다. 이렇게 배출된 결핵균을 다른 사람들이 마시게 되면 결핵균이 폐로 들어가서 감염을 일으키게 됩니다.

그러나 환자가 사용하는 식기류, 의류, 침구류, 책 등과 같은 환자의 소유물이나 음식을 통해서는 결코 전염되지 않습니다.

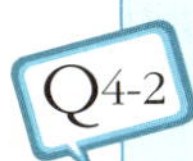

결핵환자의 가족 가운데 또 다른 환자가 발생하는 경우도 있던데요. 유전이 되는 건가요?

결핵 환자의 가족 중에 또 다른 결핵 환자가 발생하는 경우가 많기 때문에 혹시 유전이 아니냐고 질문을 하시는 경우가 있는데요, 이것은 환자의 몸에서 나온 결핵균에 다른 사람에게 공기를 통해서 감염된 것이지 유전되는 병은 전혀 아닙니다.

결핵은 초기 치료가 무엇보다 중요하다고 하죠?

대부분 활발하게 활동하는 결핵균들은 약을 복용한 후 단기간에 사멸하지만 나머지 소수의 결핵균은 서서히 사멸합니다. 그래서 최소 6개월의 치료기간이 소요됩니다. 하지만 몸은 그 전에 좋아져서 증상이 없어지는 경우가 일반적입니다.

약을 일찍 중단하거나 제대로 복용하지 않을 경우 다시 병이 나빠지거나 약에 대한 내성이 생겨서 치료가 더욱 어려워질 수 있습니다. 따라서 충분한 기간 동안 규칙적으로 약을 복용해야 완치될 수 있습니다.

만약 치료를 제대로 하지 않아 실패하면 2차 항결핵제들로 치료해야 하는데 이 경우 치료가 더욱더 어려워지며, 장기간 약을 복용해야 겨우 완치되므로 처음 치료에서 병을 고치도록 해야 합니다.

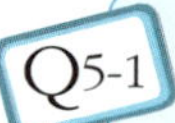

Q5-1 치료주기가 있다고 하던데요. 무슨 말인가요?

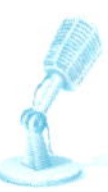

치료 주기는 가벼운 환자의 경우에도 최소 3개월, 중환자인 경우에는 최소 6개월을 기본 단위로 잡아서 치료한다는 의미로 생각하면 될 것 같습니다.

Q6 결핵을 치료하는 데 도움이 되는 음식이 따로 있나요?

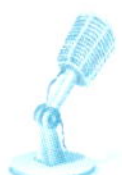

다시마, 성게, 굴, 김, 뱀장어, 해파리, 다슬기 같은 음식들이 결핵에 도움이 된다고 알려져 있습니다.

Q6-1 결핵을 앓고 난 이후에도 건강관리에 유의해야겠죠?

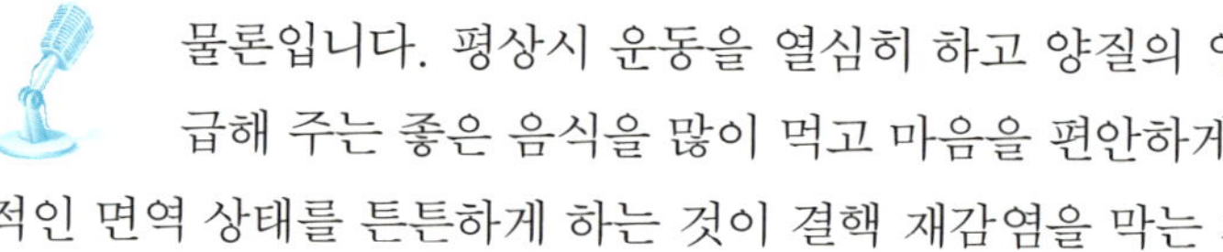

물론입니다. 평상시 운동을 열심히 하고 양질의 영양분을 공급해 주는 좋은 음식을 많이 먹고 마음을 편안하게 해서 기본적인 면역 상태를 튼튼하게 하는 것이 결핵 재감염을 막는 지름길입니다.

Q7 결핵을 예방하려면 어떻게 해야 하나요?

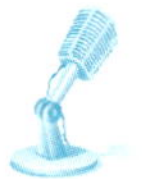

결핵 예방에 가장 효과적인 방법은 생후 4주 이내에 BCG접종을 받게 하는 것입니다. 또한 결핵을 앓고 있는 환자의 가족들은 반드시 6개월마다 정기 검진을 받아야 합니다. 또한 결핵은 결핵균을 가진 사람이 기침이나 재채기할 때 공기를 통해 전염되기 때문에 실내 공기를 자주 환기 시켜야 합니다. 특히 환자가 있는 곳에는 더욱 자주 환기를 시켜 결핵균의 밀도를 낮추어 전염을 막아야 하겠습니다.

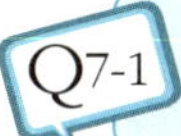 Q7-1 접종을 할 경우, 효과는 몇 년이나 가나요? 영구적인 건가요?

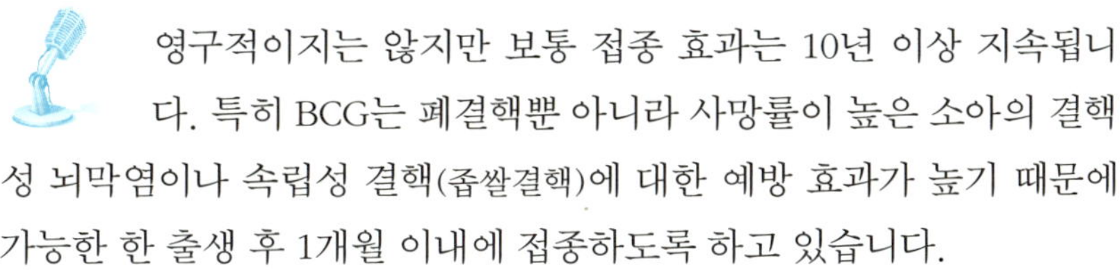

영구적이지는 않지만 보통 접종 효과는 10년 이상 지속됩니다. 특히 BCG는 폐결핵뿐 아니라 사망률이 높은 소아의 결핵성 뇌막염이나 속립성 결핵(좁쌀결핵)에 대한 예방 효과가 높기 때문에 가능한 한 출생 후 1개월 이내에 접종하도록 하고 있습니다.

황사대처법

2010. 4. 12. 방송분

Q1 완연한 봄입니다. 한의학에서는 봄을 어떻게 파악하고 있나요?

한의학에서는 전통적으로 봄 세 달을 몸과 마음을 펴서 활동을 시작하는 계절, 하늘과 땅이 모두 생기로 충만하여 만물이 번성하기 시작하는 시기로 파악했습니다. 이런 시기에 대자연의 기운에 맞추어 생활하려면, 집안에만 머물지 말고 이리저리 외부로 돌아다니며, 머리를 묶지 말고 풀어서 형체를 느슨하게 해주는 것이 건강에 도움이 된다고 인식했습니다. 아울러, 마음가짐도 만물을 소생시키는 쪽으로 써야 한다고 강조하였습니다. 이것이 봄에 양생하는 한의학적 양생의 원칙이며, 이를 어길 경우 간이 쉽게 손상되고 여름에 여러 가지 병변이 나타난다고 하였습니다.

Q2 봄철 불청객이죠, 황사가 4월부터 본격적으로 시작됐습니다. 도심을 황갈색 흙먼지로 물들이는 황사는 단순한 먼지가 아니죠.

그렇습니다. 황사에 포함되어 있는 미세 입자들이 대기 중에서 화학 반응을 일으켜서 각종 산화물을 생성하는 까닭에, 성인의 기관지염이나 천식을 악화시키고, 어린이들의 각종 호흡기 질환

을 유발하기도 합니다. 최근에는 중국의 빠른 산업화에 따라 납·카드뮴 같은 중금속과 발암물질이 섞인 공해 오염물질까지 포함하고 있어서 봄철 건강을 위협하는 강력한 주범으로 부각되고 있습니다.

 **Q3** 황사가 시작되면 바깥출입이 어려울 정도로 심각한 증상을 유발하죠?

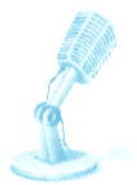 특히 황사가 심한 날에는 눈이 따갑거나 아프고 시야가 흐려질 수도 있고, 기침이나 가래 증세가 동반된 호흡기 질환이나 피부 질환 또는 알레르기 질환처럼 전신적인 병증을 유발할 수 있기 때문에 주의를 해야 합니다.

 **Q4** 건강한 사람의 경우에도 힘들지만, 기관지 등에 이상이 있는 이들에겐 황사가 심각한 증상을 동반하죠?

 건강한 사람들도 황사로 인해 후두염이나 기관지염에 걸리기 쉬우며, 평소에 기관지에 문제가 있는 천식 환자 같은 경우에는 더욱 증세가 나빠질 수 있습니다.
후두염에 걸리면 목이 컬컬하고 침을 삼킬 때 이물감이 느껴지거나 목소리가 변할 수 있기 때문에, 되도록이면 말을 많이 하지 말고, 목이 건조해지지 않도록 실내 습도를 조절하는 것이 좋습니다.
천식 환자는 황사에 포함된 알레르기 유발 물질이 기관지 점막을 자극해 기관지가 좁아지는 과민반응 때문에 더 힘들어질 수 있습니다. 호흡이 가빠져서 숨을 헐떡이게 되고, 심하면 기도가 폐쇄되어 위험한 상황에 빠질 수도 있습니다.

알레르기 비염 환자 역시 심한 재채기와 맑은 콧물이 지속적으로 흐르는 증상이 황사로 인해 계속 악화될 수 있습니다.

그래서 특히 천식이 있거나 알레르기 비염이 있는 아이들은 황사가 심해지면 외출을 최대한 삼가고 가급적 실내에 머무르게 하는 것이 좋습니다. 실내에서도 외부의 황사가 들어올 수 있으므로 공기청정기 등으로 공기를 정화시키고, 바닥을 자주 물걸레로 닦아 주어야 합니다. 가습기를 사용하는 것도 괜찮습니다.

Q5 호흡기에도 영향을 주지만, 결막염의 경우처럼 눈에도 영향을 주죠?

그렇습니다. 그렇지 않아도 건조한 봄철 공기에 황사까지 더해지면, '각결막 상피세포'를 덮고 있는 막이 자극되어서 눈에도 일정 부분 손상을 주게 됩니다. 특히 알레르기 체질인 사람은 모래 먼지 속에 있는 각종 중금속이 인체에 과민 반응을 일으켜서 증세가 더 심각해지는데요, 이런 경우에는 황사 먼지가 눈에 들어가서 '알레르기성 결막염'으로 진행되는 경우가 아주 많습니다.

눈이 시리다는 느낌을 받게 되고, 가려움도 심해지고, 충혈이 생기고, 끈적끈적한 눈곱과 눈물이 잘 나오고, 윗눈꺼풀을 뒤집어보면 마치 포도송이 모양의 돌기가 발견되는 특징이 있습니다. 증세가 아주 심하면 눈의 흰자위가 부풀어 오르기도 합니다. 이때 가렵다고 손으로 눈을 비비면 각막에 상처가 생길 수 있으니 주의해야 합니다.

Q6 일종의 알레르기 반응이기 때문에 특별한 치료법이 없다고 하죠?

이런 증상은 일종의 알레르기 반응이기 때문에 특별한 근본적인 치료법이 없는 만큼 외출을 삼가는 것이 상책입니다. 부득이 외출해야 할 경우에는 보호 안경을 끼고 귀가 후에는 미지근한 물로 눈과 콧속을 깨끗이 씻어내는 것이 좋습니다. 그러나 소금물은 눈을 더욱 자극하기 때문에 피하셔야 합니다.

특히 평소에 안구건조증이 있는 경우에는 인공 눈물을 수시로 점안하는 것이 필요하며, 콘텍트렌즈를 착용하는 분들은 렌즈를 평소보다 더 깨끗이 세척하셔야 합니다.

알레르기성 결막염 초기 증세가 의심되면 깨끗한 찬물에 눈을 대고 깜빡거리거나 하루 2~3회 정도 얼음찜질을 해주면 증세를 일단 누그러뜨릴 수 있습니다.

황사는 봄철 피부 트러블을 유발시키는 중요한 원인으로서, 피부를 건조하게 할 뿐만 아니라 먼지 등이 피부에 달라붙기 때문에 더러워진 피부를 충분히 씻어내지 않고 방치할 경우에 모세 혈관 수축으로 혈액 순환이 둔화되어 피부 노화를 촉진하기도 합니다.

황사 바람이 직접 피부에 닿으면 알레르기 반응을 일으켜 접촉성 피부염이 발생하기 쉽고, 건조하고 세찬 황사 바람은 피부의 수분을 빼앗아가서 피부 건조증을 유발하여 하얗게 각질이 일어나기도 합니다. 따라서 피부가 예민하고 각질이 많이 일어나는 부위에 대해서는 당분간 긴 옷을 입도록 조치하시는 것이 좋겠습니다.

최소한의 예방법은 무엇이 있을까요?

황사가 심한 기간 동안에는 당연히 창문을 꼭 닫아 놓는 것이 좋은데요, 너무 오랫동안 창문을 닫아놓게 되면 실내 공기가 탁해지고 건조해지기 쉬우니 하루 2~3회 정도는 잠깐씩 창문을 열어서 환기를 시켜 주는 것이 좋겠습니다. (위에서 잠깐 말씀드린 것처럼) 가습기를 틀어 놓거나 젖은 수건을 널어서 실내 습도를 50~55도 정도로 유지해 주시면 더욱 좋겠습니다. 또 아무리 조심하더라도 입안에는 언제라도 황사 속에 포함된 각종 유해 물질이 들어갈 수 있기 때문에, 미지근한 소금물로 입안을 하루 1~2차례 정도 헹궈 주시면 유해 물질을 정기적으로 배출할 수 있을 뿐 아니라 살균 효과가 있어서 황사에 대처하는 좋은 예방법으로 추천드릴 수 있겠습니다.

Q8-1 **음식으로 할 수 있는 방법은 무엇이 있을까요?**

우선 평소에 물을 많이 자주 마시면 구강과 기관지 점막에 수분이 공급되어 오염물질을 희석시킬 수 있으니 도움이 됩니다. 모과차 또는 오미자차도 좋습니다. 가래를 억제하는 도라지나 대표적인 알칼리 식품인 콩이나 해조류 과일 같은 음식도 기관지를 보호하는 데 도움이 됩니다. 건조한 날씨에는 비타민 A가 많이 들어 있는 당근이나 시금치, 상추가 좋고, 냉이나 호박, 사과 같은 음식도 건조한 날씨에 눈이 마르지 않도록 보호해 주는 기능이 있습니다. 아울러서, 눈을 맑게 하고 피로를 풀어 주는 결명자차나 구기자차를 수시로 복용하는 것도 봄철의 눈 건강에 도움이 됩니다. 또한 국화차는 눈이 충혈되고 아픈 증세를 완화시켜 주고, 감잎차는 눈의 피로를 풀어 주기 때문에 추천해 드릴 수 있겠습니다.

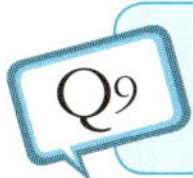

Q9 피부보호를 위한 목욕법이 있다죠?

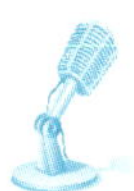

목초액, 숯, 녹두, 쑥 등을 활용해서 목욕을 하게 되면, 가려움증을 가라앉혀 주거나 몸의 열을 내려 주는 등 황사 때문에 자극을 받은 피부 증세 개선에 도움이 됩니다. 하지만 잘 맞지 않는 경우가 있을 수 있으므로 우선 작은 부위에 옅은 농도로 사용해 본 다음에 특별히 피부에 문제가 없으면 점차 사용 범위를 넓혀 가도록 하는 것이 좋겠습니다.

■ **목초액 목욕** _ 나무로 숯을 만드는 과정에서 나오는 연기를 액화하여 응축시킨 것으로 살균, 해독작용을 하고 인체에 유해한 활성산소를 제거해 줍니다. 가려움증이 심할 때 이 액을 물에 타서 목욕하면 좋습니다.

■ **숯 목욕** _ 목욕물에 숯을 넣으면 유해 불순물을 흡착하여 냄새를 제거하고 물을 정화시켜 줍니다. 그러나 모공이나 주름 같은 데 고운 입자가 박힐 수 있으므로 목욕물에는 단단한 참나무 숯이나 대나무 숯 등 질 좋은 것을 넣어야 합니다. 물을 받아 둔 욕조에 2~3개를 10분 정도 담가 두었다가 물이 약간 검게 변하면 숯을 건져 내고 그 물로 목욕합니다.

■ **녹두 목욕** _ 녹두는 해독력이 뛰어나며 성질이 차기 때문에 몸 안의 열을 내려 줍니다. 녹두를 삶아 미지근하게 식힌 물에 목욕을 하면 됩니다.

■ **쑥 목욕** _ 해독과 소염 작용을 하는 쑥은 가려울 때 쓰면 좋으므로, 말린 쑥을 물에 담가 쑥 성분이 우러나오도록 푹 끓인 후 그 물을 목욕물에 섞거나 가려운 부분에 직접 발라 주면 좋겠습니다.

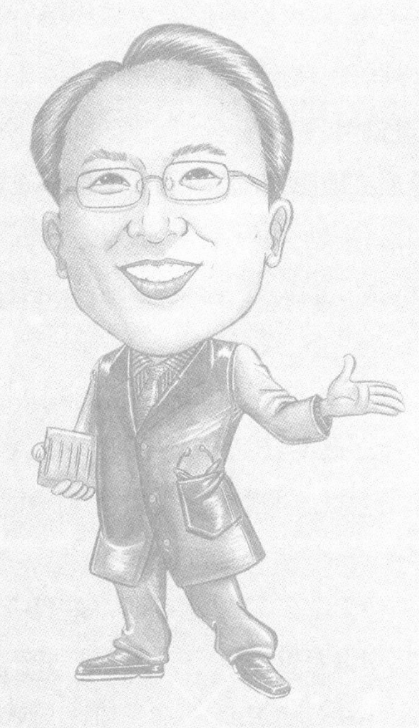

治病必求於本

질병을 치료할 때에는 반드시 그 근본을 다스려야 한다 _ 허준

Q1 아침저녁으로 일교차가 심한 환절기…, 이맘때가 되면 고혈압 때문에 응급실을 찾는 환자들이 적지 않다고 하죠?

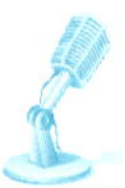

그렇습니다. 요즘같이 아침저녁의 일교차가 큰 환절기에는 무더운 여름 날씨에 익숙해진 신체가 갑자기 기온이 떨어진 가을철 바깥 날씨에 적응하지 못하면서 여러 가지 건강상의 문제가 잘 드러나게 되는데요, 특히 연세가 많은 어르신들의 경우에는 고혈압 관리에 더욱 주의가 필요하겠습니다. 건강 증진을 위해서 이른 아침에 운동을 하기 위해서 외출하는 어르신들이 아주 많은데요, 고혈압이나 고지혈증을 가진 어르신들은 혈관의 수축력이 약해서 따뜻한 실내에 있다가 이른 아침에 찬바람을 맞는 과정에서 혈관이 잘 터지게 되기 때문에 자칫 중풍이 와서 응급실에 가게 되는 경우가 많다는 점을 꼭 유념해 주어야 할 것 같습니다.

Q1-1 일교차가 심해지기 때문인가요?

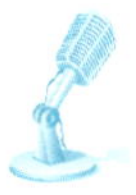

그렇습니다. 요즘처럼 일교차가 심해지는 계절에는 우리 몸이 차가운 바깥 공기에 맞서서 적정 체온을 유지하려고 혈관의 수축과 이완 운동을 활발하게 진행하게 됩니다. 그 과정에서 하루 동안 혈압 수치가 급격하게 변해서 고혈압과 중풍을 비롯한 순환계 질환이 생길 가능성이 아주 높아지게 되는 것이지요. 실제로 기온이 1도 내려가면 수축기 혈압은 보통 1.3mmHg가 올라가는데요, 기온이 10도 정도만 내려가도 수축기 혈압은 13mmHg가 상승하게 되어 좁아진 혈관은 쉽게 터지거나 혈관벽이 손상되어 심혈관 질환 발생률을 높이게 되는 것입니다. 특히 한의학에서는 소양인들과 태음인들이 고혈압을 비롯한 각종 심혈관계 질환에 취약하기 때문에 요즘 같은 환절기에 더욱 건강상의 주의가 필요할 것 같습니다.

Q2 특별한 증상이 있나요?

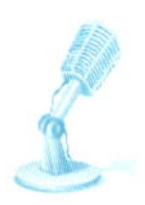

고혈압은 합병증이 나타날 때까지는 특별한 자각 증상이 아예 없는 경우가 대부분이어서 '소리 없는 저승사자' 또는 '침묵의 살인자'라고 불리기도 합니다. 우리나라 30세 이상 성인의 30%는 고혈압 환자로 조사가 되어 있고, 우리나라 국민 세 사람 중 한 사람은 중풍이나 고혈압성 심장 질환과 같은 고혈압 합병증으로 사망하고 있기 때문에, 체중이 많이 나가거나 가족 분들 중에서 고혈압 환자가 있거나 스트레스가 많은 생활을 하거나 짜게 먹는 습관이 있는 성인 분들이라면, 별다른 증상이 없더라도 평상시에 꾸준하게 스스로의 혈압에 대해서 관심을 가지고 체크해 볼 필요가 있는 병증입니다.

Q2-1 고혈압은 대부분 증상이 없기 때문에 침묵의 살인자라고도 하는데요. 고혈압이란 어떤 질환인지 간략하게 설명 좀 해주시죠.

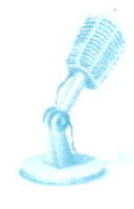

고혈압은 18세 이상의 성인에서 수축기 혈압(최고 혈압)이

140mmHg 이상이거나 확장기 혈압(이완기 혈압 또는 최저 혈압)이 90mmHg 이상인 경우를 말하고 있습니다.

고혈압은 크게 두 가지로 분류할 수 있는데요, 원인 질환이 밝혀져 있고 이러한 기저 질환에 의해서 2차적으로 고혈압이 발생하는 경우를 속발성(2차성) 고혈압이라고 하구요, 원인 질환이 발견되지 않는 경우를 본태성(일차성) 고혈압이라고 합니다.

2차성 고혈압은 주로 신장 질환(만성 사구체 신염, 신결핵, 신종양 등), 내분비 질환(원발성 알도스테론증, 갈색 세포종, 쿠싱 신드롬 등), 약물 투약(경구용 피임약, 스테로이드 등) 등에 의해서 야기되며, 전체 고혈압 환자의 5~10% 정도를 차지한다고 알려져 있습니다.

본태성 고혈압이 생기는 근본적인 이유는 명확하지 않지만, 심박출량(cardiac output; 심장에서 1분 동안 박출하는 혈액의 양)의 증가나 말초 혈관 저항의 증가에 의한 것으로 생각되고 있습니다. 전체 고혈압 환자의 약 90~95%는 원인을 파악할 수 없는 본태성(일차성) 고혈압입니다.

또한 고혈압과 관련된 위험 인자로서는 고혈압의 가족력, 음주, 흡연, 고령, 운동 부족, 비만, 짜게 먹는 식습관, 스트레스 등을 들 수 있습니다.

Q3 합병증이 발생해야만 증상이 나타나는 경우가 많다고 하던데요. 구체적으로 어떤 합병증을 동반하나요?

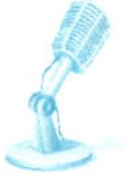

고혈압이 진행되면 흔히 합병증이 동반하게 되는데요, 한국인에게 가장 많은 고혈압 합병증은 뇌혈관 질환(중풍)입니다. 그 밖에 심부전증이나 관상동맥질환(협심증, 심근경색증), 부정맥, 대동맥 박리증, 만성 신부전, 고혈압성 망막증으로 인한 실명, 다리 혈관의 협착으로 인한 다리 통증, 통풍 등이 합병증으로 나타날 수 있습니다.

Q4 고혈압도 유전인가요?

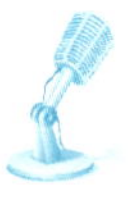

부모가 모두 고혈압이면 자녀의 50%가 고혈압에 걸리고, 부모 중 한쪽이 고혈압이면 30%가 고혈압에 걸리는 것으로 조사된 바 있습니다. 부모가 정상일 때 자녀의 4%만이 고혈압에 걸린다는 수치와 비교해볼 때 고혈압도 어느 정도 유전적 배경이 있는 질병이라는 것을 암시한다고 볼 수 있습니다. 그렇지만 보다 명확하게 얘기하자면 고혈압의 원인이 되는 유전자가 아직 밝혀져 있지 않은 상태이고, 부모가 모두 고혈압이지만 자녀는 정상 혈압인 경우도 상당히 많기 때문에, 고혈압은 유전 질환이다라고 단정적으로 얘기할 수는 없고, 주거 환경, 식습관, 성격, 행동 등에 있어서 공통점을 가지는 가족력이 지배하는 질환이라고 얘기하는 것이 현재로서는 보다 타당할 듯 싶습니다.

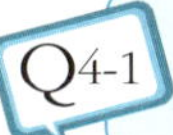

Q4-1 환경적인 요인은 무엇이 있나요?

고혈압을 유발하는 대표적인 환경적 요인으로는 짠 음식 섭취, 변비, 비만, 지속적인 정신적 스트레스, 흡연, 장기간의 과음, 운동 부족 등을 들 수 있겠습니다.

Q5 고혈압의 경우엔 생활 습관 못지않게 먹는 것도 매우 중요할 텐데요. 고혈압에 좋은 음식이 있나요?

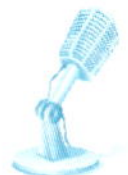

쑥갓과 귤은 흥분을 가라앉히고 혈압을 내려주는 효과가 있구요, 당근과 감, 샐러리 등은 혈압을 진정시켜 주고 동맥경

화중을 예방하는 효과가 있습니다. 다시마는 염분이 적고 칼슘이 많이 들어 있어서 고혈압과 동맥경화에 도움이 됩니다. 양파도 고지혈증과 고혈압 관리에 도움이 됩니다.

Q6 혈압과 염분은 밀접한 관계가 있기 때문에 짜게 먹지 말아야 하겠죠. 그렇다면 염분섭취를 줄일 수 있는 조리법은 어떤 것들이 있나요?

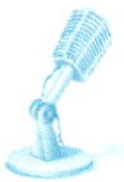

허용될 수 있는 양념(ex. 후춧가루, 마늘, 생강, 양파, 겨자, 고춧가루 등)을 사용하여 너무 싱거운 맛에 약간의 변화를 주도록 하는 조리법도 추천할 수 있겠구요, 신맛과 단맛(식초, 레몬즙, 설탕 등)을 적절하게 이용하여 굳이 소금을 많이 넣지 않아도 맛있게 먹을 수 있도록 조리하는 것도 괜찮습니다. 또한 식물성 기름(ex. 참기름, 식용유 등)을 사용하여 고소한 맛을 증진시키도록 하거나, 식사하기 바로 전에 간을 맞추어서 음식의 생생한 맛을 더 느낄 수 있도록 하는 것도 좋습니다. 생선을 조리할 때에는 소금을 뿌리지 말고 굽거나 식물성 기름에 튀기도록 하는 것도 한 가지 방법입니다.

Q6-1 먹지 말아야 할 음식은 무엇인가요?

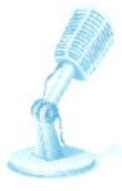

우선 소금이 많이 함유된 식품(ex. 김치, 젓갈류, 장아찌, 게, 새우, 조개, 간장, 된장, 고추장)이나 육류(ex. 쇠고기, 돼지고기, 간, 햄, 베이컨, 소시지, 생선묵) 그리고 지방이 많이 함유된 음식(ex. 버터, 마가린, 치즈)이나 카페인 함유 음료(ex. 커피, 홍차), 그리고 흰 설탕이나 계란 노른자, 국수, 우동 국물 등도 가급적 먹지 않도록 하는 것이 좋겠습

니다.

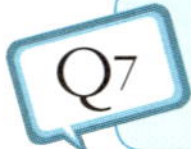

무엇보다 생활습관 개선이 우선돼야 하겠죠?

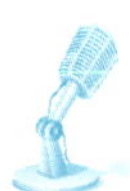

우선 위에서 말씀드린 것처럼 염분과 지방질의 섭취를 줄이고 신선한 야채와 과일 그리고 섬유소를 적절하게 섭취하는 것이 중요합니다. 스트레스를 풀어주고 혈관의 탄력성을 강화시켜 주기 위해서 규칙적으로 운동을 하는 것도 아주 중요한 섭생이 되며, 반드시 금연을 해야 합니다. 체중을 조절하는 것도 중요한데요, 체중이 증가하면 고혈압 발생 확률이 보통 2~6배까지 증가하기 때문입니다. 특히 복부 비만이 되지 않도록 주의가 필요합니다.

Q1 추위가 몰려오면서 주변에 갑자기 쓰러지는 노인들이 적지 않은데요. 중풍 때문인 경우가 대부분이죠?

그렇습니다. 요즘처럼 찬바람이 많이 부는 계절에는 어르신 분들이 정말 중풍을 조심하여야 하는데요, 추운 날씨로 인해서 외부 활동은 줄어들게 되고, 기름진 음식은 더 많이 찾게 되고, 혈액 순환은 둔화되며, 혈관은 좁아지기 때문에 중풍의 위험이 굉장히 커지기 때문입니다.

뇌혈관이 터져서 혈액이 흘러나오는 '뇌출혈'과 뇌혈관이 막혀서 해당 부위의 뇌세포가 산소와 영양분 공급을 받지 못해서 괴사를 일으키는 '뇌경색'을 합해서 중풍(뇌졸중)이라고 하는 것입니다.

우리나라에서는 인구 100명당 남자는 3.94명, 여자는 2.52명의 중풍 환자가 발생하고 있는데요, '남성 노인층'에서 가장 흔하게 발생하고 있습니다. 우리나라 성인의 3대 사망 원인(암, 심혈관질환, 뇌졸중) 중에서 단일 질환으로는 가장 빈도가 높습니다.

중풍(中風)이라는 병명을 글자의 의미부터 살펴보자면, 중(中)은 '적중(的中)되었다' 라는 뜻이고, 풍(風)은 바람이라는 뜻으로서 한마디로 '바람에 적중되었다' 또는 '바람에 맞았다' 등으로 해석할 수 있습니다. '바람'이라는 것은 본래 갑자기 세차게 몰아쳤다가도 곧 잠잠해지기도 하는 것처럼 매우 변화무쌍한 성질을 나타내는 것으로 이해하시면 되겠는데요, 이는 어제까지는 멀쩡하던 사람이 갑자기 팔다리를 쓰지 못하게 되거나 의

식이 없어지는 임상적인 증상을, 큰 바람이 불어서 아름드리 나무가 갑자기 옆으로 쓰러지거나 가지가 부러지는 자연 현상에 비유하여서 '바람에 맞았다(중풍)'라고 '뇌졸중'을 부르게 된 것입니다.

즉, 사람이 갑자기 쓰러진 다음에 반신불수가 되거나, 운동 장애나 감각 장애를 보이거나, 말을 못하거나, 혹은 기억력을 상실하거나 의식을 잃거나 죽기도 하는 경우를 '중풍'이라고 하여, 옛사람들이 뇌혈관의 이상으로 인한 신경 계통의 장애를 총칭하는 개념으로 중풍이라는 개념을 사용하였었다라고 이해하면 되겠습니다.

Q2 술 담배를 많이 하는 경우나 고혈압 환자들이 위험하다고 하던데요. 고위험군 환자는 어떤 분들인가요?

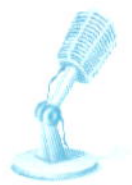

고령, 정신적인 스트레스, 흥분을 잘하는 급한 성격, 과음, 흡연, 완벽주의 경향, 운동 부족과 비만, 기름진 음식의 과다 섭취, 고혈압, 당뇨병, 동맥경화, 고지혈증, 심장병, 편두통과 같은 상황이 중풍을 잘 일으키는 위험 인자라고 할 수 있겠는데요, 특히 고혈압과 심장질환, 당뇨병이 있는 분들이 대표적인 고위험군에 속합니다.

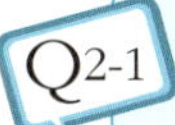

Q2-1 가족력도 중요한 요소겠죠?

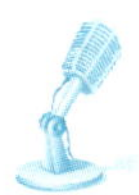

그렇습니다. 사실 중풍 자체는 유전된다고 볼 수는 없지만, 가족 중에 중풍이 발생한 적이 있는 경우라면 해당 가족 구성원들의 중풍 유발 확률이 그렇지 않은 경우보다 높기 때문에 가족력이 있는 분들은 평소에 더욱 자주 검사를 하고 중풍 예방에 특히 더 신경을 써야 하겠습니다. 아버지가 뇌졸중을 앓았던 경우에는 일반적인 건강한 사람들에 비해서 중풍 발생률이 2.4배 높아지고, 어머니가 뇌졸중을 앓았던 경우라면 중풍 발생률이 1.4배 높아진다는 통계 보고가 있습니다.

또한 중풍이 어떤 사람에게 한번 생기게 되면 그 사람에게 5년 이내에 다시 재발하여 발생할 확률이 50% 정도 됩니다. 그럼에도 불구하고 2차 중풍의 예방적 치료에 대한 환자와 가족의 인식 부족으로 인해서 중풍으로 입원했던 환자 중에서 약 60%의 환자들이 2차 중풍에 대한 예방적 치료를 임의로 중단하고 있는 실정입니다. 연구 보고에 의하면 예방적 치료를 받았던 사람들에 비해서 예방적 치료를 받지 않았던 사람들의 중풍 재발률이 3배 가까이 높은 것으로 조사되었기 때문에 주의가 필요하겠습니다.

Q3 중풍은 오기 전에 먼저 신호를 보낸다고 하던데요. 어떤 증상이 나타나나요?

 중풍은 발생하기 전에 전조 증상이 나타나는 경우가 많이 있는데요, 우선 팔다리에 힘이 없어지고 감각이 없어지는 경우가 많습니다. 또한 한쪽 눈의 시야가 안 보이거나 흐려지고, 눈꺼풀이 떨리거나, 근육이 실룩거리는 경우도 많이 있구요, 벌레가 기어가는 듯한 느낌이 들기도 하고, 기억력이 감퇴하여 최근의 일을 잘 잊어버리거나, 말을 잘 알아듣지 못하고 엉뚱한 말을 하며, 말이 어눌해지는 경향도 있습니다. 엄지와 둘째손가락이 마비되거나 떨리기도 하고, 손발이 저리고 감각이 무뎌지거나 물건을 잘 떨어뜨리게 되고, 자기도 모르게 침을 흘리게 되기도 하며, 가슴이 답답하거나 두근거리고 왠지 불안한 기분이 들고 초조하거나 상열감이 심하게 됩니다. 눈이 건조하거나 자주 충혈이 되는 경우도 많이 있고, 뒷목이 뻐근하거나 혈압이 높아지게

됩니다. 갑자기 어지럽고 토하는 증상이 나타나거나, 한쪽으로 쏠리는 듯한 기분이 들기도 하는데요, 짧게는 몇 분에서 길게는 몇 시간까지 나타나게 됩니다. 만일 이런 증상이 발생하게 되면, 반드시 병원에 방문하여 정확한 진단과 함께 조기 치료를 받아야 중풍을 극복할 수 있습니다.

중풍은 일반 진환과는 달리, 발병 초기보다 후유증이 더욱 괴로운 병인데요. 중풍에 걸렸을 때 도움이 되는 음식이나 생활 태도는 무엇인가요?

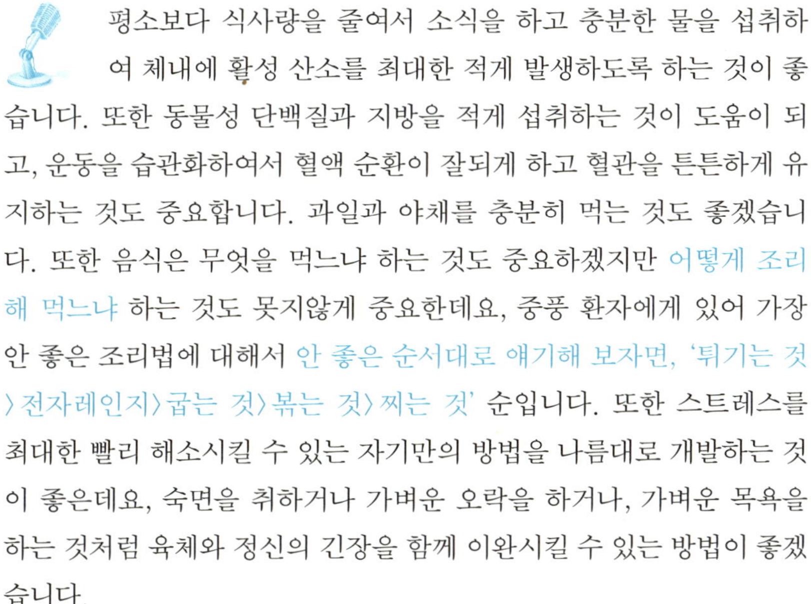

평소보다 식사량을 줄여서 소식을 하고 충분한 물을 섭취하여 체내에 활성 산소를 최대한 적게 발생하도록 하는 것이 좋습니다. 또한 동물성 단백질과 지방을 적게 섭취하는 것이 도움이 되고, 운동을 습관화하여서 혈액 순환이 잘되게 하고 혈관을 튼튼하게 유지하는 것도 중요합니다. 과일과 야채를 충분히 먹는 것도 좋겠습니다. 또한 음식은 무엇을 먹느냐 하는 것도 중요하겠지만 어떻게 조리해 먹느냐 하는 것도 못지않게 중요한데요, 중풍 환자에게 있어 가장 안 좋은 조리법에 대해서 안 좋은 순서대로 얘기해 보자면, '튀기는 것〉전자레인지〉굽는 것〉볶는 것〉찌는 것' 순입니다. 또한 스트레스를 최대한 빨리 해소시킬 수 있는 자기만의 방법을 나름대로 개발하는 것이 좋은데요, 숙면을 취하거나 가벼운 오락을 하거나, 가벼운 목욕을 하는 것처럼 육체와 정신의 긴장을 함께 이완시킬 수 있는 방법이 좋겠습니다.

혈압과 혈당을 정상 수준에서 잘 유지하는 것이 가장 중요합니다. 흡연을 하는 사람은 그렇지 않은 사람보다 중풍 위험이 2-4배 정도 높기 때문에 반드시 금연을 하여야 하고, 복부비만은 심혈관질환 등과 밀접한 관계가 있기 때문에 비만 관리에도 신경을 써야 하겠습니다. 싱겁게 먹는 습관을 들이고 만성적인 과음이나 폭음을 삼가야 하겠습니다. 계란 노른자, 새우, 쇠고기와 돼지고기에 붙어 있는 기름, 내장, 버터, 베이컨, 햄, 튀긴 음식 등의 음식은 되도록 피하는 것이 좋고, 포화지방, 설탕, 소금은 적게 먹어야 하겠습니다. 과일, 야채, 콩류, 등푸른 생선 등은 많이 먹는 것이 좋겠습니다. 또한 일찍 자고 아침에 일찍 일어나도록 하여 하루 일과를 시간에 쫓겨서 무리하지 않고 여유 있게 실행해 나가는 것이 좋겠습니다.

03 chapter 슈퍼 박테리아

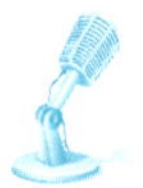

Q1 일본에 이어, 중국에서도 '슈퍼 박테리아'가 검출되면서 세상이 떠들썩한데요. 슈퍼 박테리아란 정확하게 어떤 질병인가요?

'슈퍼 박테리아(super bacteria)'는 한마디로 '강력한 항생제를 사용해도 치료되지 않는, 항생제 내성이 강한 박테리아'를 말합니다. 항생제를 너무 자주 사용하였기 때문에 병원균 스스로 항생제에 저항할 수 있는 힘을 길러서 그 내성이 점차로 강해지면서 어떤 항생제에 대해서도 이겨낼 수 있는 힘을 가지게 된 것이지요.

사실 강력한 항생제에 내성을 가진 세균이 세상에 알려진 것은 거의 50년 정도 되었는데요, 1961년에 영국에서 MRSA(Methicillin-Resistant Staphylococcus Aureus, 메티실린 내성 황색 포도상구균)가 발견되었었구요, 1996년에는 일본에서 VRSA(Vancomycin-Resistant Staphylococcus Aureus, 반코마이신 내성 황색 포도상구균)가 보고되어 의학계에 충격을 준 바 있었습니다. 특히 VRSA가 면역력이 약해진 인체에 들어올 경우에는 온갖 감염을 심화시키며, 현존하는 어떤 항생제에도 반응하지 않기 때문에 결국 폐렴이나 패혈증(敗血症)을 유발해서 생명을 위협하게 됩니다.

원래 '슈퍼 박테리아'라고 하는 것은 의학적인 용어라기보다는 언론에서 주로 사용되는 용어인데요, '다제 내성균' 즉 '여러 가지 다양한 항생제에 대해서 내성을 가진 세균'이라는 용어가 보다 정확하다고 말씀드릴 수 있겠습니다.

현재까지 알려진 '다제 내성균'은 위에서 말씀드린 VRSA(반코마이신 내

성 포도상구균)와 MRSA(메타실린 내성 포도상구균) 이외에도, VRE(반코
마이신 내성 장구균), CRE(카바페넴 내성 장내균), MRPA(다제내성 녹농균),
MRAB(다제내성 아시네토박터바우마니균) 등을 포함하여 총 6가지 종류가
있습니다.

일본도 그렇고 중국에서도 검출되면서 우리 사회에서도 경고
등이 켜졌다고 볼 수 있는데요. 우리나라도 슈퍼 박테리아의
안전지대라고는 할 수 없겠죠?

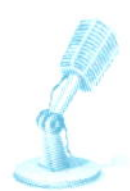

이미 알려진 어떤 항생제에도 죽지 않는 신종 박테리아를
'슈퍼버그(Superbug)'라고 하는데요, 2008년에 스웨덴 환자
가 인도의 뉴델리에서 수술을 받던 중에 감염된 사실이 밝혀진 이후에
NDM-1(New Delhi metallo-beta-lactamase)이라는 이름이 붙여졌습니다.
이 신종 슈퍼버그는 'NDM-1(New Delhi metallo-beta-lactamase)이라는 효
소를 만드는 유전자를 가진 세균'으로서 정의되고 있는데요, 항생제 중
에서 최후의 보루라고 알려진 카바페넴(Carbapenem)까지도 내성을 보
이기 때문에 매우 위험한 세균이라고 할 수 있습니다.
그런데 올해(2010) 10월달에 중국 질병 예방 통제 센터는 NDM-1(New
Delhi metallo-beta-lactamase)' 감염 환자 3명이 발견되었다고 공식 발표
를 하였고, 올해 9월달에는 일본에서도 같은 세균에 5명이 감염되었다
는 발표가 있어서 보건 당국에 비상이 걸린 상태입니다.
다행스럽게 우리나라에서는 이 위험한 세균에 감염된 환자가 아직까
지는 발생하지 않은 것으로 알려져 있는데요, 하지만 최근 우리나라에
서는 인도나 중국, 일본 등을 여행하는 여행객들이 매우 많이 있기 때
문에, 슈퍼 박테리아 발생의 근본적인 원인으로 지목되고 있는 항생제
내성률이 매우 높은 국가인 우리나라에서 만일 이러한 슈퍼 박테리아

환자가 발생할 경우에는 매우 심각한 보건학적인 위기가 닥칠 수도 있
다고 생각합니다.

Q3. 슈퍼 박테리아에 잘 걸릴 수 있는 위험한 환자군이 따로 있나
요?

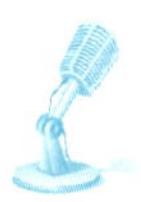

슈퍼 박테리아는 항생제를 장기간 반복적으로 복용하거나 인
공호흡기를 사용하는 중환자들 그리고 암환자나 영유아들에
게 쉽게 침투하는 것으로 알려져 있습니다.
즉 면역력이 많이 부족하거나 극도로 면역력이 저하되어 있는 사람들
이 슈퍼 박테리아 감염에 있어서의 고위험군이라고 할 수 있습니다.
특히 우리나라는 지나친 항생제의 남용으로 인해서 세계 최고 수준
의 항생제 내성률 국가로 알려져 있는데요, 페니실린 내성률은 무려
70.3%로서 세계적으로도 높은 항생제 내성률 국가라고 할 수 있는 헝
가리의 59%, 남아프리카 공화국의 45%에 비해서도 월등히 높은 항생
제 내성률을 보이고 있기 때문에, 항생제를 남용하는 습관이 하루 빨리
개선되어야 앞으로도 계속 새로운 형태로 인류의 건강을 위협할 것으
로 보이는 신종 슈퍼 박테리아에 그나마 어느 정도라도 대처할 수 있을
것으로 생각합니다.

Q4. 슈퍼 박테리아는 어떤 경로를 통해 걸리나요? 주로 병원에서
걸린다는 얘기가 있던데요?

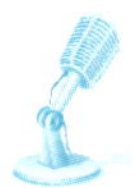

면역력이 현저하게 낮은 경우에는 다른 사람과 접촉하거나
개인 물품을 함께 사용하는 경우, 음식을 함께 먹는 경우, 그

리고 의료 종사자의 손을 통한 접촉, 병원 응급실과 입원실 등에서의 의료기구나 침대 등의 환경을 통해서도 전염될 가능성이 크다고 알려져 있습니다.

말씀하신 것처럼 슈퍼 박테리아의 주된 감염 장소는 병원인데요, 병원 특히 대형 병원에는 각종 감염 환자들이 모여들기 때문에, 평소에 건강한 사람이라 하더라도 환자와의 접촉이나 환자가 만진 물건을 통해서 언제든지 옮을 수 있습니다.

조금 더 자세한 감염 경로를 말씀드려 보자면, VRSA(반코마이신 내성 포도상구균)와 MRSA(메타실린 내성 포도상구균)는 주사기나 수액의 관을 통해서 감염되어서 주로 패혈증을 일으키구요, VRE(반코마이신 내성 장구균)는 주로 접촉을 통해서 감염되고 있구요, MRPA(다제내성 녹농균), MRAB(다제내성 아시네토박터바우마니균)는 중환자실에서 인공호흡기를 통해서 감염이 되어 주로 폐렴을 일으키게 됩니다.

감염을 막기 위해선 평소에 어떤 점을 유의해야 할까요?

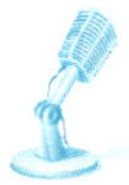

위에서도 반복적으로 말씀드린 것처럼, 슈퍼 박테리아가 출현하게 된 근본적인 원인은 결국 항생제의 무분별한 오남용이기 때문에, 가장 기본적인 대책은 불필요한 항생제 사용을 최대한 줄이는 문화를 만들어 나가는 것입니다.

또한 병원 현장에서는 더더욱 위생 관리를 철저히 해야 하겠습니다. 위생 관리를 엄격하게 강화하여 의료진이 손을 더욱 자주 잘 씻고 의료기구와 의료 용품 등을 철저히 소독하고 감염된 환자들을 위한 격리된 병동을 운영하도록 하여서 이미 감염된 환자에 의한 집단 감염을 막도록 해야 합니다.

그리고 의료진들뿐만이 아니라 환자들과 건강한 일반인들도 위생 관리에 앞으로 더욱 신경을 많이 써야 하겠습니다.

감염 환자와 접촉한 이후에는 일반 비누나 소독제 비누 또는 손소독제 등으로 손을 철저히 씻어주고, 호흡기 감염자와 접촉할 때에는 일회용 마스크와 장갑을 착용해야 하겠습니다.

또한 면역력이 떨어지지 않도록 규칙적인 생활과 적절한 운동을 해야 합니다.

홍역

Q1 한동안 잊혀졌던 질병이죠, 홍역이 다시 유행 조짐을 보이고 있다고 하죠?

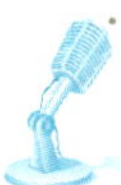

그렇습니다. 사실 홍역은 아주 대표적인 후진국형 전염병이라고 할 수 있겠는데요, 세계보건기구(WHO)는 2008년 백신 접종 예산이 삭감된 이후 아프리카와 아시아 그리고 일부 유럽 국가에서 다시 급속도로 홍역이 번지고 있다고 경고한 바 있습니다.

홍역에 의한 어린이 사망자는 지난 2000년 110만 명에서 2008년 11만 8000명 수준으로 8년 만에 1/10 수준으로 떨어져서 거의 퇴치 단계에 근접했다고 알려져 있었으나 근래 들어 다시 점차 감염자가 늘어나고 있는 것입니다. 특히 지난 해(2009)에는 앙골라, 에티오피아, 잠비아 등 아프리카 30개 국가와 인도네시아, 베트남, 불가리아 등에서 홍역이 대규모로 유행하여 사망자수가 많이 늘어났습니다. 심지어 선진국인 영국에서도 1990년대에 홍역, 볼거리, 풍진의 혼합백신[MMR: Measles(홍역), Mumps(볼거리), Rubella(풍진)]이 자폐증과 관련 있다는 논문이 발표된 이후에 영국내 백신 접종률이 급감하여서 홍역이 확산되는 일도 있었습니다.

우리나라에서는 2006년도에 국가홍역퇴치선언을 하였을 정도로 이제는 사라졌다고 생각한 홍역이 2007년부터 다시 감염자가 증가하여 나타나고 있는 추세입니다. 특히 지난(2010년) 6월달에는 인천의 모 중학교에서 29명의 학생이 질병관리본부로부터 집단으로 홍역 확진을 받은 바 있기 때문에 앞으로도 보다 많은 주의가 필요할 것 같습니다.

Q2 이전에 예방접종을 다 했기 때문에 병원이나 학교에서도 홍역으로 의심하지 않았다고 하던데요?

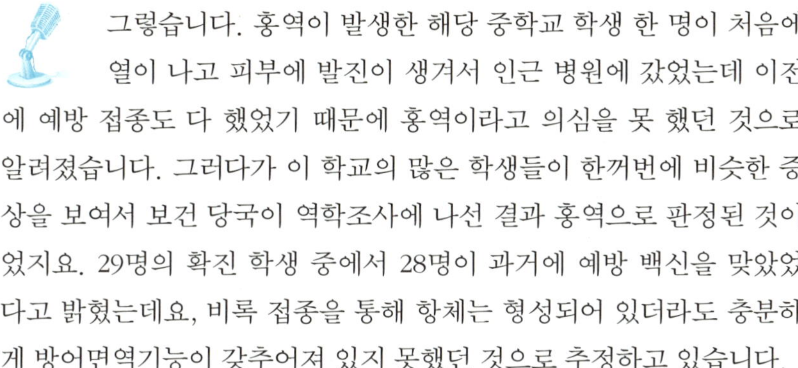

그렇습니다. 홍역이 발생한 해당 중학교 학생 한 명이 처음에 열이 나고 피부에 발진이 생겨서 인근 병원에 갔었는데 이전에 예방 접종도 다 했었기 때문에 홍역이라고 의심을 못 했던 것으로 알려졌습니다. 그러다가 이 학교의 많은 학생들이 한꺼번에 비슷한 증상을 보여서 보건 당국이 역학조사에 나선 결과 홍역으로 판정된 것이었지요. 29명의 확진 학생 중에서 28명이 과거에 예방 백신을 맞았었다고 밝혔는데요, 비록 접종을 통해 항체는 형성되어 있더라도 충분하게 방어면역기능이 갖추어져 있지 못했던 것으로 추정하고 있습니다.

Q2-1 홍역도 진화하는 건가요?

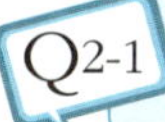

다윈이 발견했듯이 이 세상 모든 생명은 모두 나름의 방식으로 진화를 하는데요, 홍역 바이러스 역시 생존과 번식을 위해 다른 말로 최대한 주어진 환경에 잘 적응하기 위해서 노력하는 과정에서 진화를 한다고 할 수 있겠습니다. 특히 이런 병원성 미생물들은 인간보다 훨씬 더 신속하게 진화하기 때문에 인간이 질병에 대해서 앞으로도 끊임없는 투쟁을 할 수밖에 없을 것으로 생각합니다.

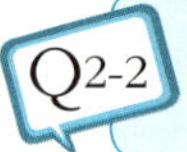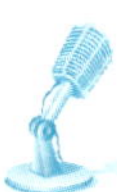

Q2-2 종류도 다양하죠?

유전자 분석을 하면 홍역 바이러스도 다양한 종류가 있는데요, 이번 인천 모 중학교에서 나온 것은 H1형에 해당되는 것으로 보고되었습니다. 이것은 주로 중국과 베트남에서 많이 유행하는 형태이기 때문에 아마도 이번 홍역 발병은 해외에서 유입된 바이러스로부터 유발되었을 가능성이 높은 것 같습니다.

Q3 '홍역을 치르다'는 말이 있는 것처럼 본인에게 힘든 병일 뿐 아니라, 매우 전염성이 높은 질환이죠?

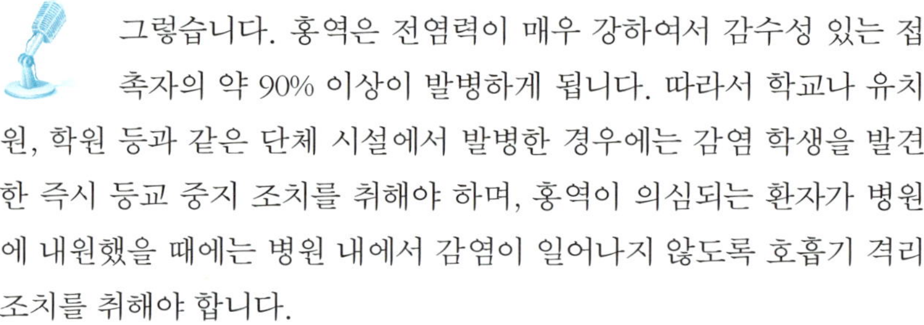

그렇습니다. 홍역은 전염력이 매우 강하여서 감수성 있는 접촉자의 약 90% 이상이 발병하게 됩니다. 따라서 학교나 유치원, 학원 등과 같은 단체 시설에서 발병한 경우에는 감염 학생을 발견한 즉시 등교 중지 조치를 취해야 하며, 홍역이 의심되는 환자가 병원에 내원했을 때에는 병원 내에서 감염이 일어나지 않도록 호흡기 격리 조치를 취해야 합니다.

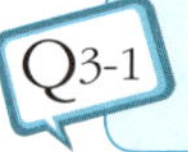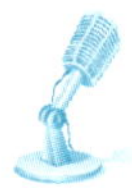

Q3-1 주요 증상은 무엇인가요?

보통 일반적인 홍역은 전구기와 발진기로 분류할 수 있는데요. 전구기는 전염력이 가장 강한 시기로서 3~5일 동안 지속되고 발열, 기침, 콧물과 결막염 등의 증상이 나타납니다.
결막염은 코플릭 반점(Koplik spot)이 출현하기 전에 나타나고 이어 1~2

일 만에 발진이 나타납니다. 코플릭 반점은 홍역의 조기 진단에 있어 매우 가치가 있는 중요한 증상으로서, 홍역 환자의 볼 안쪽이나 잇몸에 생기는 붉은 테를 두른 회백색의 모래알 크기의 흰 반점을 의미합니다. 보통 12~18시간 내에 없어지게 되지요.

발진기는 코플릭 반점이 나타나고 1~2일 후에 시작하게 되는데 홍반성 구진 형태의 발진이 목의 외상부, 귀 뒤, 이마의 머리선 및 뺨의 뒤쪽에서부터 생기며, 그 이후 첫 24시간 내에 얼굴, 목, 팔과 몸통 위쪽, 2일째에는 대퇴부, 3일째에는 발까지 퍼지게 됩니다. 발진은 나타났던 순서대로 소실되는 특징을 가지게 됩니다. 콧물, 발열, 기침은 점점 심해져서 발진이 가장 심할 때 최고조에 달하게 됩니다. 다른 바이러스 감염은 열꽃이 피면 열이 내리는 데 반해서, 홍역은 열꽃이 피어도 열이 내리지 않는 특징이 있습니다. 발진 출현 후 2~3일째에 증상이 가장 심하고 이어 24~36시간 내에 열이 내리고 기침도 적어지게 됩니다.

그 밖에 경부 림프절 비대, 복통을 동반하는 장간막 림프절증, 맹장염 증상이 동반될 수 있으며, 영유아에서는 중이염, 기관지 폐렴, 설사 및 구토 등의 위장관 증상이 나타나기도 합니다.

Q4 치료방법은 무엇인가요?

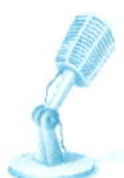

합병증이 없는 경우에는 사실 특별한 치료 요법은 없고 기침이나 고열에 대한 대증적인 완화 요법을 시행하고 있습니다.

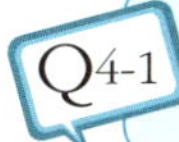

Q4-1 증상을 완화하고 합병증을 피하는 치료는 무엇이 있을까요?

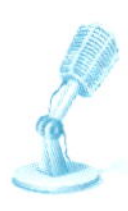

일단 물을 많이 마시고 발진이 없어지고 일주일이 지나기 전

까지는 무조건 집에서 푹 쉬는 것이 좋습니다. 어린이의 경우, 열이 아주 많이 날 때에는 미지근한 물을 수건에 적셔서 몸을 찜질해 주는 것이 필요합니다. 가래가 있는 기침을 하거나 마른기침을 하는 경우에는 각각 필요한 처방을 받는 것이 좋습니다. 더덕이나 도라지, 배즙, 오미자차 등이 이런 경우에 도움을 줄 수 있을 것입니다.

Q5 무엇보다 예방접종이 필수적이라고 할 수 있겠는데요.

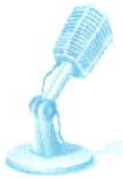

그렇습니다. 홍역은 전염력이 가장 높은 질병군 중의 하나로서 평소의 개인위생 관리와 전혀 상관없이 걸릴 수 있기 때문에 예방 접종 이외에는 아직까지 뚜렷한 예방책은 없다고 할 수 있습니다.

Q5-1 일부에서는 홍역발생이 줄어들고 있으니까 안 맞히어도 되지 않겠냐, 아니면 백신부작용에 대한 우려 때문에도 예방접종을 피하는 경우가 있던데요?

MMR 혼합 백신 접종은 반드시 필요합니다. MMR 혼합 백신과 자폐증이 연관되어 있다는 학자들도 1990년대에 일부 있었는데요, 이에 대해서는 아직 확실하게 증명된 것이 없었고 특히 가장 대표적인 논문은 최근에 조작된 것으로 판명되어서 게재가 철회되기도 했습니다. 그 연구를 맡아서 진행했던 영국의 의사는 결국 의사 면허도 박탈되었는데요, 여러 가지 건강상의 득과 실을 가늠해 보았을 때 예방 접종이 아이의 건강 수준 향상에 있어 훨씬 더 많은 도움이 된다는 것이 의학계의 중론입니다.

유행성 발열 질환

2010. 8. 23. 방송분

> **Q1** 다음 주면 추석인데요. 벌초나 성묘, 야유회, 등산, 추수 등 야외활동이 잦아지고 있는 요즘, 감기에 걸렸다고 하시는 분들을 종종 주변에서 볼 수 있는데요. 이런 증상을 감기로만 보면 안 된다고 하죠?

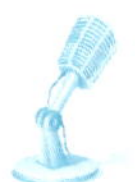

그렇습니다. 특히 요즘과 같은 9월에서 10월 사이에 외부 활동을 하고 집에 와서 마치 감기에 걸려서 잠시 몸살이 나는 것처럼 고열에 오한과 근육통이 동반되는 경우가 종종 있는데요, 이런 경우 감기를 가장하고 나타나는 '가을철 유행성 발열 질환'일 가능성을 반드시 염두에 두고 조치를 취해야 할 것입니다.

특히 작년 하반기에는 우리나라에서 신종 플루가 대유행하는 사건이 있었는데요, 그래서 많은 분들이 요즘 같은 가을철에 열이 나고 몸살 증상이 나타나면 지레짐작으로 혹시 신종 플루는 아닐까 하는 염려를 우선적으로 더 많이 할 수도 있을 것 같다는 생각이 듭니다.

그러나 '가을철 유행성 발열 질환'은 일반인들이 흔히 간과하기 쉬운 질환이지만 자칫 잘못하면 치명적일 수 있기 때문에(신종 플루보다 오히려 치사율이 높음) 매우 주의를 기울여야 할 것입니다.

가을철에 주로 잘 걸린다는 '유행성 발열 질환'이란 무엇인지, 자세하게 설명 좀 해주시죠.

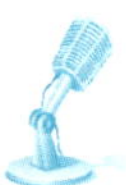

'가을철 3대 유행성 발열 질환'이라고 하면 보통 렙토스피라 증, 유행성 출혈열, 쓰쓰가무시병을 말하고 있는데요.

우선 '렙토스피라증(Leptosp irosis)'은 렙토스피라속(Leptospira)의 나선 균이 감염되어 일으키는 질환입니다. 개, 돼지, 들쥐, 집쥐, 족제비, 여우 등으로부터 사람에게 전파되기도 하고, 감염된 동물의 소변으로 균이 배출되어 늪, 수도, 연못 등의 오염된 물에서 작업하는 사람의 미세한 피부 상처를 통해 균이 옮겨져서 전파되며, 주로 농촌 추수기 전후(8~11월)에 20~70대의 농업 종사자에게 많이 발생하고 있습니다.

유행성 출혈열은 '신증후군 출혈열'이라고도 부르는데요, 시골에 많은 등줄쥐의 배설물이나 타액 안에 포함되어 있는 '한탄 바이러스'가 사람의 호흡기를 통해 들어와서 감염됩니다. 고열과 더불어 혈관을 포함하는 체내의 맥관 계통에 특징적인 기능 장애를 일으킴으로써 피하에 점상 출혈이 나타나고, 소변으로 다량의 단백질이 배출되는 것 등을 주요 병리적 특징으로 하는 바이러스성 급성 전염병입니다.

쓰쓰가무시병(Tsutsugamushi disease)은 리케치아(rickettsia)의 일종인 Rickettsia tsutsugamushi에 의해 발생하는 전염병으로서, 털진드기의 유충이 사람을 물면 걸릴 수 있습니다. 들에서 일을 하는 사람과 야외 훈련을 하는 군인들이 발생하기 쉽다고 알려져 있습니다.

주요 증상은 어떤 것들이 있나요?

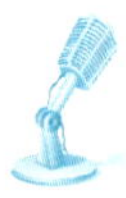

렙토스피라증은 감염 후 보통 4~19일(평균 10일)간의 잠복기

를 거쳐서 발열, 두통, 오한, 근육통, 결막 충혈이 생기며 때때로 황달, 신부전증, 빈혈, 피부출혈이 나타납니다.

유행성 출혈열은 고열, 구토, 복통이 주 증상으로 나타나는데요, 발열기·저혈압기·핍뇨기·이뇨기·회복기와 같은 전형적인 증상 진행 단계를 거치게 됩니다.

쓰쓰가무시병은 보통 10일(6~20일) 정도의 잠복기를 거친 후에 급성으로 발생하는데요, 고열, 오한, 구토, 복통, 기침, 인두통 등의 증세를 보이다가 피부 발진, 림프절 비대, 간장비대 및 비장 종대, 결막 충혈 등이 나타나게 됩니다. 진드기가 문 곳에는 피부 궤양 및 가피가 형성되며 피부 발진은 몸통에 주로 발생한 후에 몸 전체로 퍼지게 됩니다. 가을철에 진드기에 물린 상처가 있거나 피부 발진이 있으면서 급성 발열이 있으면 반드시 쓰쓰가무시병인지 여부를 의심해 보아야 하겠습니다.

Q3-1 감기증상과 유사해 보이는데요. 가을철 유행성 발열 질환과 감기증상의 차이점은 무엇이 있다고 볼 수 있을까요?

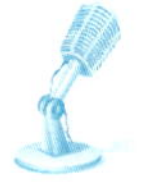

감기는 비강, 인두, 후두, 기관, 기관지, 폐와 같은 호흡기 계통에 발생하는 급성적이면서도 일과성인 가벼운 염증성 질환이라고 할 수 있습니다. 감기 바이러스의 원인은 다양하지만 야외 활동을 하지 않는 누구라도 쉽게 잘 걸리게 되는 흔한 병이고 증상 심각도의 측면에서도 별로 위중하지 않고 경과도 대부분 양호합니다.

그러나 가을철 3대 유행성 발열 질환은 초기에만 잠깐 감기처럼 보이지만 원인이 되는 병원체가 감기와는 분명히 구별되며 증상의 심각도도 매우 위중하기 때문에 조기 발견과 조기 치료가 매우 요구되는 질환들입니다.

환자발생이 9-10월에 집중된다고 하셨는데요. 왜 그런 건가요?

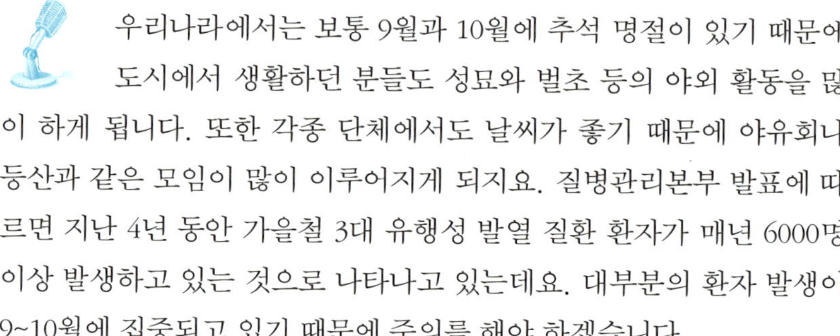

우리나라에서는 보통 9월과 10월에 추석 명절이 있기 때문에 도시에서 생활하던 분들도 성묘와 벌초 등의 야외 활동을 많이 하게 됩니다. 또한 각종 단체에서도 날씨가 좋기 때문에 야유회나 등산과 같은 모임이 많이 이루어지게 되지요. 질병관리본부 발표에 따르면 지난 4년 동안 가을철 3대 유행성 발열 질환 환자가 매년 6000명 이상 발생하고 있는 것으로 나타나고 있는데요. 대부분의 환자 발생이 9~10월에 집중되고 있기 때문에 주의를 해야 하겠습니다.

신종 플루처럼 사람과 사람 사이에서 전염이 될 수 있나요?

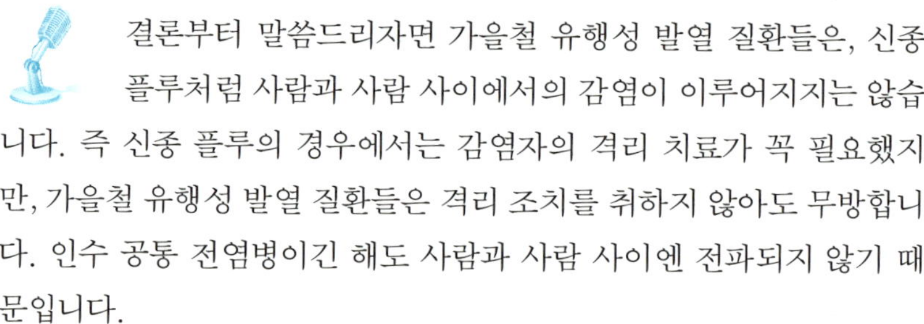

결론부터 말씀드리자면 가을철 유행성 발열 질환들은, 신종 플루처럼 사람과 사람 사이에서의 감염이 이루어지지는 않습니다. 즉 신종 플루의 경우에서는 감염자의 격리 치료가 꼭 필요했지만, 가을철 유행성 발열 질환들은 격리 조치를 취하지 않아도 무방합니다. 인수 공통 전염병이긴 해도 사람과 사람 사이엔 전파되지 않기 때문입니다.

치사율이 상당하다죠?

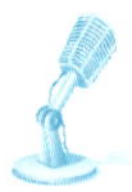

한마디로 작년에 유행했던 신종 플루보다 훨씬 더 위험하다고 생각하셔도 되는데요, 일반적으로 렙토스피라증은 2~

12%, 유행성 출혈열은 1~5%, 쓰쓰가무시병은 균주에 따라 1~50%의 치사율을 보이고 있기 때문에 신종 플루의 치사율인 0.08%보다 모두 훨씬 높은 만큼, 감염 예방에 각별한 주의가 필요합니다.

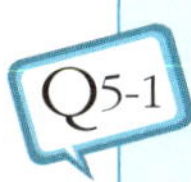

Q5-1 합병증도 무시할 수 없다고 하던데요. 어떤 합병증을 동반하나요?

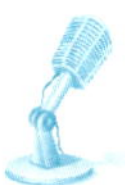

렙토스피라증은 심한 경우에 간이나 신장 합병증 그리고 다량의 폐출혈을 동반할 수 있습니다.

유행성 출혈열은 급성 신부전증과 출혈, 쇼크 등의 합병증이 생길 수 있습니다.

쓰쓰가무시병은 심한 경우 폐렴이나 신부전증 같은 합병증을 동반할 수 있습니다.

Q6 치료 방법은 무엇인가요?

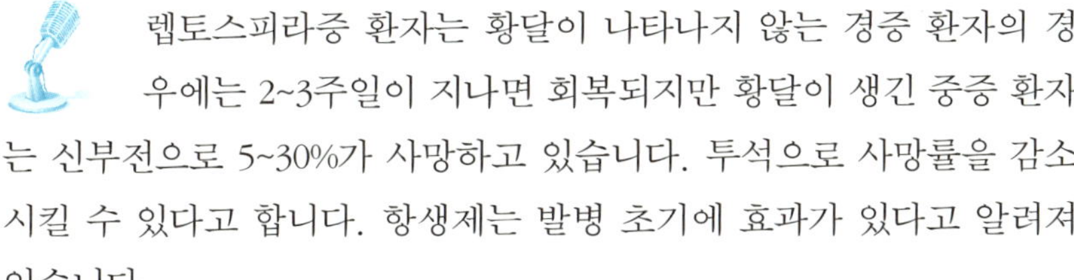

렙토스피라증 환자는 황달이 나타나지 않는 경증 환자의 경우에는 2~3주일이 지나면 회복되지만 황달이 생긴 중증 환자는 신부전으로 5~30%가 사망하고 있습니다. 투석으로 사망률을 감소시킬 수 있다고 합니다. 항생제는 발병 초기에 효과가 있다고 알려져 있습니다.

유행성 출혈열의 경우에는 특효약이 없으므로 발병 초기에 최대한 빨리 병원에 가야 하며 출혈이 각종 장기에 일어날 수 있기 때문에 절대 안정이 필요합니다. 가장 효과적인 대처 방법은 미리 예방 주사를 맞는 것인데요, 한 달 간격으로 백신을 2번 피하에 접종하면 약 1년간 면역 효과가 있으며 1년 후에 재접종하면 면역이 유지됩니다. 따라서 농민·군인 및 토목 공사 종사자 그리고 캠핑이나 낚시, 사냥을 자주 하시는 분들과 골퍼들도 유행성 출혈열 예방 주사를 맞는 것이 좋겠습니다. 쓰쓰가무시병은 아직까지 개발된 백신도 없고 특효 요법도 없지만 테트라사이클린(tetracycline)이나 클로람페니콜(chloramphenicol)을 사용하면 36-48시간이면 해열이 된다고 알려져 있습니다.

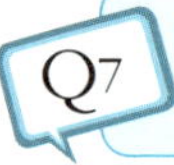

Q7 특별히 주의해야 할 이들이 있겠죠?

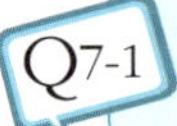

일반적으로 감염이 빈번히 일어나는 농촌 지역 주민과 군인, 공사장 인부, 낚시꾼, 동물실험 종사자뿐만 아니라 가을철 산행을 즐기시는 분들과 성묘나 벌초를 하는 분들도 많은 주의가 필요할 것 같습니다.

Q7-1 야외 활동을 하면서 주의해야 할 점은 무엇이 있을까요?

야외 활동을 하면서는 이와 같은 질병 예방을 위해서 반드시 긴 옷을 입고, 풀밭에서 함부로 누워서 잠을 자지 않아야 하겠으며, 풀숲에 앉아서 용변을 보지 말아야 하겠습니다. 또한 만일 야외 활동을 했다면 옷을 잘 세척하고 몸을 깨끗이 씻어야 하겠습니다. 그리고 농민 분들과 하수도 관련 업종 종사자 분들은 흙이나 물과의 직접 접촉을 피하기 위해서 긴 장화와 장갑 등을 착용해야 하겠습니다.

말라리아

Q1 해마다 여름이 되면 말라리아 감염이 뉴스에 자주 등장하곤 하는데요. 말라리아란 무엇인지 먼저 설명해 주시죠.

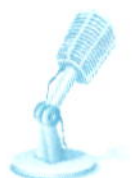

한마디로 말라리아는 모기를 매개로 한 대표적인 기생충성 하절기 전염병입니다. '학질'이라고도 흔히 불리는 말라리아는 전 세계적으로 한해 평균 약 3~5억 명 정도의 인구가 감염되고 있으며 이 감염자들 중에서 보통 백만 명 정도가 사망하게 되는 정말 무서운 질병입니다. 그래서 세계보건기구(WHO)가 선정한 6대 열대병 중에서도 가장 중요한 질환으로 인정되고 있지요. 특히 최근 우리나라에서도 열대 지방을 여행하는 분들이 많아지면서 말라리아에 대한 관심이 점점 늘고 있습니다.

Q1-1 말라리아에도 종류가 다양할 것 같은데요?

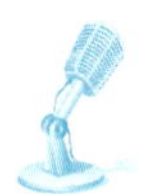

플라스모디움(Plasmodium)속에 속하는 3일열 원충(Plasmodium vivax), 난형열 원충(Plasmodium ovale), 4일열 원충(Plasmodium malariae), 열대열 원충(Plasmodium falciparum)의 네 가지 말라리아 원충이 각각 3일열 말라리아, 난형열 말라리아, 4일열 말라리아, 열대열 말라리아를 일으킨다고 생각하시면 되겠습니다. 전 세계적으로는 삼일열 원충과 열대열 원충 감염이 95% 이상을 차지하고 있으

며, 우리나라 말라리아는 삼일열 원충(Plasmodium vivax) 감염에 의해
주로 나타납니다.

세계보건기구가 북한과 스리랑카가 아시아 지역(WHO의 아시아
관할 지역 내에서)에서 유일하게 말라리아가 '근절 단계'에 도달
한 국가라고 평가했다고 하는데요. 과거에 북한에서 말라리아
가 창궐했던 이유는 무엇인가요?

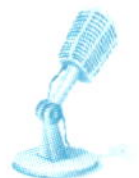

북한에서는 90년대 후반부터 2004년 사이에(특히 2001년) 특
히 말라리아가 창궐했었는데, 이 기간 동안에 있었던 극심한
경제난과 반복되는 자연 재해로 인한 만성적인 영양 결핍과 위생불량
이 미시적 차원의 원인이라면, 전염병에 신속하게 대응하는 체계적인
국가 보건기능의 상실은 거시적 차원의 원인이라고 생각됩니다.

북한의 말라리아 퇴치가 성공할 수 있었던 요인은 무엇인가
요?

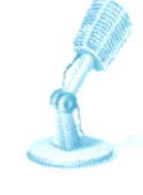

위에서도 잠시 말씀드린 것처럼 세계보건기구(WHO)와 유엔
아동기금과 같은 국제기구의 적극적 지원으로 북한 보건 체
계가 기능을 회복함으로써 지난 2001년에 약 29만 명이었던 말라리아
발병 건수가 2007년도에는 7,000명으로 확연히 감소한 것으로 추정됩
니다.

날이 더워지면 말라리아 환자가 늘어나기 시작하죠. 말라리아가 기승을 부르는 시기는 언제부터 언제인가요?

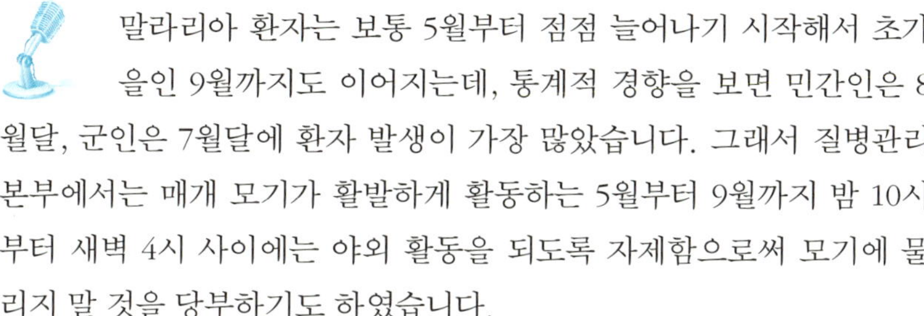

말라리아 환자는 보통 5월부터 점점 늘어나기 시작해서 초가을인 9월까지도 이어지는데, 통계적 경향을 보면 민간인은 8월달, 군인은 7월달에 환자 발생이 가장 많았습니다. 그래서 질병관리본부에서는 매개 모기가 활발하게 활동하는 5월부터 9월까지 밤 10시부터 새벽 4시 사이에는 야외 활동을 되도록 자제함으로써 모기에 물리지 말 것을 당부하기도 하였습니다.

말라리아에 걸리면 가장 먼저 어떤 증상이 나타나나요?

한두 시간 동안 오한, 두통, 구역 등의 증세가 나타나는 '오한기'가 제일 먼저 나타나고, 피부가 따뜻하고 건조해지고 빈맥, 빈호흡 등을 보이는 '발열기'가 3~6시간 이상 지속된 후에, 땀을 흘리게 되는 '발한기'로 이어집니다. 그 밖에 환자는 빈혈, 혈소판 감소, 비장이 비정상적으로 커지는 등의 증세를 보이게 됩니다.

잠복기가 있나요?

감염된 모기에게 물린 후 인체에서 임상 증상이 나타날 때까지의 잠복기는 평균적으로 14일 정도이지만, 3일열 말라리아의 경우 길게는 1년 정도(5개월~1년 6개월)까지 인체 내의 간 속에 잠복해 있기도 합니다.

합병증은 어떻게 나타나나요?

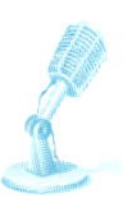

열대열 원충에 감염되었을 때에는 여러 가지 합병증이 잘 나타날 수 있는데요, 저혈압, 뇌성 혼수, 간질성 폐렴, 심근 부종 등과 같은 심각한 합병증을 일으킬 수 있으며, 사구체 신염이나 신증후군, 급성 세뇨관 괴사증과 같은 병증도 생길 수 있습니다.

말라리아 종류에 따라, 증상이나 합병증도 다르다고 하던데요?

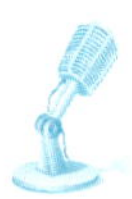

대표적인 2가지 말라리아(3일열 말라리아, 열대열 말라리아)에 대해서만 간략히 설명을 드려 보자면, 3일열 말라리아(vivax malaria)는 권태감과 서서히 체온이 상승하는 발열 증상이 발병 초기에 수 일간 계속되다가 오한과 고열이 나타납니다. 두통이나 구역을 동반하며, 땀을 많이 흘린 뒤 열이 내려가고 하루 동안 열이 없다가 다시 발열, 발한 후 해열을 반복하는 하루거리 발열의 증상이 나타납니다. 열대열 말라리아와는 달리 3일열 말라리아는 어린이나 고령자, 면역부전 환자 이외의 사람에게서는 중증으로 진행되지 않습니다.

열대열 말라리아(falciparum malaria)의 초기 증상은 3일열 말라리아와 유사하지만, 발열의 주기성은 불분명하고 발열, 오한, 기침이나 설사 등의 증상이 나타나기도 합니다. 중증이 되면 황달, 응고 장애, 신부전, 간부전, 쇼크, 의식 장애나 섬망, 혼수 등의 급성 뇌증이 나타날 수도 있습니다.

Q5 말라리아 치료는 어떻게 이뤄지나요?

말라리아 치료약은 예상되는 원충의 약에 대한 내성을 감안하여 선택되어야 하는데요, 클로로퀸(chloroquine)은 가격이 싸고 매우 효과적이어서 오랫동안 많은 지역에서 말라리아 치료의 일차 선택약이었지만, 클로로퀸에 내성을 보이는 원충들이 점차 증가하고 있어서 주의가 필요합니다. 현재 세계적으로 가장 문제가 되고 있는 것은 클로로퀸에 내성이 생긴 열대열 원충으로 그 유행 지역이 점점 확산되고 있으며 대부분의 경우 다른 약제 역시 효과적이지 않기 때문에 문제의 심각성을 더하고 있습니다.

Q5-1 치료하지 않을 경우, 증상이 언제까지 계속되나요?

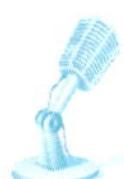

치료하지 않는 경우에 증상은 1주~1개월간 때로는 그 이상에 걸쳐 오랫동안 나타날 수 있습니다.

Q5-2 증상이 재발하는 경우도 있나요?

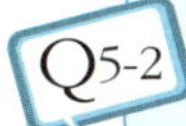

재발될 수 있습니다. 말라리아 증상이 재발하는 경우에는 2~5년 주기로 나타나기도 합니다.

말라리아에 걸리지 않으려면 어떻게 해야 하나요? 야외활동을 줄이는 게 좋겠죠?

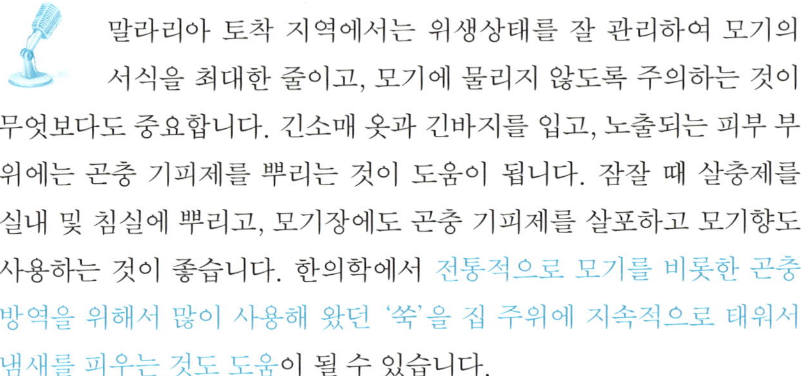

말라리아 토착 지역에서는 위생상태를 잘 관리하여 모기의 서식을 최대한 줄이고, 모기에 물리지 않도록 주의하는 것이 무엇보다도 중요합니다. 긴소매 옷과 긴바지를 입고, 노출되는 피부 부위에는 곤충 기피제를 뿌리는 것이 도움이 됩니다. 잠잘 때 살충제를 실내 및 침실에 뿌리고, 모기장에도 곤충 기피제를 살포하고 모기향도 사용하는 것이 좋습니다. 한의학에서 전통적으로 모기를 비롯한 곤충 방역을 위해서 많이 사용해 왔던 '쑥'을 집 주위에 지속적으로 태워서 냄새를 피우는 것도 도움이 될 수 있습니다.

말라리아 유행지역 방문도 자제해야 할 것 같은데요? 유행지역은 어디인가요?

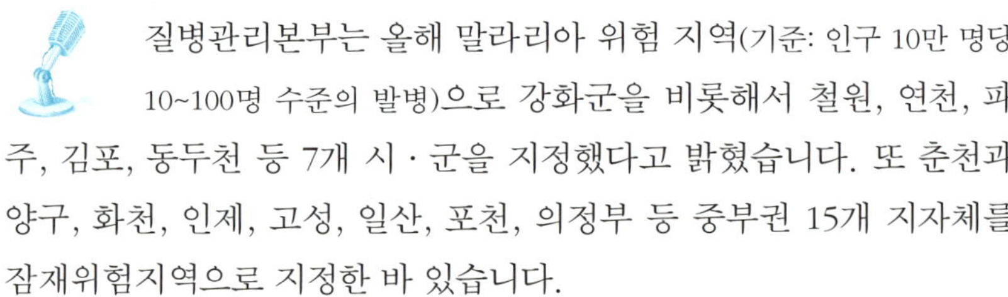

질병관리본부는 올해 말라리아 위험 지역(기준: 인구 10만 명당 10~100명 수준의 발병)으로 강화군을 비롯해서 철원, 연천, 파주, 김포, 동두천 등 7개 시·군을 지정했다고 밝혔습니다. 또 춘천과 양구, 화천, 인제, 고성, 일산, 포천, 의정부 등 중부권 15개 지자체를 잠재위험지역으로 지정한 바 있습니다.

해마다 여름을 앞두고 어린아이를 둔 엄마들에겐 아이들 일본뇌염 접종은 필수인데요. 오늘은 일본뇌염에 대해 이야기 나눠 보죠. 먼저, 일본뇌염이란 무엇인지 설명 좀 해주시죠.

일본뇌염'은 '일본뇌염 바이러스(Japanese encephalitis virus)'에 감염된 작은 빨간 집모기(Culex tritaeniorhynchus, 뇌염모기)가 사람을 무는 과정에서 인체의 신경 조직에 감염되어 발생하는 급성 바이러스성 전염병입니다.

고온다습하고 미개발 지역이 많은 열대 지방에서 많이 발생하는 질병이라서 열대병(熱帶病, tropical disease)의 범주에 속합니다. 질병의 지리학적 분포는 동남아시아 지역에 제한되어 있으며 감염이 보고된 나라로는 일본, 소련의 극동부, 한국, 중국, 대만, 필리핀, 인도네시아, 싱가포르, 말레이시아, 홍콩, 베트남, 라오스, 태국, 버마, 스리랑카 및 인도 등입니다.

'뇌염모기(작은 빨간 집모기)'가 산란기에 감염된 돼지를 흡혈한 후 사람을 무는 과정에서 주로 전염되는 것으로 알려져 있습니다. 모기 활동이 많은 여름철과 초가을에 많이 발생하고 있는데요, 어느 연령층에서나 발생할 수는 있지만 임상적으로는 15세 이하(70~80%)의 어린아이들이나 노인층에서 집중적으로 발생하고 있습니다.

증상은 보통 급격한 패턴으로 나타나게 되는데요, 초기에는 고열, 두통, 무기력 혹은 흥분 상태 등이 나타나고, 병이 진행되면서 중추 신경

계가 감염되어서 의식 장애, 경련, 혼수 증상이 나타나고 심한 경우에
는 사망에 이를 수도 있습니다.

Q1-1　그런데 왜 일본뇌염이라고 부르게 됐나요?

　　　　뇌염 바이러스의 분리와 동정에 대한 방법을 세계 최초로 기
　　　　술한 사람이 일본의 후지타(1933)와 다니구치(1936)였기 때문
에 일본뇌염이라고 명명된 것입니다. 보통 병명은 처음 발견한 사람의
이름이나 국가명에 붙이는 것이 일종의 의학적 관례이지요. 이와 비슷
한 예로서 우리나라의 이호왕 박사가 유행성 출혈열의 원인균을 세계
최초로 발견하였기 때문에 우리나라에 있는 한탄강의 이름을 따서 한
탄 바이러스라고 명명한 것을 들 수 있겠습니다.

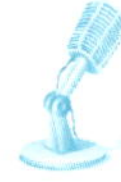
Q2　여름에 잘 발생하는 병이죠?

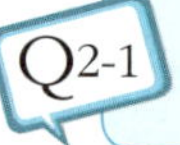
　　　　그렇습니다. 우리나라에서는 보통 6월말~10월 초순이 일본
　　　　뇌염의 일반적인 유행 시기인데요, 8~9월에 제일 흔하게 많
이 발생하고 있습니다.

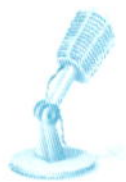
Q2-1　일본뇌염의 원인은 무엇인가요? 모기 때문이겠죠?

　　　　위에서도 말씀드린 것처럼 한마디로 일본뇌염은 일본뇌염 바
　　　　이러스 감염에 의해 발생됩니다.
일본뇌염 바이러스는 '작은 빨간 집모기(=뇌염모기)'에 의해서 전파되

는데요, 이 모기는 일본뇌염 바이러스에 감염된 야생 조류나 일부 포유류의 피를 빨아먹는 과정에서 바이러스에 감염되고, 이 모기가 다시 사람을 무는 과정에서 일본뇌염 바이러스가 인체 내에 침투하여 감염을 일으키게 되는 것입니다. 일본뇌염 바이러스는 주로 돼지의 체내에서 증식하는 것으로 알려져 있는데요, 결국 돼지가 이 바이러스의 증폭 숙주 동물로서의 역할을 수행하고 있다고 생각하면 될 것 같습니다.

Q2-2 모든 모기가 일본뇌염을 유발하나요?

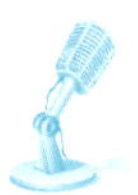

그렇지 않습니다. 우리나라에는 중국 얼룩날개 모기와 금빛 숲모기, 빨간 집모기, 작은 빨간 집모기 등 총 56종의 모기가 있는 것으로 보고되어 있는데요, 이 중에서 일본뇌염 바이러스를 가지고 있는 작은 빨간 집모기에 물려야 일본뇌염이 발생하는 것입니다.

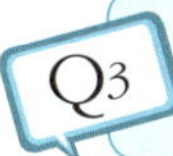

Q3 구체적으로 어떤 증상이 나타나나요?

사실 일본뇌염 바이러스에 감염되더라도 임상 증상이 나타나지 않는 경우가 대부분(95%)입니다.

그러나 일단 일본뇌염이 증상적으로 발병하게 되면 사망률이 5~30%나 되고, 회복이 되더라도 언어 장애, 판단능력 저하, 사지 운동 저하와 같은 후유증이 생기는 경우가 있으니 주의해야 합니다.

병의 경과는 그 증상에 따라 전구기(2~3일), 급성기(3~4일), 아급성기(7~10일), 회복기(4~7주)로 구분할 수 있는데요, 고열(39~40도), 두통, 현기증, 구토, 복통, 지각 이상 등의 증세를 흔히 보이게 됩니다.

병이 진행되면 의식장애, 경련, 혼수에 이를 수 있고 아주 심한 경우에는 발병 10일 이내에 사망하는 경우도 있습니다.

경과가 좋은 경우에는 약 1주일을 전후로 열이 내리면서 회복됩니다.

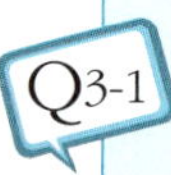

Q3-1 증상이 나타날 경우엔 어느 정도의 잠복기를 거쳐서 발병되나요?

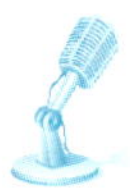

증상이 나타나는 감염의 경우, 모기에 물린 후 보통 4~14일 정도의 잠복기를 거쳐서 발병합니다.

Q4 합병증도 적지 않은 것으로 알려졌는데요. 어떤 합병증을 동반하나요?

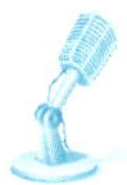

합병증으로는 마비, 중추신경계 이상, 기면증, 섬망 등을 들 수 있겠구요, 호흡 곤란을 동반한 폐렴 증상이 나타나기도 합니다. 연령이 낮을수록 합병증이 심하게 나타나는 경향이 있습니다.

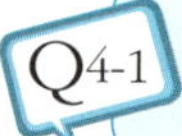

Q4-1 일본뇌염에 감염될 경우, 고위험군은 어떻게 되나요?

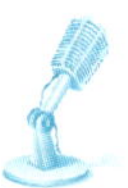

일반적으로 감기를 달고 사는 아이들이 보다 높은 고위험군에 속한다고 할 수 있겠는데요, 평소 감기를 달고 사는 아이들은 그만큼 면역력이 약하다는 증거이기 때문에, 이런 아이들은 더더욱 여름철 건강관리에 신경을 써주어야 하겠습니다. 이렇게 허약한 아이들은 호흡기 면역력을 강화시켜 주고 기력을 보강해 주는 형개보중탕이나 보중익기탕(夏方)과 같은 한약을 미리 복용시켜 주는 것이 도움

이 됩니다.

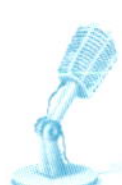

안타깝게도 일본뇌염에 대해서 특효를 보이는 특이적인 치료법은 아직 개발되어 있지 않습니다. 다만 일본뇌염 감염에 의해서 나타나는 여러 가지 증상들에 대한 개별적인 대중 치료법을 통해서 치료를 시행해주고 있습니다.

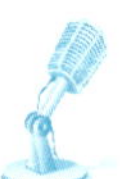

그렇습니다. 일본뇌염에 있어서도 사실 예방이 제일 중요합니다. 예방 대책으로는 매개 모기의 구제, 증폭 숙주 동물인 돼지에 대한 대책, 그리고 사람 특히 어린이에 대한 예방 접종이 있습니다. 15세 미만 아동은 일본뇌염 예방 접종을 반드시 시행해야 하며 예방 접종으로 발생은 줄일 수 있지만 완전히 근절할 수는 없기 때문에 모기에 일단 안 물리도록 하는 개인위생과 모기의 번식과 서식을 방어하는 환경 위생이 동시에 중요하다고 할 수 있습니다.
일본뇌염 백신에는 사백신과 생백신이 있는데, WHO와 질병관리본부에서는 사백신을 권장하고 있습니다. 일본뇌염 백신에 대한 연구에 의하면 항체가 생길 확률은 95%, 방어율은 80~90% 정도로 보고되었습니다.

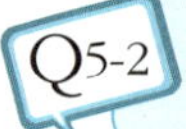

모기에 안 물리려면 어떻게 해야 하나요?

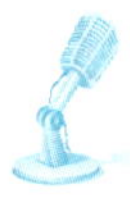

잠자기 전에 꼭 목욕을 하고, 향이 진한 화장품을 사용하지 않도록 하는 것이 좋겠습니다. 모기는 땀 냄새나 젖산 냄새 등 각종 냄새를 맡고 달려들기 때문입니다.

또 모기는 어두운 색을 좋아하므로 밝은 색 잠옷을 입는 것이 좋습니다. 모기가 일단 집안으로 들어오면 처음에는 벽에 가만히 있기 때문에 아이의 잠자리는 벽에서 멀리 두는 것이 좋습니다.

또 모기가 왕성하게 활동하는 해가 진 저녁 무렵부터 새벽 사이에는 야외 활동을 자제하는 것이 좋겠습니다.

모기의 번식과 서식을 막을 수 있는 환경 개선이 필요할 것 같은데요?

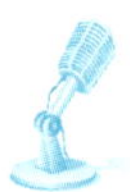

그렇습니다. 특히 가축 사육장이나 미나리밭과 같은 취약 지역에 대한 살충 소독 강화와 고인 물이나 물웅덩이, 화분, 깡통과 같은 모기 서식처를 철저히 제거해 주는 환경 개선이 꼭 이루어져야 하겠습니다.

수족구병

Q1 최근 중국에서 수족구병이 확산되고 있다고 하죠. 영유아 중 사망자가 급증하고 있다고 하던데요. 우리나라도 수족구병에 주의해야겠죠?

그렇습니다. 최근 중국 광동성과 후난성을 비롯한 지역에서 20만 명 정도가 수족구병이 걸려서 이 중에서 (영유아를 중심으로) 94명이 사망함에 따라서 국내에서도 수족구병 예방에 많은 주의를 기울여야 하는 상황입니다.

Q1-1 국내에서도 유행할 가능성이 있나요?

그렇습니다. 사실 매년마다 이맘때쯤이면 항상 우리나라에서도 수족구병이 전국적으로 유행을 하는데요. 작년 4월말에는 수원시에서 12개월 된 여자 어린이가 수족구병으로 사망했다는 보고가 있었습니다. 올해 우리나라 전국 200개 표본 의료 기관이 참여한 수족구병 표본 감시 결과를 살펴보면, 3월말~4월초까지 수족구병 환자 발생 건수는 169명으로서, 3월 중순~3월 말까지의 157명에 비해서 점차 증가하는 양상을 보이고 있습니다. 5월까지의 발생 통계가 앞으로 집계되면 더 높은 발생 건수가 예상되기 때문에, 면역력이 약한 아이를 두고 계신 어머님들께서는 특별히 더 신경을 많이 써 주셔야 하겠습니다.

Q2 수족구병이란 무엇인지 자세하게 설명 좀 해주시죠.

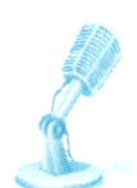

수족구(手足口)병은 이름 그대로 손과 발과 입에 병이 생기는 것인데요, 손과 발에는 수포성 발진이 잘 생기고, 입안에는 물집이나 궤양이 잘생기고, 전신에 열이 나는 것을 특징으로 하는 병입니다. 주로 '콕사키 바이러스 A16' 이나 'enterovirus 71' 같은 장(腸) 바이러스 감염에 의해 발생됩니다. 한의학에서는 '온병(溫病)'의 범주로 이해하고 있는데요, 몸속에서 열이 울체되고, 혈행 순환이 잘 되지 못하고 울체될 때 발생한다고 해석합니다. 열이 나고 입안이 많이 헐기 때문에 아파서 잘 먹지 못하는 경우가 아주 많습니다. 심하더라도 먹는 것만 그런 대로 먹을 수 있고 전문가의 적절한 치료를 받으면 대개 7~10일 정도면 후유증 없이 좋아지게 됩니다.

Q3 수족구병의 주요 증상은 무엇인가요?

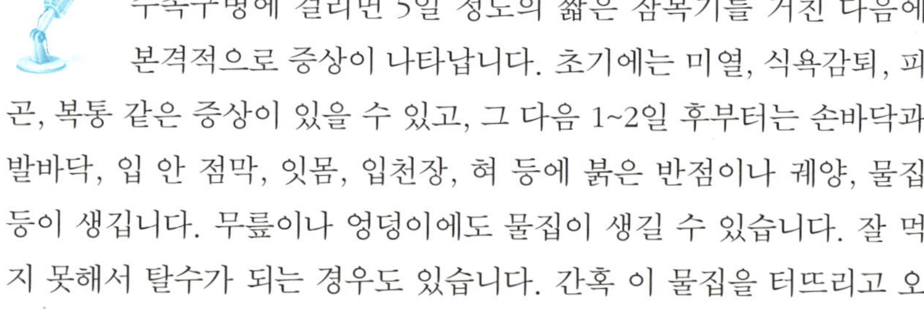

수족구병에 걸리면 5일 정도의 짧은 잠복기를 거친 다음에 본격적으로 증상이 나타납니다. 초기에는 미열, 식욕감퇴, 피곤, 복통 같은 증상이 있을 수 있고, 그 다음 1~2일 후부터는 손바닥과 발바닥, 입 안 점막, 잇몸, 입천장, 혀 등에 붉은 반점이나 궤양, 물집 등이 생깁니다. 무릎이나 엉덩이에도 물집이 생길 수 있습니다. 잘 먹지 못해서 탈수가 되는 경우도 있습니다. 간혹 이 물집을 터뜨리고 오는 보호자 분도 계신데요, 이 물집은 가급적 건드리지 않는 게 좋습니다. 그냥 두면 저절로 사라집니다.

시기적으로 수족구병이 자주 발생하는 특정 시기가 있나요?

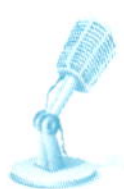

수족구병은 보통 4월말부터 발생이 증가하고 5~7월 사이에 가장 집중적으로 많이 발생합니다. 즉, 봄부터 여름에 걸쳐서 주로 많이 유행하는데요, 초가을에도 발생하는 경우가 드물지 않습니다.

수족구병에 노출될 위험이 높은 특정 연령대가 있나요? 알려지기로는 영유아들이 자주 걸리는 것 같은데요?

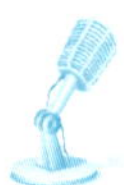

주로 만 6개월~만 5세 사이의 면역력이 약한 영유아들에게서 자주 발생합니다. 아주 드물지만 성인도 걸릴 수 있습니다.

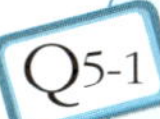

수족구병은 전염이 되기 쉬운가요?

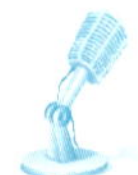

수족구병은 (약간 뒤늦은 감은 있지만) 2009년부터 법정 전염병으로 보건복지부에서 공식적으로 지정했을 정도로 전염력이 매우 강한 질병입니다. 주로 바이러스에 감염된 사람의 대변이나 호흡기 분비물(침, 가래, 콧물 등)에 의해서 전염되는데요, 공기로도 전염될 수 있습니다. 수족구병은 발병 후 1주일 동안이 가장 전염력이 강한데요, 장마가 시작되면 전염력이 급격히 감소되는 것으로 알려져 있습니다.

수족구병의 특징은 무엇인가요?

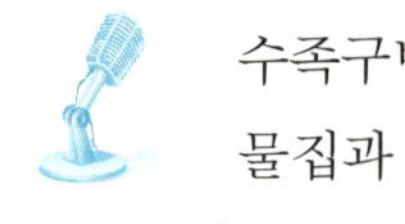

수족구병은 위에서 말씀드린 것처럼 손과 발, 그리고 입 안에 물집과 궤양이 특징적으로 잡히는 바이러스성 질병인데요, 아직까지는 수족구병에 대한 백신이나 치료제가 개발되지 않아서 공중위생을 철저히 하여 감염을 예방하는 것이 최선의 방법입니다.

Q6-1 중국의 경우, 사망자가 적지 않은데요. 왜 그런가요?

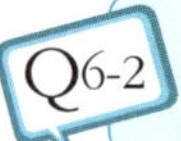
수족구병은 거의 대부분의 경우 가벼운 증상만 앓고 후유증 없이 끝나지만, 심한 경우에는 뇌수막염이나 뇌염 등이 나타날 수 있으며, 면역체계가 발달하지 않은 신생아(생후 2주 이내)가 감염되면 사망할 수도 있습니다. 또 수족구병에서 가장 위험한 것은 탈수 증상입니다. 만일 돌 전의 아기가 8시간 이상 소변을 보지 않거나 1세 이후 아기가 12시간 이상 소변을 보지 않는다면 탈수를 반드시 고려해야 합니다.

Q6-2 자연적으로 회복될 수도 있나요?

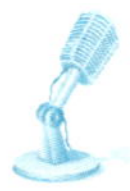
그렇습니다. 수족구병은 사실 거의 대부분의 경우, 특별한 의학적 조치 없이도 일주일 정도면 자연 치유되는 가벼운 병입니다.

Q7 발병이 됐을 경우, 집에서 가장 먼저 취해야 할 조처는 무엇인가요?

되도록 외출을 삼가고 집에서 편안하게 안정을 취하게 하고

물을 많이 주는 것이 제일 중요합니다. 따뜻한 물에 목욕을 잠깐씩 시키는 것도 열을 내리는 데 도움이 될 수 있습니다. 하지만, 아이마다 진행되는 병의 증상이 항상 같지는 않기 때문에 전문가의 진단을 받고 조치를 취하는 것이 좋겠습니다. 만일 입속의 궤양 때문에 아기가 음식과 물을 잘 먹지 못한다면 고깃국물이나 미음, 과일주스, 미음, 죽과 같은 유동식을 2~3일간 먹이도록 하는 것이 좋습니다.

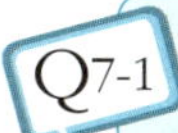

Q7-1 병의 특성상, 특히 유의해야 할 사람들이 있겠죠?

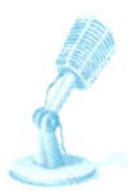

면역체계가 아직 충분히 발달하지 못한 생후 2주 이내의 신생아들은 이 시기에 더욱 각별히 주의해야 합니다. 수족구병이 유행할 때에는 이런 아이들이 많이 있는 산후조리원 내에서의 위생관리에 더욱 신경을 써야 합니다.

Q8 예방이 가장 중요할 텐데요. 영유아를 둔 부모님의 경우, 어떤 예방법이 있을까요?

물은 반드시 끓여서 먹이고, 손과 발을 자주 깨끗이 닦도록 하는 것이 제일 중요한 예방법입니다. 외출 전후 양치질도 중요합니다. 또한 수족구병에 걸린 아이의 배설물이 묻은 옷은 철저히 소독해야 합니다. 집안 식구 중에 혹시 수족구병에 걸린 사람이 있으면 수건 등도 따로 사용하게 해주어야 합니다. 또 수족구병이 유행할 시기에는 아이들을 무리하게 지치도록 놀게 허용하지 않는 것도 필요합니다. 한의학적으로는 면역력을 높이고 속열을 식혀 주기 위해서 맥문동차나 오미자차를 평소에 많이 마시게 하는 것도 좋겠습니다.

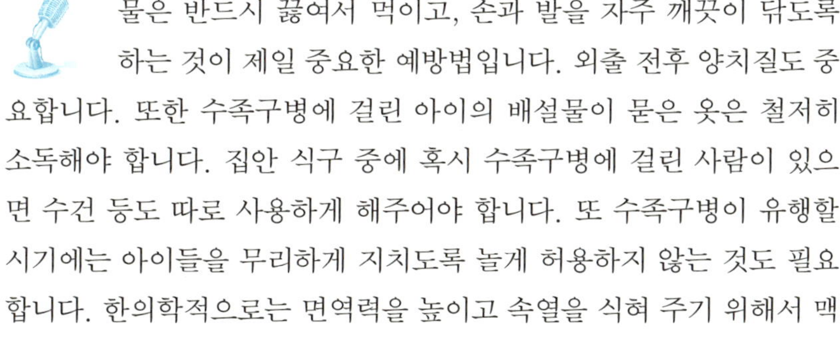

09 chapter · 퇴행성 관절염

겨울철이 되면 바깥출입을 꺼리는 어르신들이 많습니다. 쌀쌀한 날씨 탓에 평소보다 심한 관절 통증이 나타나기 때문인데요. 오늘은 퇴행성 관절염에 대해 이야기 나눠 보죠. 날씨가 추워지면 퇴행성 관절염 증상도 심해지나요?

그렇습니다. 퇴행성 관절염은 날씨가 추워지는 겨울철에 증상이 더욱 심해지는 대표적인 질병입니다. 어르신들께서 흔히 "비가 오려나 … 무릎이 많이 아프네." 또는 "날씨가 쌀쌀해지니까 뼈마디가 더 쑤시고 아픈 것 같아."라고 하면서 무릎이나 관절의 통증을 기후나 날씨 탓으로 돌리는 경우가 굉장히 많이 있는데요, 사실 이러한 증상 호소에 대해서 단순히 어르신들이 일상적으로 하는 습관화된 말씀이나 가벼운 농담으로 그냥 흘려들어서는 안 된다는 점을 꼭 기억하여야 하겠습니다. 위와 같은 증상이 바로 '퇴행성 관절염'의 전조 증상일 수 있기 때문입니다.

퇴행성 관절염은 흔히 '날씨병'이라고도 불릴 만큼, 기후 변화와 매우 밀접한 관련이 있습니다. 우리 몸의 관절은 저온, 고습, 저기압 등에 매우 민감하게 반응하게 되는데요, 퇴행성 관절염은 위에서도 말씀드린 것처럼 특히 추운 겨울에 심해지는 특징이 있습니다. 요즘처럼 일교차가 심하고 찬바람이 많이 부는 계절에는 차가운 기운이 감각 신경을 자극하고, 관절 주위의 혈액 순환을 나빠지게 할 수 있기 때문에, 관절이 약한 어르신들은 더욱 각별한 주의가 필요하겠습니다.

퇴행성 관절염은 노인들 상당수가 앓고 있어 흔히 '늙으면 으레 앓는 고질병'이라고 생각하게 마련인데요. 퇴행성 관절염, 정확한 정의와 원인은 무엇인가요?

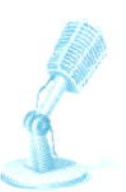

퇴행성 관절염은 관절을 보호하고 있는 연골의 점진적인 손상이나 퇴행성 변화로 인해서 관절을 이루는 뼈와 인대 등에 손상이 일어나서 염증과 통증이 생기는 질환이라고 할 수 있습니다.

관절의 염증성 질환 중에서 가장 높은 빈도를 나타내고 있는데요, 일차성(특발성) 관절염과 이차성(속발성) 관절염으로 분류합니다.

일차성(특발성) 퇴행성 관절염은 아직까지 확실한 기질적 원인이 밝혀져 있지 않지만 나이, 성별, 유전적 요소, 비만, 특정 관절 부위 등이 질병 발생에 영향을 주는 것으로 생각되고 있습니다.

이차성(속발성) 퇴행성 관절염은 관절 연골에 손상을 줄 수 있는 외상, 질병 및 기형이 원인이 되는 것인데요, 세균성 관절염이나 결핵성 관절염을 앓은 이후에 관절 연골이 파괴된 경우 또는 심한 충격이나 반복적인 가벼운 외상 이후에 발생되는 경우가 대표적입니다. 그러나 이차성이라고 진단되더라도 끝내 원인을 밝히지 못하는 경우가 있을 수 있으며, 동일한 원인에 노출되었다 하더라도 모두 관절염으로 진행하는 것은 아니기 때문에 사실 일차성과 이차성의 구별이 늘 분명한 것은 아닙니다.

또한 관절의 부위에 따라서도 어느 정도 임상적인 차이를 보이게 되는데, 척추의 경우에는 직업적으로 반복되는 작업이나 생활 습관 등이 원인이 되고, 엉덩이 관절의 경우에는 무혈성 괴사와 엉덩이 관절 이형성증이 많은 원인을 차지하고 있으며, 발목 관절의 경우에는 발목 관절의 골절 또는 주변 인대의 손상이 퇴행성 관절염을 유발하는 가장 흔한 원인이 됩니다.

대부분 고령에서 질환이 발생하고, 노화와 연관된 변화가 퇴행성 관절염의 발생 위험을 증가시키기는 하지만 다른 명확한 요소들이 있는 만큼 노화 자체가 원인은 아니라고 알려져 있습니다.

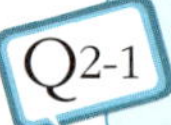 **Q2-1 한의학에서는 퇴행성 관절염을 어떻게 보나요?**

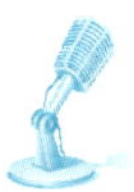 한의학에서는 퇴행성 관절염을 '막혀서 소통이 되지 않는다'는 의미로 '비증(痺症)'이라고 표현하고 있습니다. 또한 퇴행성 관절염의 원인을 관절에 '풍(風)'과 '한(寒)'과 '습(濕)'의 나쁜 기운이 과도하게 침투하여 관절 주위의 기혈 순환이 나빠지고 관절의 진액(津液)이 말라서 생기는 것으로 보고 있습니다.

 **Q3 한의학에서는 퇴행성 관절염 치료를 어떻게 하나요?**

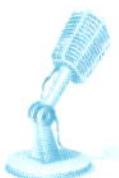 연골 재생에 효과적인 녹용, 두충, 우슬 등과 같은 한약재에서 유효 성분을 추출하여 경혈 자리에 주사를 하는 약침 요법과 벌침의 추출물을 주입하는 봉침 요법은 염증과 부종을 완화시키는 데 효과적인 방법입니다.

또한 어느 정도 염증과 부기가 가라앉으면 손상된 연골을 보호하고, 뼈를 강화시키고, 관절을 구성하는 콜라겐 생성을 촉진시키며, 관절 본래의 기능을 회복하기 위해서 관절에 좋은 한약을 내복약으로 투여하게 됩니다.

 **Q4 퇴행성 관절염에 걸렸을 때 도움이 되는 식이요법이나 생활요법 같은 것이 있나요?**

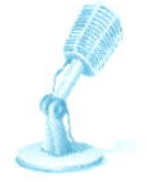비타민 K는 골 손실과 칼슘 배설량을 감소시켜 골 밀도에 좋
은 영향을 주기 때문에 비타민 K 함량이 높은 녹황색 채소,
간, 곡류, 과일 등을 충분히 섭취하는 것이 좋습니다. 또한 칼슘이 많이
들어 있는 멸치, 뱅어포, 뼈째 먹는 생선, 해조류, 두부, 콩 등을 많이
먹는 것이 바람직합니다. 더불어서 비타민 D가 풍부하게 들어 있는 생
선 기름이나 달걀 노른자 등을 많이 먹는 것이 좋겠습니다.

다만 카페인은 칼슘 배설을 촉진시키므로 과다하게 섭취하지 않도록
해야 하고, 과도한 단백질은 칼슘 손실을 일으키기 때문에 지나친 단백
질 섭취를 제한해야 합니다. 또 가급적 싱겁게 간을 해서 먹는 습관도
퇴행성 관절염 치료에 도움이 됩니다.

또한 비만이 체중 부하 관절의 퇴행성 관절염 발생과 매우 밀접한 관련
이 있고, 특히 무릎 관절 부위의 유병률과 밀접한 상관성을 보이고 있
기 때문에 체중 감량이 퇴행성 관절염 증상 개선에 상당한 도움이 될
수 있습니다. 그리고 지팡이 등의 보조 기구를 사용하여 관절에 가해
지는 부하를 줄여 주는 것도 효과적인 방법이 되겠습니다.

**Q5** 퇴행성 관절염을 예방하려면 어떻게 해야 하나요?

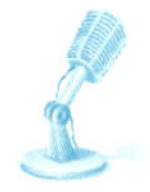정상 체중을 유지하는 것이 체중이 부하되는 관절에 발생하
는 퇴행성 관절염의 예방에 필수적인 사항입니다. 또한 무리
한 동작의 반복이나 좋지 않은 자세 등이 관절의 퇴행성 변화를 유발할
수 있으므로 주의해야 합니다. 너무 무리한 운동은 당연히 관절에 좋
지 않지만, 본인에게 맞는 적절한 운동을 통해서 근육을 강화하고 관절
운동 범위를 유지하는 것은 관절염 예방에 필수적인 요소라 할 수 있겠
습니다.

류머티스 관절염

> **Q1** (요즘처럼 추운 계절에는 특히 더 많은 것 같은데) 아침에 자고 일어났을 때 손가락 관절이 뻣뻣해져서 힘을 써도 잘 펴지지 않아 심한 통증을 호소하는 분들이 많이 계신데요, 왜 그런 건가요?

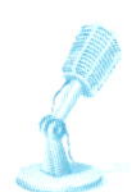

아침에 일어나서 1시간 이상 손가락의 뻣뻣함이 지속되거나 관절이 붓고 열이 날 경우에는 류머티스 관절염을 제일 먼저 의심해 보아야 합니다. 류머티스 관절염의 강직과 통증은 아침에 제일 많이 발생하기 때문입니다. 류머티스 관절염은 전형적으로 초기부터 손가락, 손목, 발가락 관절 등이 주로 침범되며, 병이 진행함에 따라서 팔꿈치 관절이나 어깨 관절, 발목 관절, 무릎 관절 등도 침범됩니다.

이러한 관절 주위에 통증이나 뻣뻣함, 부종의 증상이 수 주 동안에 걸쳐서 서서히 나타나게 되는데요, 류머티스 관절염은 손가락의 중간 마디와 손바닥 부위를 흔히 잘 침범하고, 손가락 끝마디의 관절은 잘 침범하지 않는 특징이 있습니다. 침범된 관절은 만지면 아프고 움직임이 제한되며, 손바닥의 홍반이 동반되기도 합니다. 또한 손목을 뒤로 젖히는 동작에 장애가 생기고, 손가락을 펴는 것뿐 아니라 굽히는 데에도 장애가 잘 생겨서 주먹을 꽉 쥘 수 없는 경우도 많습니다.

무릎은 우리 몸에서 가장 큰 관절로서 류머티스 관절염 초기에는 잘 침범되지 않지만, 전 기간을 놓고 보면 80% 이상의 환자에서 침범되는데, 침범된 무릎은 잘 부어 오르고 누르면 아프고 관절액의 삼출(滲出) 현상도 잘 나타나게 됩니다.

전 국민의 1%인 50만 명이 고통받고 있다고 하죠. 만성질환 류머티스 관절염은 주로 여성이 많이 걸리던데요. 특별한 이유가 있습니까?

류머티스 관절염은 주로 여성들이 많이 걸리는 대표적인 질병인데요, 류머티스 관절염 환자의 70~80%는 여성입니다. 즉 여성의 류머티스 관절염 발병률이 남성보다 2~3배 정도 높은 상황입니다. 여성에게서 류머티스 관절염이 주로 많이 발생하는 원인에 대해서는 아직까지 명확하게 밝혀져 있지 않지만, 여성 호르몬과 임신·출산 등의 과정이 류머티스 관절염의 발병과 악화에 일정 정도 영향을 미치는 것으로 추정하고 있습니다. 또한 여성은 뼈의 크기가 작고 뼈의 강도와 근육량 등이 부족하기 때문에 상대적으로 남성에 비해서 근골격계 관련 질환의 발병이 쉽고 증상도 더 심하게 나타난다고 생각됩니다.

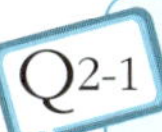

젊은 여성들도 적지 않다고 하죠?

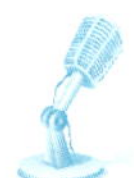

보통 일반적으로는 류머티스 관절염은 40대 이상 중장년층 여성들에게서 주로 많이 발생하고 있다고 인식되고 있지만, 말씀하신 것처럼 젊은 여성 분들도 류머티스 관절염의 안전지대에 있는 것은 아닙니다.

올해(2010년) 초 대한류마티스학회가 류머티스 관절염을 진단 받은 2104명을 조사한 결과 여성 류머티스 관절염 환자의 약 40%가 30대 이하의 젊은 여성인 것으로 조사되었습니다. 20대 이하의 여성이 류머티스 관절염을 진단받은 경우도 15%나 되었습니다.

류머티스 관절염을 일으키는 원인은 어디에 있나요? 유전적인 요인도 있나요?

류머티스 관절염의 정확한 원인은 아직 밝혀져 있지 않지만 '자가 면역' 현상이 주요한 발병 기전으로 알려져 있습니다. '자가 면역'이란 외부로부터 인체를 지키는 면역계에 이상이 생겨서, 면역계가 오히려 스스로를 공격하는 현상을 말합니다.

현재 유전적인 요인을 비롯해서 세균이나 바이러스 감염 등이 류머티스 관절염을 일으키는 원인으로 추정하고 있는데요, 신체적 또는 정신적 스트레스를 받은 후에도 발병하기 쉽다고 알려져 있습니다.

또한 폐경 초기에도 발병률이 높다고 하는데요, 이는 류머티스 관절염이 어느 정도 호르몬의 영향을 받고 있다는 것을 보여주는 임상적인 사례라고 할 수 있겠습니다.

한번 걸리면 평생 고생해야 한다고 알려져 있는데요. 류머티스 관절염은 어떻게 치료하고 있나요?

사실 현재까지 나와 있는 어떤 약으로도 류머티스 관절염을 완치시킬 수는 없습니다. 양방에서는 비스테로이드성 항염제와 스테로이드, 항류머티스 약제와 TNF 차단제 등을 상황에 따라서 선택적으로 사용하고 있습니다.

한의학에서는 주로 침과 뜸 치료법을 많이 활용하고 있는데요, 침 치료는 경혈점 자극을 통하여 기(氣)의 소통을 원활하게 하고, 경락의 기능을 정상화시켜서 통증을 조절하게 됩니다. 뜸 치료는 약쑥을 경혈점에 직간접적으로 태움으로 생기는 온열 자극을 통해서 기혈(氣血) 소통을 활발히 하여 통증을 완화시키고 관절의 가동 범위를 늘리게 됩니다.

류머티스 관절염의 통증은 상상 그 이상이라고 하던데요. 증세를 완화시키고 관절을 보호할 수 있는 생활 속 습관이나 규칙들이 있을까요?

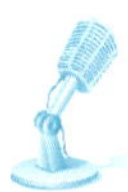

우선 깊은 숙면을 취할 수 있도록 환경 조성을 하는 것이 중요한데요, 수면 부족은 류머티스 관절염 악화의 원인이 되기 때문입니다. 또한 류머티스 관절염 환자들은 더위, 추위, 습도에 민감하기 때문에, 습도와 온도를 환자가 편안하게 느낄 수 있도록 적절하게 조정해 주어야 합니다. 그리고 무릎 꿇는 자세를 피하는 것이 좋고, 신발은 굽이 높지 않고 바닥이 두껍고 쿠션감이 있는 것을 신도록 하는 것이 바람직하겠습니다. 가급적이면 좌변기를 사용하도록 하고, 욕실 바닥은 미끄러지지 않도록 카펫을 깔아주는 것이 좋습니다. 비만 예방을 위해서 과식하지 않는 것도 중요합니다.

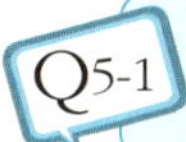

도움이 되는 식사요법이 있나요?

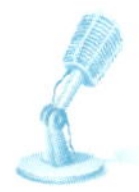

질 좋은 단백질을 충분히 섭취하는 것이 중요합니다. 또한 지방은 총 열량의 20% 정도만 섭취하는 것이 좋고, 술, 담배, 카페인 음료 등의 섭취를 제한해야 합니다. 가급적이면 육류보다는 생선과 해조류를 많이 섭취하는 것이 좋은데, 류머티스 관절염에 있어서 임상적인 효과가 입증된 식품은 어류의 불포화지방산뿐이라는 보고도 있습니다. 또한 자극적인 음식, 조미료가 많이 첨가된 음식을 자제하는 것이 좋겠습니다.

만성피로 증후군

2010. 10. 11. 방송분

Q1 요즘 주변에 보면 쉽게 피곤해지고 잠을 자고 일어나도 전혀 개운하지 않다는 분들을 종종 볼 수 있는데요. 이런 증상은 무엇인가요?

만성적인 피로를 유발할 수 있는 질병은 사실 굉장히 많습니다. 심한 빈혈이나 악성 종양 또는 결핵이나 간염과 같은 감염성 질환, 갑상선 기능 저하증이나 당뇨병, 항고혈압제나 항우울제 또는 신경안정제 투약, 류머티스 관절염이나 수면 무호흡증과 같은 다양한 질환들이 만성적인 피로와 개운하지 않은 컨디션 상태를 초래할 수 있는데요, 검사를 했을 때 특별한 문제가 없고, 충분한 휴식을 취하더라도 회복되지 않는 피곤함을 오랫동안 느끼게 되며, 활동량이 절반 이상으로 줄어들었다면, 한번쯤 '만성피로 증후군(chronic fatigue syndrome)'을 의심해 보아야 합니다.

Q2 만성피로 증후군이라고 하면, 어떤 검사수치를 가지고 딱 부러지게 진단 내릴 수 있는 질병이 아니라, '피로'라고 하는 매우 주관적인 증상으로 파악하는 것 아니겠습니까?

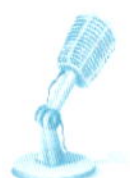

그렇습니다. 만성 피로 증후군의 원인에 대해서는 아직까지 확실하게 밝혀진 것이 없기 때문에 명확한 진단 기준이나 검

사 수치가 나와 있지는 못한 실정입니다. 다만 바이러스 감염을 포함한 각종 감염증, 일과성 외상 혹은 충격, 극심한 스트레스, 독성 물질 등이 원인으로 거론되고 있는데 최근에는 중추신경계 장애에 의한 질환이라는 학설도 제시되고 있습니다.

사실 '피로(疲勞)'는 일반적으로 '일상적인 활동 이후의 비정상적인 탈진 증상, 기운이 없어서 지속적인 노력이나 집중이 필요한 일을 할 수 없는 상태, 일상적인 활동을 수행할 수 없을 정도로 전반적으로 기운이 없는 상태'로 의학적으로 정의되고 있습니다.

이러한 피로가 1개월 이상 지속되는 경우 '지속성(prolonged) 피로'라고 하고, 6개월 이상 지속되는 경우를 '만성(chronic) 피로'라고 부릅니다.

만성 피로 증후군은 잠깐의 휴식으로 회복되는 일과성 피로와는 달리, 수 개월에 걸쳐 충분한 휴식을 취하더라도 잘 호전되지 않으면서, 일상생활을 수행하는 데 있어 많은 지장을 초래할 정도로 환자를 매우 쇠약하게 만드는 피로감이 지속되는 특징이 있습니다.

 그렇다면 '만성피로증후군'이라고 하는 병증은 만성적인 피로감 이외에 또 어떤 증상들이 나타나고 있나요?

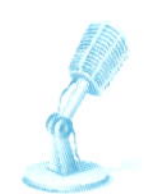 우선 가벼운 일상적인 활동을 한 뒤에도 엄청난 피로감과 어지럼증, 식은땀, 그리고 전신 무력감을 호소하게 되고, 집중력과 기억력이 떨어지게 됩니다. 흔히 깊은 숙면을 취하지 못하게 되고, 두통과 전신 근육통, 관절통을 동반하는 경우도 많고, 위장 장애가 있어서 소화가 잘 되지 않는 경향이 뚜렷해집니다. 손발이 찬 증세가 동반되는 경우도 있고, 광선 기피증(photophobia)이 나타나기도 합니다. 이 외에도 복통과 흉통, 식욕부진, 오심, 호흡 곤란, 체중 감소, 우울감과 불안감 등 매우 다양한 증상이 드러날 수 있습니다.

Q2-2 자가 진단법이 있나요?

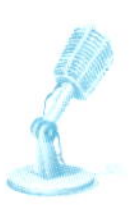

충분히 쉬었는데도 여전히 피곤하거나, 잠을 자고 일어나도 개운하지 않고 어깨가 왠지 무겁다고 느껴지거나, 피로감으로 인해서 업무 능률이 많이 떨어지거나, 기억력이나 집중력이 저하되거나, 목 안이나 목 주변, 겨드랑이 부위가 이유 없이 아픈 증상을 보이거나, 특별한 외상이 없었는데도 근육이나 관절 부위가 수시로 아프거나, 원인을 알 수 없는 두통 때문에 고생하거나, 운동을 하면 하루 이상 심한 피로감이 지속되거나, 얼굴에 기미가 생기거나 푸석푸석한 느낌을 가지게 된다면 일단 만성 피로 증후군으로 한번쯤 생각해 볼 수 있겠습니다.

Q3 한방에서는 만성피로와 그 원인을 어떻게 보고 있나요?

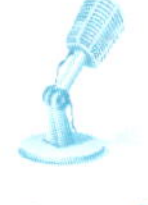

한의학에서는 만성 피로의 원인을 크게 원기(元氣) 부족과, 거친 음식을 많이 먹어서 비위에 생긴 습담의 정체 그리고 운동 부족에서 비롯된 어혈로 인한 순환 장애와 같은 3가지 인자가 복합적으로 관여하여 만성 피로가 생긴다고 보고 있습니다.

Q3-1 만성피로가 자주 나타나는 성별이 있나요? 일반적으로는 여성이 많은 것 같은데요?

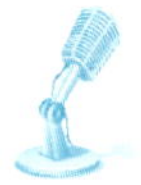

만성피로증후군은 여성 환자가 남성 환자에 비해 1.5~4배 정도 더 많이 나타날 정도로 여성들에게 보다 흔한 질환입니다.

연령적으로는 25~45세 때 가장 많이 발생하고 있지만 청소년과 어린이 또는 중년 이후에도 종종 나타난다고 보고되어 있습니다.

원인이 밝혀져 있지 않기 때문에 어떻게 보면 뚜렷한 치료법도 없다고 볼 수도 있겠는데요?

정확한 질병의 원인이 밝혀져 있지 않기 때문에 뚜렷하고 확실한 치료법이 아직까지는 개발되어 있지 못한 실정인데요. 그래도 영양소가 편중되지 않는 균형 잡힌 식사를 하면서도, 인체 내에서 항산화제 역할을 하는 비타민 C가 풍부하게 들어 있는 딸기, 오렌지, 레몬, 고추, 귤, 피망, 브로콜리, 키위, 토마토, 감자, 시금치와 같은 음식을 평소보다 더 많이 섭취할 것을 권장하고 있습니다. 또한 현미와 저지방 육류 그리고 로열젤리, 청록 해조류 등도 많이 먹어주는 것이 피로 회복에 도움이 됩니다. 한의학에서는 저하된 원기 보충을 위해 인삼차나 황기차를 꾸준하게 복용할 것을 권유하고 있습니다.

식생활은 어떻게 해야 하나요? 주의해야 할 음식은 어떤 건가요?

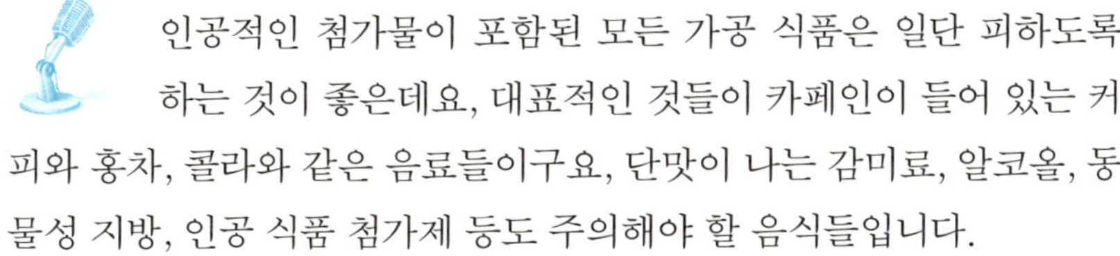

인공적인 첨가물이 포함된 모든 가공 식품은 일단 피하도록 하는 것이 좋은데요, 대표적인 것들이 카페인이 들어 있는 커피와 홍차, 콜라와 같은 음료들이구요, 단맛이 나는 감미료, 알코올, 동물성 지방, 인공 식품 첨가제 등도 주의해야 할 음식들입니다.

Q6 만성피로 증후군이라고 하면 일단 몸이 피곤한 상태인데요. 운동을 하면 안 되겠네요?

그렇지는 않습니다. 사실 예전에는 만성 피로 증후군에서 운동이 오히려 증상을 악화시키는 것으로 생각하여 운동을 별로 권유하지 않았었는데요, 최근에는 점진적으로 유산소성 운동량을 늘려나가는 운동 요법이 환자들의 증상 개선에 오히려 많은 도움이 된다는 연구 결과들이 속속 발표되고 있습니다. 걷기, 자전거 타기, 수영 등을 포함한 점진적인 유산소성 운동이 유연성 운동, 스트레칭, 그리고 이완 요법만을 시행한 경우에 비해서 만성 피로 개선에 더 효과적인 것으로 알려져 있습니다. 일반적으로 알려진 운동 처방은 환자들에게 총 12주 동안 매주 최소 5일은 운동을 하도록 하고, 매 회마다 최소 5~15분 정도는 운동을 지속하게 하고 있습니다. 환자 상태에 따라서 매주 1~2분씩 운동 시간을 점진적으로 늘려서 매회당 최대 30분이 될 때까지 운동량을 늘리는 것을 목표로 하고 있습니다. 그렇지만 운동 강도는 최대 산소 소비량의 60% 정도로 제한하고, 처방된 한계 이상으로 지나치게 운동하지 않도록 주의해야 하겠습니다. 만일 어느 특정 단계에서 피로가 더 심하게 유발되면 피로 증상이 줄어들 때까지 그 이전 단계의 운동 강도로 돌아가야 하겠습니다.

Q6-1 생활습관은 어떻게 바꿔야 할까요?

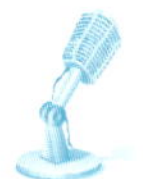

너무나 당연한 말씀이 되겠지만, 잦은 야근과 과음 그리고 불규칙한 수면 습관을 고치도록 노력하는 것이 만성피로증후군을 빨리 개선하는 데 있어 중요합니다.

춘곤증

Q1 봄기운이 완연한 요즘입니다. 기온이 오르고 일교차가 커지면서 나른함을 느끼는 분들 주위에 많은데요. 춘곤증에 대해 오늘 이야기 나눠볼까요?

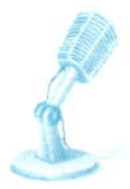

오늘은 요즘 많은 분들께서 왠지 모르게 몸이 늘어지고 의욕이 없어지고 나른한 것과 같은 신체적 심리적 증상들을 특징적으로 보이는 '춘곤증'에 대해서 말씀드려 보도록 하겠습니다.

Q2 춘곤증이라고 하면 일반적으로 가볍게 넘기기 쉬운 증상인데요. 심각한 문제를 초래하기도 하나요?

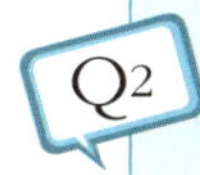

그렇습니다. 대개는 두통이나 가벼운 현기증 또는 1~3주 정도 지속되는 나른함이 바로 춘곤증의 일반적인 증상들인데요, 낮에 자꾸 졸음이 와서 집중력과 작업 능률이 떨어지게 되면, 혼자서 TV를 시청한다거나 책을 읽는 것과 같은 경우라면 별로 문제가 안 되겠지만, 하루 종일 운전을 하는 운전자 분들의 경우에는 봄철 춘곤증 때문에 교통사고 위험이 증가할 수 있을 것이구요, 대형 건설현장과 같은 위험한 작업 환경 속에서 근무를 하시는 분들은 산업재해 위험이 높아질 수도 있으며, 아주 복잡하고 정교한 금융 분석 업무와 같은 일에 종사하시는 분들의 경우에는 고객이나 본인의 재산상의 손실로 이어

질 수 있는 금융사고가 초래될 수 있을 것입니다. 또한 단순한 춘곤증이 만성피로증후군으로 이어지는 경우도 드물지 않으니 증세가 오래가거나 심한 경우에는 주의할 필요가 있을 것 같습니다.

Q3 춘곤증이 계절적 요인도 있지만, 다른 요인도 있다고 하던데요?

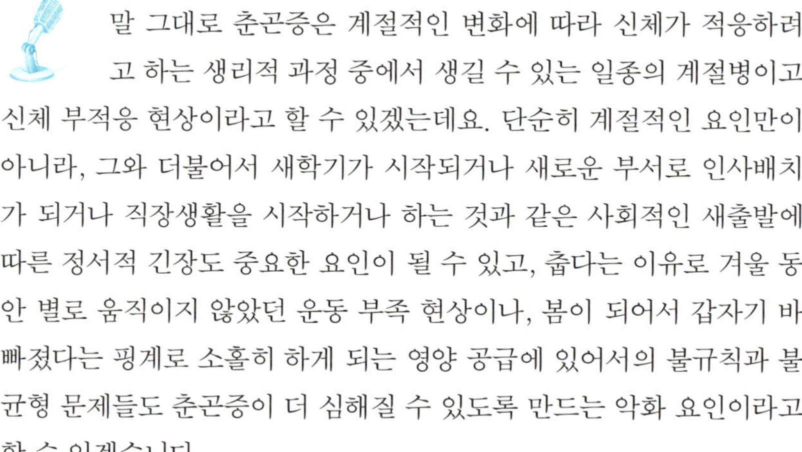

말 그대로 춘곤증은 계절적인 변화에 따라 신체가 적응하려고 하는 생리적 과정 중에서 생길 수 있는 일종의 계절병이고 신체 부적응 현상이라고 할 수 있겠는데요. 단순히 계절적인 요인만이 아니라, 그와 더불어서 새학기가 시작되거나 새로운 부서로 인사배치가 되거나 직장생활을 시작하거나 하는 것과 같은 사회적인 새출발에 따른 정서적 긴장도 중요한 요인이 될 수 있고, 춥다는 이유로 겨울 동안 별로 움직이지 않았던 운동 부족 현상이나, 봄이 되어서 갑자기 바빠졌다는 핑계로 소홀히 하게 되는 영양 공급에 있어서의 불규칙과 불균형 문제들도 춘곤증이 더 심해질 수 있도록 만드는 악화 요인이라고 할 수 있겠습니다.

Q3-1 다른 질병을 앓고 있을 경우엔 증상이 더욱 심해지기도 하나요?

특히 간의 기능에 문제가 있어서 우리가 흔히 간 수치라고 표현하는 AST나 ALT가 높게 나오는 간염 환자 분들이나 술을 평소에 많이 들거나 지나친 육류섭취로 인해 지방간이 있는 분들 그리고 고혈압이나 당뇨병과 같은 생활습관병을 가진 분들이나 평소 지나치게 일에 몰입하는 분들의 경우에는 더욱 쉽게 춘곤증을 느낄 수 있기

때문에, 이런 분들은 봄철 건강관리에 더욱 각별한 주의를 기울일 필요
가 있을 것 같습니다.

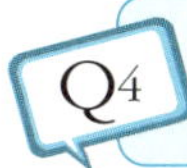

Q4 춘곤증의 원인 가운데 가장 큰 원인은 무엇인가요?

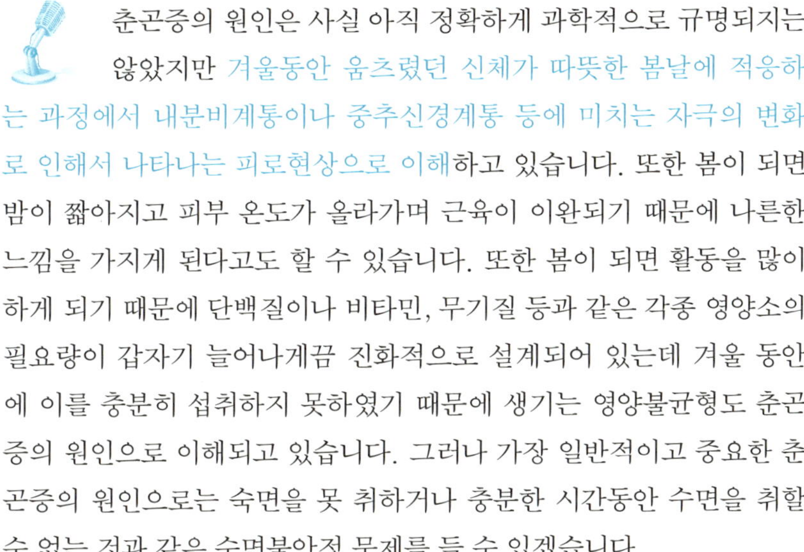

춘곤증의 원인은 사실 아직 정확하게 과학적으로 규명되지는
않았지만 겨울동안 움츠렸던 신체가 따뜻한 봄날에 적응하
는 과정에서 내분비계통이나 중추신경계통 등에 미치는 자극의 변화
로 인해서 나타나는 피로현상으로 이해하고 있습니다. 또한 봄이 되면
밤이 짧아지고 피부 온도가 올라가며 근육이 이완되기 때문에 나른한
느낌을 가지게 된다고도 할 수 있습니다. 또한 봄이 되면 활동을 많이
하게 되기 때문에 단백질이나 비타민, 무기질 등과 같은 각종 영양소의
필요량이 갑자기 늘어나게끔 진화적으로 설계되어 있는데 겨울 동안
에 이를 충분히 섭취하지 못하였기 때문에 생기는 영양불균형도 춘곤
증의 원인으로 이해되고 있습니다. 그러나 가장 일반적이고 중요한 춘
곤증의 원인으로는 숙면을 못 취하거나 충분한 시간동안 수면을 취할
수 없는 것과 같은 수면불안정 문제를 들 수 있겠습니다.

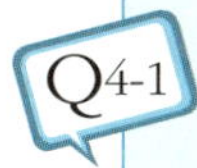

Q4-1 밤에 잠을 못 자기 때문인 경우가 많군요. 구체적으로 밤잠을
방해하는 수면 질환에는 어떤 것들이 있나요?

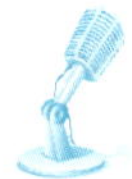

가장 대표적인 것으로는 코골이나 수면 무호흡증 그리고 주
기적 사지운동증 등이 있고, 드물지만 렘수면 행동장애나 악
몽, 몽유병 등이 수면을 방해하는 병증들입니다.

봄철만 되면 어김없이 나타나는 춘곤증과 일반적인 피로감을 구별해야 할 것 같은데요. 어떤 기준으로 구별할 수 있을까요?

피로감이나 나른함이 지속되는 기간으로 구별할 수 있습니다. 위에서도 잠깐 말씀드린 것처럼 1~3주 이내에 대부분의 춘곤증은 자연적으로 없어지는 경향을 보이기 때문에 3주 이상 지속되는 피로감이라면 춘곤증이 아니라 만성피로증후군이 아닌가를 의심해보아야 합니다. 만성적인 피로감이 오래 반복되면 신체 면역력이 크게 떨어져서 각종 전염성 질환 등에 쉽게 걸릴 수 있으니 주의하여야 하겠습니다.

춘곤증을 예방하기 위해선 어떻게 해야 할까요? 먼저 생활습관을 바꿔야겠죠?

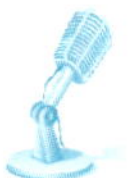

예. 일단 기지개펴기 등과 같은 간단한 전신 스트레칭 동작을 1시간에 한 번 정도씩 규칙적으로 해주면 춘곤증을 예방하고 증세를 개선하는 데 아주 큰 효과를 볼 수 있습니다. 또한 일주일에 최소 2~3회 이상, 운동할 때마다 30분 정도씩 시간을 내서 유산소 운동을 하는 것이 좋습니다. 일하는 중간중간 규칙적으로 화장실을 가는 등 앉아만 있지 말고 몸을 계속 움직여 주는 것도 좋습니다.

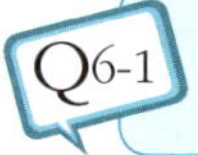

먹는 것도 주의할 필요가 있겠죠?

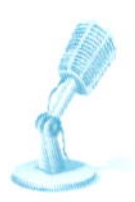

커피와 담배를 줄이는 것이 아주 중요한데, 스트레스 받는다

고 또는 휴식을 취한다고 커피를 마시고 담배를 피우다 보면 신경이 더욱 예민해져서 밤에 잠을 더 설칠 수 있기 때문입니다. 또한 아침식사를 거르면 오전에 필요한 에너지가 만들어지지 못해 피로해지기 쉽기 때문에 가볍게라도 먹는 것이 좋겠습니다. 만일 아침식사를 걸렀다면 점심 때 과식하지 않도록 주의해야 합니다. 과식을 하면 소화기관으로 혈액이 몰려드는데 이때 뇌의 산소 공급량이 줄어 하품이 나고 집중력이 떨어져 춘곤증을 부추기기 때문입니다.

쑥, 원추리, 취나물, 도라지, 두릅, 더덕, 달래, 냉이, 돌미나리, 부추와 같은 봄철에 나오는 나물은 대체적으로 미네랄과 필수 영양소가 풍부하게 들어 있기 때문에 피로회복과 춘곤증 개선에 도움이 됩니다. 일반적으로 탄수화물 위주의 불균형적인 식사나 과식이 춘곤증을 악화시키기 때문에 위에서 말씀드린 봄나물로 균형을 잡아주는 것이 추천할 만한 좋은 방법이 되겠습니다. 또한 비타민 C도 춘곤증을 이겨내는 데 도움이 됩니다. 물을 많이 마시는 것도 역시 춘곤증 예방에 도움이 됩니다. 다시마, 미역, 톳나물, 파래, 김 등의 해조류는 신진대사를 활성화시켜 주기 때문에 역시 충분히 섭취하는 것이 좋습니다. 생선, 두부 등의 음식을 단백질이 많아 균형 잡힌 식단 역시 추천할 만한 음식입니다. 한약 중에서는 인삼이나 황기와 같은 원기를 북돋게 하는 보익지제를 차로 끓여서 마시면 피로회복과 춘곤증에 도움이 됩니다.

일사병과 열사병

2010. 7. 26. 방송분

Q1 요즘같이 찜통더위가 지속되는 여름철에는 폭염으로 인한 탈진이나 사망 사고 소식도 간간이 들리고 있는데요, 이와 관련된 질병에는 주로 어떤 것이 있을까요?

대표적인 열 관련 병증으로 '일사병'과 '열사병'을 들 수 있겠습니다. 특히 열사병 같은 경우에는 가장 위험한 열 관련 병증으로서 혼수상태에 빠지거나 제대로 된 응급처치가 없는 경우에는 사망에 이를 수도 있는 무서운 질병이기 때문에 많은 주의가 필요합니다. 미국 통계를 보면 지난 10년 동안 거의 매년마다 약 400명 정도가 열사병으로 사망했다고 하는데요, 계절적으로 보았을 때 요즘과 같은 7~8월달에 사고가 집중되었다고 합니다. 우리나라에서도 최근 마라톤이나 국토순례대행진 같은 생활체육 참여 인구가 늘어나면서 일사병이나 열사병 환자가 증가 추세에 있다고 말씀드릴 수 있겠구요, 군대와 같은 특수 환경에서 근무하는 군인들에게 있어서도 요즘 같은 시기에 일사병과 열사병이 굉장히 많이 나타나고 있습니다.

Q2 일사병과 열사병은 여름철 흔한 질병인데요. 일사병과 열사병의 차이점에 대해 간략하게 설명 좀 해주시죠.

흔히 일사병은 '더위 먹은 병'이라고 표현하듯이 땡볕 아래에

서 직사광선을 장시간 쐬면서 서 있거나 돌아다녔을 때 발생하는 데 비해서, 열사병은 꼭 땡볕 아래에서뿐 아니라 용광로 근처와 같이 환기가 잘되지 않고 매우 습하고 더운 환경에서 작업할 때 발생하기도 합니다. 열사병은 땀 분비에 이상이 생김에 따라 열 발산 기능 저하로 나타나기 때문에 땀 분비가 전혀 없거나 매우 소량만이 나오고 결국 피부는 매우 건조하면서 뜨거워지지만, 일사병은 이와는 정반대로 몸에서 열이 나기는 하지만 피부 자체는 전체적으로 차가운 편이고 땀 분비로 인해서 피부가 매우 촉촉하다라고 하는 분명한 차이가 있습니다.

또한 일사병은 체온이 거의 정상 범위를 많이 벗어나지는 않는 데 비해서, 열사병은 40도 이상의 매우 높은 체온을 나타내게 됩니다. 따라서 열사병에서는 의식불명이나 섬망, 경련발작과 같은 심각한 중추신경계 장애를 흔히 동반하게 되는데, 일사병에서는 얼굴이 창백해지면서 잠깐 동안의 기절 증상 정도로 가볍게 끝나는 경우가 많습니다.

Q3 먼저, 일사병에 대해 알아보죠. 일사병의 주요 증상은 무엇인가요?

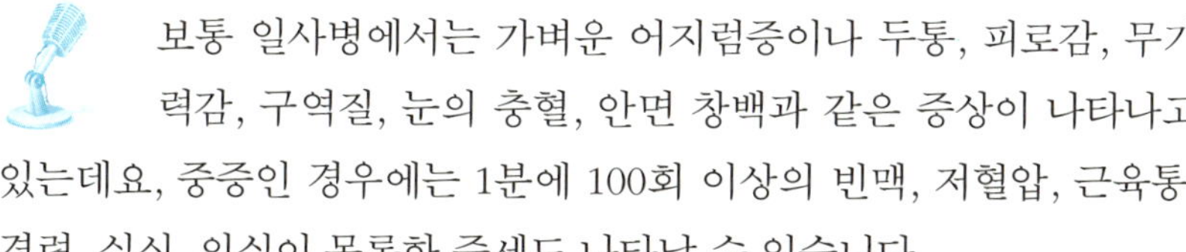

보통 일사병에서는 가벼운 어지럼증이나 두통, 피로감, 무기력감, 구역질, 눈의 충혈, 안면 창백과 같은 증상이 나타나고 있는데요, 중증인 경우에는 1분에 100회 이상의 빈맥, 저혈압, 근육통, 경련, 실신, 의식이 몽롱한 증세도 나타날 수 있습니다.

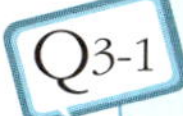

Q3-1 주요 원인은 아무래도 무더위겠죠?

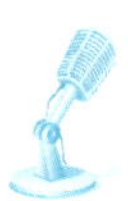

그렇습니다. 특히 머리와 목덜미 주위가 강한 태양 광선에 장

시간 노출되었을 때 체온을 조절하는 신경 중추가 일시적으로 기능을 상실하고 수분과 전해질이 소실되면서 발생하게 되는데요, 수면 부족이나 음주 후에 몸이 전체적으로 약해졌을 때 잘 나타나게 됩니다. 너무 꽉 끼는 의복 착용도 원인이 될 수 있습니다. 체력이 약한 노인 분들이나 어린이들에게 아주 잘 발생하기 때문에 요즘처럼 더운 날씨에는 바깥에서 너무 오래 있지 않도록 가족 분들의 배려와 관심이 필요할 것 같습니다.

Q4 일시적으로 일사병의 증상이 나타는 경우엔 가장 먼저 무엇을 해야 하나요?

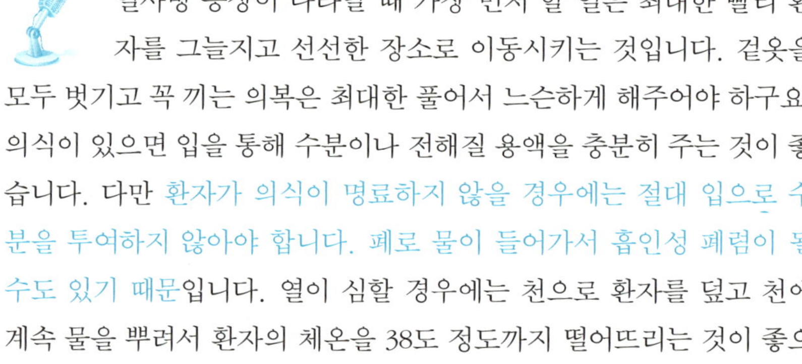

일사병 증상이 나타날 때 가장 먼저 할 일은 최대한 빨리 환자를 그늘지고 선선한 장소로 이동시키는 것입니다. 겉옷을 모두 벗기고 꼭 끼는 의복은 최대한 풀어서 느슨하게 해주어야 하구요, 의식이 있으면 입을 통해 수분이나 전해질 용액을 충분히 주는 것이 좋습니다. 다만 환자가 의식이 명료하지 않을 경우에는 절대 입으로 수분을 투여하지 않아야 합니다. 폐로 물이 들어가서 흡인성 폐렴이 될 수도 있기 때문입니다. 열이 심할 경우에는 천으로 환자를 덮고 천에 계속 물을 뿌려서 환자의 체온을 38도 정도까지 떨어뜨리는 것이 좋으며, 체온이 떨어지면 젖은 천을 마른 천으로 바꾸어 덮어 줍니다. 정신이 돌아오지 않고 더욱 의식불명 상태가 지속되거나 체온이 내려가지 않고 점점 상승하면 즉시 병원으로 이송하여야 하겠습니다.

Q4-1 수분과 전해질을 손쉽게 공급할 수 있는 방법은 무엇이 있을까요?

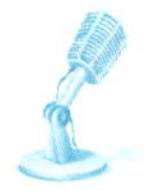 물에 소금을 타서 약간 짭짤한 맛이 나도록 해서 환자에게 마시게 해주거나, 시중에 나와 있는 이온 음료나 스포츠 음료를 공급해 주는 것이 제일 손쉬운 방법이 될 것 같습니다.

 **Q5** 열사병은 흔한 질병은 아닌 것 같은데요. 만약 정신이상이 나타는 경우엔 열사병으로 의심해 봐도 될까요?

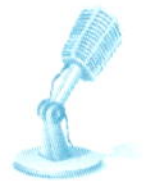 그렇습니다. 사실 체온이 40도 이상으로 급격히 상승한 일사병 환자는 언제든지 열사병으로도 이행할 수 있는데요, 이런 경우에 말씀하신 것처럼 정신 이상이나 의식 혼미, 경련 증상이 함께 나타날 수 있습니다.

 **Q5-1** 열사병에 걸리기 쉬운 이들이 따로 있나요?

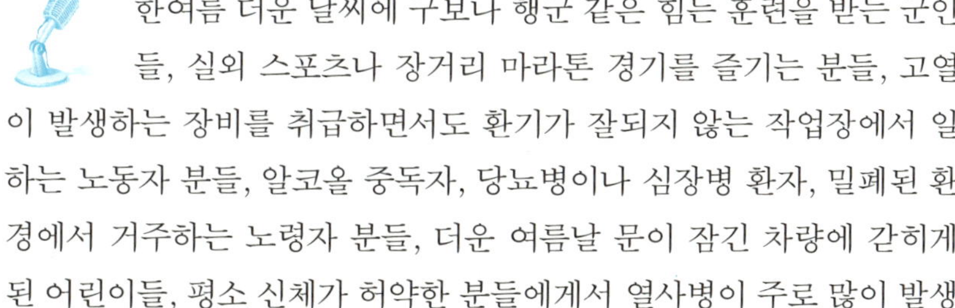 한여름 더운 날씨에 구보나 행군 같은 힘든 훈련을 받는 군인들, 실외 스포츠나 장거리 마라톤 경기를 즐기는 분들, 고열이 발생하는 장비를 취급하면서도 환기가 잘되지 않는 작업장에서 일하는 노동자 분들, 알코올 중독자, 당뇨병이나 심장병 환자, 밀폐된 환경에서 거주하는 노령자 분들, 더운 여름날 문이 잠긴 차량에 갇히게 된 어린이들, 평소 신체가 허약한 분들에게서 열사병이 주로 많이 발생하게 됩니다.

 **Q5-2** 열사병이 심할 경우엔 죽음으로까지 사람을 내몰기도 한다고 하죠. 그만큼 심각한 질병인가요?

그렇습니다. 열사병은 일사병처럼 흔하지는 않지만 생리적
방어 기능이 소실되고, 높은 체온으로 인해서 신체 조직이 파
괴되면서 증세가 심각한 경우 언제든지 사망에 이를 수 있는 매우 위험
한 질병이라고 할 수 있습니다.

Q6 열사병에 걸렸을 경우, 가장 먼저 해야 하는 조치는 무엇인가
요?

열사병이 의심되는 환자인 경우에는 우선 그늘지고 시원한
곳으로 빨리 옮겨야 하고, 가급적 다리 쪽을 높게 해주어서
혈액이 뇌로 잘 전달되도록 해주어야 혈액 순환이 좋아져서 조금이라
도 회복이 빠를 수 있습니다. 또한 병원이나 119에 전화로 도움을 요
청하고 구급차가 도착할 때까지 '냉각 처치'를 지속하면서 최대한 체
온을 낮추어 주기 위해 노력해 주셔야 합니다.

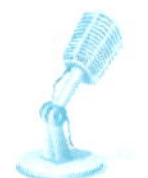
냉각 처치 방법은 얇은 천으로 환자의 몸을 덮은 후에 물을 계속 흩뿌
려주면서 타월 같은 것을 이용해서 환자에게 부채질을 해주어서 기화
열을 통해 체온을 낮추어 주거나, 겨드랑이나 사타구니 또는 목 부위나
허벅지 안쪽과 같은 신체의 오목한 부위에 얼음주머니를 대어서 열전
도 현상을 통해서 체온을 낮추어 주는 방법을 말합니다.

Q6-1 열사병에 걸린 환자의 경우, 유의해야 할 점이 있다죠?

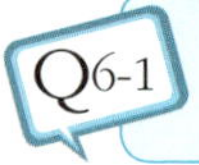
열사병 환자가 의식이 없을 경우에는 물을 포함해서 어떠한
것도 입으로 먹여서는 안 된다는 점이 제일 유의해야 할 부분
입니다.

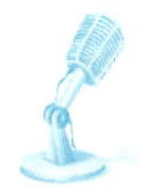

성장

Q1 북한의 남녀 어린이의 성장 지체가 매우 심각하다는 연구결과가 최근에 나와 관심을 끌고 있는데요. 오늘은 키 성장에 대해 이야기 나눠 보죠. 북한 어린이들의 성장 지체, 어느 정도로 심각한 것으로 나타났나요?

한국보건사회연구원의 발표에 따르면 북한 어린이 3명 중 1명꼴로 심각한 '영양결핍'에 시달리고 있다고 하는데요, '예방 접종'도 제대로 시행되지 않아서 어려서부터 소아마비, 백일해, 홍역, 결핵과 같은 질병도 많이 앓게 된다고 합니다. 이렇게 어려서부터 영양 상태가 불량하고 각종 질병에도 잘 노출되면서 말씀하신 것처럼 북한 어린이들의 성장발달 지체 문제가 매우 심각한 것으로 조사되었는데요, 북한 청소년의 평균 신장은 남한 청소년보다 최고 24.2㎝, 체중은 최고 18.9㎏나 적은 것으로 나타났습니다. 또 다른 연구 보고서에서는 탈북 어린이와 청소년들의 신장과 체중이 남한 어린이와 청소년에 비해 하위 5% 이하의 수준에 속해 있는 것으로 조사되어 있습니다.

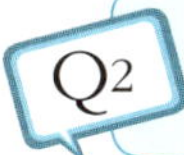

Q2 아무래도 장기적인 식량난 때문이겠죠?

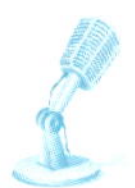

그렇습니다. 무엇보다도 북한 어린이들의 저성장 문제는 북한 사회의 전반적인 식량난에서 비롯된 사회적 차원의 문제

라고 분석되고 있습니다. 1995년도에 있었던 대홍수와 1990년대 후반의 고난의 행군 시절보다는 2000년대에 들어와서 조금씩 북한의 식량 문제가 나아지고 있다는 보도가 있긴 하였지만, 어린이들과 청소년들의 지속적인 저성장 문제는 아직 나아지고 있다는 보고가 없습니다. 1996년 5월에 북한에서 구호 활동을 하던 UN의 5개 기구가 공동으로 작성한 "대북 긴급 식량지원 요청서"에 보면, 5세 이하 영유아 245만 명 가운데 20%인 52만 5천 명이 '성장 장애'의 위험이 있음을 경고하였고, 이의 해결을 위해 매달 최소한 10억 원 정도의 복합영양식품과 비타민, 전해질 용액이 필요하다고 밝히기도 하였습니다.

> **Q3** 키 크는 데 있어서 가장 큰 성장방해 요인은 무엇이라고 볼 수 있을까요?

가장 큰 성장방해 요인은 위에서 잠깐 설명 드린 것처럼 지속적인 영양결핍 내지는 영양불균형이라고 할 수 있겠구요, 두 번째가 잦은 질병인데 말라리아, 콜레라, 결핵, 장티푸스, 설사 등과 같은 후진국형 질병에 의한 것과 알레르기 비염이나 아토피 피부염 천식 같은 알레르기 병증과 같은 선진국형 질병에 의한 것으로 나뉠 수 있을 것 같습니다. 체력이 뒷받침되지 않는 과잉 운동, 수면불량 문제, 과도한 학업 스트레스 또는 성조숙증이나 인스턴트 음식 섭취 및 운동부족으로 인한 비만 같은 문제들도 남한 어린이들에게 있어서는 중요한 성장방해 요인이라고 할 수 있습니다.

경제가 성장하면 키가 커진다고 하죠. 우리나라의 경우에도 생활수준이 높아지면서 평균 키가 커지고 있는데요. 일단 먹는 게 중요할 것 같은데요. 키 성장에 필수적인 영양소라면 무엇이고 이 영양소는 어떤 음식을 통해 섭취해야 할까요?

키 성장에 필수적인 영양소로는 우선 '단백질'과 칼슘이나 아연, 마그네슘, 구리, 망간 등과 같은 '미네랄', 그리고 '비타민 D'를 말씀드릴 수 있겠습니다. 기름기를 뺀 살코기나 검은콩에는 단백질이 많이 들어 있고, 멸치, 다시마, 미역, 김, 파래 등과 같은 해조류와 빙어처럼 통째로 먹는 생선, 그리고 야채, 우유, 호박, 당근, 연근, 우엉 등에는 좋은 칼슘이 많이 있습니다. 현미나 통밀에는 마그네슘이 많이 있고, 정어리, 멸치, 다랑어, 계란 노른자, 나물, 표고버섯 등에는 비타민 D가 많이 있습니다. 시금치나 깨, 멸치, 굴, 미역, 김에는 철분이 많이 들어 있기 때문에 역시 추천할 수 있는 음식이 되겠습니다.

무엇을 먹느냐도 중요하지만 어떻게 먹느냐 또한 중요할 것 같은데요. 키 크는 식사법은 어떤 건가요?

우선 입에 넣은 음식을 충분히 씹는 것이 키 크는 식사법 중에서 제일 먼저 말씀드릴 수 있는 방법인데요, 사실 이런 저작 운동은 음식을 가늘게 부순다는 의미뿐만 아니라 소화, 흡수의 효율성을 높인다는 의미도 있습니다. 씹으면 씹을수록 여러 가지 소화 효소가 입안에 분비되며 음식이 식도를 통해서 위와 장으로 이동할 때에 소화액의 분비도 활발해집니다.

또한 식사를 하는 도중에 가능하면 물을 마시지 않는 것도 중요합니

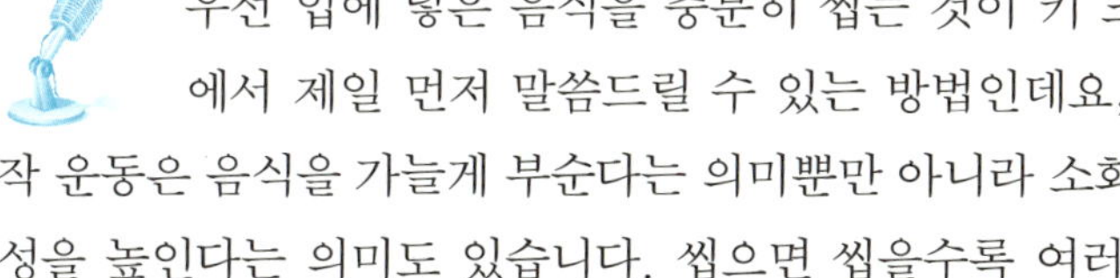

다. 물이 소화효소나 소화액을 희석시켜 충분한 작용을 못하도록 방해하기 때문입니다.

소화액의 분비나 연동운동은 정신상태의 영향을 받기 때문에 우울한 기분으로 식사를 하면 소화액의 분비도 충분히 이루어지지 않고 위나 장의 연동운동도 기능을 제대로 발휘하지 못하기 때문에, 즐겁고 감사한 마음으로 식사를 하는 것이 중요하겠습니다.

또한 간식이나 밤참은 영양상의 균형이 깨지기 쉽기 때문에 되도록 피해야 합니다.

더불어서 키 성장에 있어서는 당분이 가장 큰 적이라고 할 수 있기 때문에, 가급적 피하는 것이 좋겠는데요, 왜냐하면 당분은 혈액을 산성화시켜서 칼슘이 동원되어서 혈액을 중화하는 데 불필요하게 사용되도록 유발시키는 물질이기 때문입니다. 특히 청량음료의 당분은 칼슘의 체내흡수를 방해하는 최대의 적입니다.

염분이 많이 포함된 음식은 위장의 점막을 손상시켜서 활동을 방해할 수 있는데, 중요한 소화기관인 위장의 활동이 약해지면 당연히 섭취한 음식의 영양분을 충분히 흡수할 수 없게 되어 뼈와 근육의 발달이 늦어질 수 있으니 주의해야 합니다.

또한 커피나 홍차, 코코아에는 '카페인'과 '테오브로민'이라는 신경 흥분 작용을 촉진하는 성분 이외에도 위장의 소화액 분비를 억제하는 탄닌도 많이 포함되어 있어서 영양분 흡수를 방해하기 때문에 되도록 섭취하지 않는 것이 좋겠습니다.

Q6 바른 자세를 갖는 것만으로도 키 크는 데 도움이 된다고 하죠?

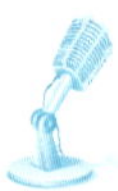

의자에 앉을 때는 약간 깊게 앉고 좌우 다리를 평평하게 해서 앉는 것이 키 성장에 있어서 좋습니다. 이때 발바닥 전체

를 바닥에 대어야 허리에 부담이 안 가고, 의자의 높이를 무릎 각도가 직각이 될 정도로 잘 맞추면 자세가 바르게 잡히고 근골격계가 튼튼해지게 됩니다. 또한 바른 수면 자세를 취하는 것도 성장에 보탬이 되는데, 바른 수면 자세라고 하는 것은 좌우의 어깨, 허리 높이를 맞추고 다리를 골반 폭보다 약간 넓게 벌린 상태로 천장을 보면서 자는 자세입니다.

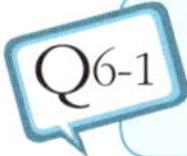

Q6-1 하지 말아야 할 자세는 어떤 자세인가요?

앉을 때는 방바닥에 그냥 앉지 말고 되도록 의자에 앉아야 합니다. 만약 어쩔 수 없이 바닥에 앉게 된다면 책상다리를 하지 않는 것이 좋고, 방석을 준비해서 다리를 앞으로 쭉 뻗을 수 있게 바른 자세로 편안히 앉는 것이 필요합니다. 또한 삐딱하게 기대어 앉으면 척추가 삐뚤어져서 성장에도 방해가 됩니다. 또 1시간 이상 같은 자세로 있는 것도 좋지 않기 때문에 중간중간 휴식을 취하면서 자세를 바꿔 주는 것이 좋겠습니다.

Q7 키는 주로 잘 때 큰다고 하던데요. 적절한 취침 시간은 몇 시간이며 어떻게 자는 게 좋을까요?

키는 주로 잘 때 큰다고 얘기하는 경우가 많은데요, 그렇다고 해서 낮잠을 자거나 그것도 책상에 엎드려서 낮잠을 자는 것은 매우 좋지 않으니 주의할 필요가 있겠습니다. 성장호르몬은 밤에 취침한 후 1~2시간 사이에 가장 많이 분비되는데, 특히 밤 10시에서 새벽 2시 사이에 성장 호르몬이 가장 많이 분비되기 때문에 특히 어린이들은 일찍 자고 일찍 일어나는 습관을 가지는 것이 좋겠습니다. 공부를 열심히 해야 하는 청소년 학생들은 밤 10시에는 사실 현실적으로 자기가 힘드니까 늦어도 12시 전에는 잠자리에 들겠다고 생각하는 것이 좋으며 부족한 공부는 새벽에 일어나서 하는 것이 좋겠습니다. 개운하게 일어날 수 있도록 잠은 되도록 긴장을 풀고 깊게 들도록 하고, 규칙적인 생활로 생체 리듬을 일정하게 유지하는 것이 키 성장에도 좋습니다.